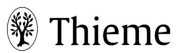

Fallbuch
Kardiologie und Angiologie

Alexander M. Sattler

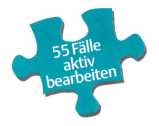

Georg Thieme Verlag
Stuttgart · New York

Dr. med. Alexander M. Sattler
Facharzt für Innere Medizin – Notfallmedizin
Hirtengarten 4
35043 Marburg
E-Mail: alexander.sattler@freenet.de

Bibliographische Information der Deutschen Nationalbibliothek
Die Deutsche Nationalbibliothek verzeichnet diese Publikation in der Deutschen Nationalbibliografie; detaillierte bibliografische Daten sind im Internet über http://dnb.d-nb.de abrufbar.

Wichtiger Hinweis: Wie jede Wissenschaft ist die Medizin ständigen Entwicklungen unterworfen. Forschung und klinische Erfahrung erweitern unsere Erkenntnisse, insbesondere was Behandlung und medikamentöse Therapie anbelangt. Soweit in diesem Werk eine Dosierung oder eine Applikation erwähnt wird, darf der Leser zwar darauf vertrauen, dass Autoren, Herausgeber und Verlag große Sorgfalt darauf verwandt haben, dass diese Angabe **dem Wissensstand bei Fertigstellung des Werkes entspricht.**
Für Angaben über Dosierungsanweisungen und Applikationsformen kann vom Verlag jedoch keine Gewähr übernommen werden. **Jeder Benutzer ist angehalten,** durch sorgfältige Prüfung der Beipackzettel der verwendeten Präparate und gegebenenfalls nach Konsultation eines Spezialisten festzustellen, ob die dort gegebene Empfehlung für Dosierungen oder die Beachtung von Kontraindikationen gegenüber der Angabe in diesem Buch abweicht. Eine solche Prüfung ist besonders wichtig bei selten verwendeten Präparaten oder solchen, die neu auf den Markt gebracht worden sind. **Jede Dosierung oder Applikation erfolgt auf eigene Gefahr des Benutzers.** Autoren und Verlag appellieren an jeden Benutzer, ihm etwa auffallende Ungenauigkeiten dem Verlag mitzuteilen.

© 2007 Georg Thieme Verlag
Rüdigerstraße 14
D-70469 Stuttgart
Telefon: + 49/0711/8931-0
Unsere Homepage: http://www.thieme.de

Printed in Germany

Umschlaggestaltung: Thieme Verlagsgruppe
Umschlagfoto: Thieme Verlagsgruppe
Satz: Primustype Hurler, Notzingen
Druck: Westermann-Druck Zwickau GmbH

ISBN 978-3-13-141811-1   1 2 3 4 5 6

Geschützte Warennamen (Warenzeichen) werden **nicht** besonders kenntlich gemacht. Aus dem Fehlen eines solchen Hinweises kann also nicht geschlossen werden, dass es sich um einen freien Warennamen handelt.
Das Werk, einschließlich aller seiner Teile, ist urheberrechtlich geschützt. Jede Verwertung außerhalb der engen Grenzen des Urheberrechtsgesetzes ist ohne Zustimmung des Verlages unzulässig und strafbar. Das gilt insbesondere für Vervielfältigungen, Übersetzungen, Mikroverfilmungen und die Einspeicherung und Verarbeitung in elektronischen Systemen.

Vorwort

Das vorliegende Fallbuch „Kardiologie und Angiologie" hat den Anspruch, den Studierenden basierend auf typischen Krankengeschichten nicht alleine prüfungs-, sondern insbesondere auch praxisrelevantes Wissen näher zu bringen. Die Fälle beschäftigen sich zwar primär mit Erkrankungen dieser beiden Fachdisziplinen. Es wurde aber besonderer Wert darauf gelegt, die breiten Berührungsflächen zu operativen (Herzchirurgie, Gefäßchirurgie) und anderen konservativen Fächern (Neurologie, Rheumatologie) hervorzuheben und auszuführen. Der enorme interdisziplinäre Anspruch, den die Behandlung von Patienten mit kardialen und vaskulären Erkrankungen mit sich bringt, sollte jedem angehenden Arzt/jeder angehenden Ärztin so bewusst werden und Ansporn sein, auch in einer Zeit weiterzunehmender Subspezialisierung immer wieder den Blick über die Grenzen des eigenen (angestrebten) Fachgebietes hinauszuwerfen.

Ein solches Buch ist – auch wenn letztlich nur ein Name als Autor erscheint – nicht zu verwirklichen ohne vielfältige Hilfe. Ich möchte an dieser Stelle daher einigen Menschen danken, die mich wesentlich unterstützt haben. Allen voran ist da meine Frau Anita, die geduldet und gefördert hat, dass neben der zeitintensiven Belastung der klinischen Arbeit ein großer Teil der knapp bemessenen Freizeit nicht unserer Familie, sondern diesem Buch zu gute kam. Ihr und unseren Kindern Sarah, Lukas und Magdalena möchte ich dieses Buch daher auch widmen. Meinem Chef, Herrn Prof. Dr. Bernhard Maisch, sowie meinen Kolleginnen und Kollegen der Klinik verdanke ich aus der täglichen Zusammenarbeit zahllose Anregungen und Ideen. Frau Dr. Lydia Bothe vom Thieme-Verlag hat mich während der langen Arbeit an diesem Werk immer wieder motiviert und herausgefordert sowie mit hohem Sachverstand die gesamte Arbeit begleitet.

Kein Mensch ist perfekt. Ich habe größte Sorgfalt darauf verwendet, insbesondere Dosierungsangaben und Applikationsformen von Medikamenten korrekt aufzuführen. Dieses entbindet den Leser jedoch nicht davon, dieses vor einer Anwendung sorgsam zu prüfen. Sollten in dieser oder anderer Hinsicht Unkorrektheiten oder Ungenauigkeiten auffallen, bin ich für eine entsprechende Rückmeldung sehr dankbar.

Marburg, im Januar 2007

Alexander M. Sattler

Inhaltsverzeichnis
nach Fällen

Fall	Seite	Beschreibung
1	1	53-jähriger Mann mit Schweißausbruch und thorakalem Druckgefühl
2	2	31-jährige Frau mit plötzlichem Herzrasen und Schwindelgefühl
3	3	47-jährige Frau mit Fieber, Schwäche und Systolikum
4	4	85-jähriger Mann mit Wesensveränderungen und Somnolenz
5	5	63-jähriger Mann mit progredienter Dyspnoe
6	6	44-jährige Frau mit akuter Atemnot bei „zu großem Herz"
7	7	62-jähriger Mann mit plötzlicher Bewusstlosigkeit
8	8	56-jährige Frau mit akuten Schmerzen im Bein
9	9	48-jähriger Mann mit belastungsabhängigen Wadenschmerzen
10	10	78-Jährige mit zunehmender Belastungsdyspnoe und retrosternalen Schmerzen
11	11	53-Jähriger mit Synkope, Atemnot und belastungsabhängigem Wadenschmerz
12	12	46-jähriger Mann mit Kopfschmerzen und erhöhtem Blutdruck
13	13	74-Jähriger mit Atemnot und Sehstörungen bei stark erhöhtem Blutdruck
14	14	63-Jähriger mit akuten sehr starken Thoraxschmerzen und Kreislaufkollaps
15	15	48-jährige Frau mit Atemnot und Herzrasen sowie Niedervoltage im EKG
16	16	37-jähriger Mann mit belastungsabhängigem Engegefühl hinter dem Brustbein

! = Schwieriger Fall

17	17	68-jährige Frau mit Taubheitsgefühl der rechten Hand und Sprachstörungen
18	18	20-jährige Frau mit Verfärbungen und Schmerzen der Finger
19	19	46-jähriger Mann mit belastungsabhängiger Atemnot bei Ventrikeldilatation
20	20	22-Jährige mit Bluthochdruck und paraumbilikalem Strömungsgeräusch
21	21	39-jähriger Mann mit plötzlichem retrosternalen Schmerz
22	22	22-jährige Frau mit Schwäche, Atemnot und grippeähnlichen Symptomen
23	23	82-Jähriger mit Kollaps, Bauchschmerz und pulsierendem Abdominaltumor
24	24	46-Jähriger mit Thoraxschmerz und Linksherzhypertrophie bei Bluthochdruck
25	25	43-jährige Frau mit Atemnot und Hypotonie
! 26	26	28-Jährige mit akraler Nekrose, Gewichtsabnahme und Thoraxschmerz
27	27	79-jähriger Mann mit Kopfschmerzen und plötzlichem Visusverlust
28	28	32-jährige Frau mit Schwellung und Schmerzen im Bein
29	29	39-Jähriger mit Schwindel, Doppelbildern und Armschmerzen unter Belastung
30	30	64-jährige Frau mit Atemnot, Herzrasen und arrhythmischem Puls
31	31	85-jähriger Mann mit Bauchschmerzen und Herzstolpern
32	32	58-jähriger Mann mit Beinödemen und Atemnot
! 33	33	47-Jährige mit Strömungsgeräusch in der Leiste nach Koronarangiographie
! 34	34	73-jähriger Schrittmacherträger mit Synkopen
! 35	35	36-jährige Frau mit rezidivierenden ICD-Schocks
36	36	23-jähriger Mann mit Atemnot und Synkopen
37	37	65-Jährige mit Atemnot, rot-bläulicher Wangenfarbe, Ödemen und Systolikum
38	38	72-Jährige nach Klappenersatz mit Sprachstörung, Parästhesien und Atemnot
39	39	57-jährige Frau mit Druckgefühl im Oberbauch, Übelkeit und Erbrechen
40	40	71-jähriger Mann mit Synkope
41	41	35-jähriger Mann mit Panikattacken und Schmerzen „über dem Herzen"
42	42	78-jähriger Mann mit Schwindel, Herzrasen und Atemnot

! = Schwieriger Fall

Fälle

43	43	36-Jähriger mit Husten, Thoraxschmerzen und systolisch-diastolischem Reibegeräusch
44	44	3-jährige Zwillinge mit Hautveränderungen an Ellenbogen und Knien
! 45	45	32-jähriger Mann mit Schmerzen und Schwarzfärbung am Fuß
46	46	38-jährige Frau mit Sprachstörungen und rechtsseitigen Halsschmerzen
47	47	63-jährige Frau mit plötzlichem Bewusstseinsverlust
48	48	43-Jährige mit Schwäche und Hinweisen auf Restriktion im Herzultraschall
! 49	49	48-Jähriger mit Bauchschmerz, Beinschwellung und neurologischen Ausfällen
50	50	10-jähriger Junge mit Schwindelanfällen und Herzrasen
51	51	58-jährige Frau mit intermittierendem Herzrasen und Synkopen
52	52	73-jährige Frau mit Beinschmerzen und -ödem nach Beinvenenthrombosen
53	53	56-jähriger Mann mit Bauchschmerzen, Dyspnoe und Ödemen
54	54	24-Jährige mit wiederholten bronchopulmonalen Infekten und Palpitationen
55	55	18-jähriger Mann mit Gelenkschmerzen, Fieber und Herzgeräusch

Anhang

	201	
	202	Quellenverzeichnis der Abbildungen
	204	Laborparameter und ihre Referenzbereiche
	205	Tipps zur Auskultation des Herzens
	207	Auskultatorische Differenzialdiagnose häufiger Herzklappenfehler
	208	EKG-Befunde bei Rechts- und Linksherzbelastung
	210	Echokardiographie – Normalbefund
	211	Sachverzeichnis

! = Schwieriger Fall

Fälle

IX

! = Schwieriger Fall

Inhaltsverzeichnis
nach Themen

Arterielle Hypertonie
Fall 12 S. 12   Fall 13 S. 13   Fall 20 S. 20   Fall 24 S. 24

Gefäßerkrankungen
Fall 9 S. 9   Fall 18 S. 18   Fall 27 S. 27   Fall 33 S. 33
Fall 14 S. 14   Fall 23 S. 23   Fall 29 S. 29   Fall 45 S. 45
Fall 17 S. 17   Fall 26 S. 26   Fall 31 S. 31   Fall 46 S. 46

Herzinsuffizienz
Fall 6 S. 6   Fall 25 S. 25   Fall 32 S. 32   Fall 53 S. 53

Kardiomyopathien
Fall 19 S. 19   Fall 22 S. 22   Fall 36 S. 36

Konorare Herzerkrankung (KHK)
Fall 1 S. 1   Fall 16 S. 16   Fall 39 S. 39   Fall 44 S. 44
Fall 7 S. 7   Fall 21 S. 21

Herzklappenerkrankungen
Fall 3 S. 3   Fall 37 S. 37   Fall 38 S. 38   Fall 55 S. 55
Fall 10 S. 10

Perikarderkrankungen

Fall 15 S. 15   Fall 43 S. 43   Fall 48 S. 48

Herzrhythmusstörungen

Fall 2 S. 2	Fall 30 S. 30	Fall 40 S. 40	Fall 50 S. 50
Fall 4 S. 4	Fall 34 S. 34	Fall 42 S. 42	Fall 51 S. 51
Fall 5 S. 5	Fall 35 S. 35	Fall 47 S. 47	

Thrombose und Embolie

Fall 8 S. 8   Fall 28 S. 28   Fall 49 S. 49   Fall 52 S. 52
Fall 11 S. 11

Angeborene Herzfehler

Fall 54 S. 54

Sonstiges

Fall 41 S. 41

Inhaltsverzeichnis
Antworten und Kommentare

1	58	Akutes Koronarsyndrom
2	61	AV-Knoten-Reentry-Tachykardie
3	64	Bakterielle (infektiöse) Endokarditis
4	68	AV-Block Grad III
5	70	Vorhofflattern
6	72	Lungenödem bei Linksherzinsuffizienz
7	75	Plötzlicher Herztod durch Kammerflimmern
8	78	Akuter Verschluss einer Extremitätenarterien
9	80	Periphere arterielle Verschlusskrankheit (pAVK)
10	84	Symptomatische Aortenstenose
11	87	Lungenembolie
12	91	Arterielle Hypertonie
13	95	Hypertensiver Notfall
14	97	Aortendissektion (Aneurysma dissecans aortae)
15	100	Perikarderguss
16	102	Koronare Herzkrankheit (KHK)
17	107	Transitorisch ischämische Attacken (TIA) bei Karotisstenose

18	111	Raynaud-Syndrom
19	113	Dilatative Kardiomyopathie (DCM)
20	115	Nierenarterienstenose (Renovaskuläre Hypertonie)
21	117	Akuter Vorderwandinfarkt
22	120	Myokarditis
23	122	Bauchaortenaneurysma mit gedeckter Perforation
24	124	Hypertensive Herzkrankheit
25	126	Kardiogener Schock
26	129	Panarteriitis nodosa
27	131	Riesenzellarteriitis
28	132	Tiefe Beinvenenthrombose (Phlebothrombose)
29	135	Subclavian-steal-Syndrom
30	137	Tachyarrhythmia absoluta bei Vorhofflimmern
31	139	Mesenterialinfarkt
32	141	Dekompensierte Herzinsuffizienz
33	144	Aneurysma spurium nach Koronarangiographie
34	145	Exitblock
35	149	ICD-Auslösung
36	151	Hypertrophisch-obstruktive Kardiomyopathie (HOCM)
37	154	Mitralklappeninsuffizienz
38	157	Thrombose einer künstlichen Herzklappe
39	160	Subakuter Hinterwandinfarkt
40	163	Hyperkaliämie mit Herzrhythmusstörungen
41	165	Funktionelle Herzerkrankung
42	167	Anhaltende monomorphe Kammertachykardie
43	169	Akute Perikarditis
44	172	Familiäre Hypercholesterinämie

45	174	Thrombangiitis obliterans
46	176	Karotisdissektion
47	178	Erworbenes Long-QT-Syndrom
48	180	Pericarditis constrictiva (Konstriktive Perikarditis)
49	182	Paradoxe Embolie bei offenem bzw. persistierendem Foramen ovale
50	186	Wolff-Parkinson-White-Syndrom (WPW)
51	188	Sick-Sinus-Syndrom (SSS)
52	190	Chronisch venöse Insuffizienz bei postthrombotischem Syndrom
53	192	Cor pulmonale
54	194	Persistierender Ductus arteriosus Botalli (PDA)
55	198	Rheumatisches Fieber

XV Antworten und Kommentare

Glossar

Angiographie
Röntgenologische Darstellung von Blutgefäßen nach Kontrastmittelgabe

Akut-PTCA
Perkutane transluminale Koronarangioplastie (PTCA, s. dort), die als lebensrettender Notfalleingriff bei akutem Myokardinfarkt durchgeführt wird

Aortokoronarer Venen-Bypass (ACVB)
Überbrückung einer Koronararterienstenose vom Beginn bis zum Ende ihrer Engstelle durch eine Vene

Ballondilatation
s. PTCA

Dopplerechokardiographie
s. Dopplersonographie

Dopplersonographie
Visuelle und akustische Darstellung des Blutflusses in Gefäßen oder im Herzen mittels Ultraschall

Echokardiographie
Herzultraschall entweder durch den Thorax (transthorakale Echokardiographie, TTE) oder vom Ösophagus aus (transösophageale Echokardiographie, TEE); Beurteilung von Herzkammern, Herzklappen und Pumpfunktion möglich

Farbdopplersonographie
s. farbkodierte Dopplersonographie

Farbkodierte Duplexsonographie (FKDS)
Ultraschall-Untersuchungsmethode, in der der Blutfluss durch entsprechende Farbkodierung innerhalb des normalen 2-D-Ultraschallbildes dargestellt wird; Anwendung v.a. in der Gefäßdiagnostik (Beinvenen, Halsschlagadern) und der Herzdiagnostik (Nachweis von Herzklappeninsuffizienzen und -stenosen)

Herzkatheteruntersuchung
Einführen eines Katheters über die A. femoralis oder A. radialis zur Untersuchung des Herzens

Implantierbarer Kardioverter/Defibrillator (ICD)
Ein ICD hat ähnlich wie ein konventioneller Herzschrittmacher eine Elektrode im rechten Ventrikel lokalisiert. Über diese Sensorelektrode erkennt das Gerät Kammerflimmern oder Kammertachykardien. Durch Abgabe eines Stromschocks wird der normale Herzrhythmus wiederhergestellt.

Koronarangiographie
Röntgenologische Darstellung der Herzkranzgefäße durch Kontrastmittelgabe

Maligne Herzrhythmusstörungen
Potenziell lebensbedrohliche Herzrhythmusstörungen wie Kammertachykardien, Kammerflattern, Kammerflimmern, Torsade-de-Pointes-Tachykardie, AV-Block Grad III

Packyear
Quantifizierung des Nikotinkonsums; ein Packyear ist definiert als 20 Zigaretten/Tag/Jahr

Perkutane transluminale Koronarangioplastie (PTCA)
Einführen eines Ballonkatheters über einen speziellen Führungsdraht in die verengte Herzkranzarterie; durch Aufblasen des Ballons wird die Gefäßverengung beseitigt und ein ungestörter Blutfluss ermöglicht; um eine erneute Gefäßverengung zu vermeiden, wird häufig ein Stent (s. dort) eingelegt.
Sie wird als geplanter Eingriff bei der chronischen koronaren Herzkrankheit zur Verbesserung der Symptome oder als lebensrettender Notfalleingriff beim akuten Myokardinfarkt (dann als sog. Akut-PTCA) durchgeführt.

Stent
Implantat, das mittels perkutaner transluminaler Koronarangioplastie (s. dort) in Gefäße eingebracht wird, um die Wand abzustützen und damit das Gefäß offenzuhalten

Thrombendateriektomie (TEA)
Operative Entfernung eines Thrombus aus einer Arterie

Abkürzungen

ASS	Acetylsalicylsäure	NSTEMI	Non-ST-Elevation Myocardial Infarction (Myokardinfarkt ohne ST-Streckenhebungen)
CCS	Canadian Cardiovascular Society		
EKG	Elektrokardiogramm	NYHA	New York Heart Association
FKDS	Farbkodierte Dopplersonographie	pAVK	Periphere arterielle Verschlusskrankheit
KHK	Koronare Herzkrankheit	PTCA	Perkutane transluminale Koronarangioplastie
IABP	Intraaortale Ballonpumpe		
ICD	Implantierbarer Kardioverter/Defibrillator	STEMI	ST-Elevation Myocardial Infarction (Myokardinfarkt mit ST-Streckenhebungen)
		TIA	Transitorisch ischämische Attacke

Fälle

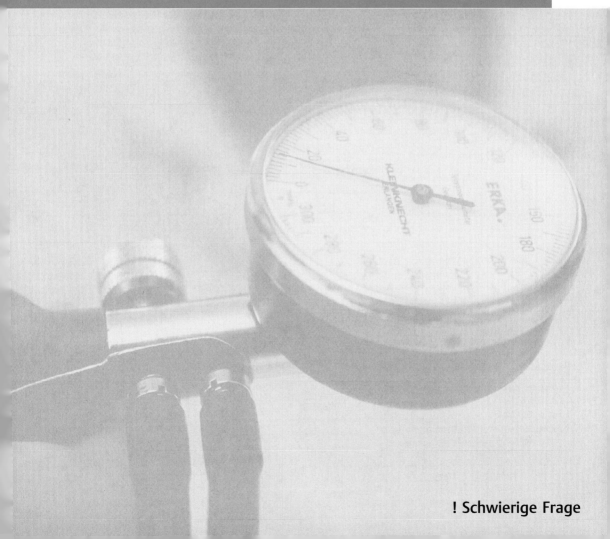

! Schwierige Frage

1 53-jähriger Mann mit Schweißausbruch und thorakalem Druckgefühl

Ein 53-jähriger Mann sucht in Begleitung seiner Ehefrau gegen Mittag Ihre Hausarztpraxis auf. Er wirkt angespannt und teilt Ihnen mit, dass er eigentlich gar nicht in die Praxis kommen wollte, aber seine Ehefrau ihn dazu gedrängt hätte. Er berichtet Ihnen, dass er in der vergangenen Nacht gegen 2.30 Uhr mit einem heftigen Schweißausbruch und einem leichten Druckgefühl in der Brust erwacht sei. Das Druckgefühl sei zunächst wieder rückläufig gewesen, im Laufe des Vormittags aber immer wieder aufgetreten. Der Patient befindet sich bereits seit einigen Jahren wegen eines insulinpflichtigen Diabetes mellitus und einer schwer einstellbaren arteriellen Hypertonie in Ihrer Behandlung. Sie kennen ihn als eigenwilligen Patienten, der seine Medikamente nicht regelmäßig einnimmt und entgegen Ihren Empfehlungen weiterhin stark raucht. Aktuell beträgt der Blutdruck 170/110 mmHg, die Herzfrequenz liegt bei 110/min.

1.1 Wie lautet Ihre Verdachtsdiagnose? Begründen Sie diese!

1.2 Welche Untersuchungen führen Sie nun durch?

Während Ihrer Anamnese und Untersuchung verschlechtert sich der Zustand des Patienten deutlich. Er wirkt jetzt sehr schmerzgeplagt, ist kaltschweißig, und der Blutdruck steigt auf 210/110 mmHg. Das abgeleitete EKG zeigt folgendes Bild (s. Abb. 1a).

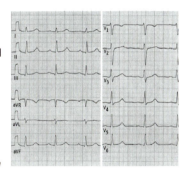

Abb. 1a EKG des Patienten

1.3 Beschreiben Sie die maßgeblichen Befunde des vorliegenden EKG! Welche Ursachen kommen für die Verschlechterung des Zustands des Patienten in Betracht?

1.4 Welche Maßnahmen ergreifen Sie?

1.5 Mit welchen möglichen Komplikationen müssen Sie rechnen?

1.6 Welche Diagnostik und Therapie sollte in der Klinik durchgeführt werden?

→ Antworten und Kommentar Seite 58

2 31-jährige Frau mit plötzlichem Herzrasen und Schwindelgefühl

In der Mittagszeit werden Sie als Notarzt unter dem Einsatzstichwort „junge Frau mit Herzrasen" zu einem Restaurant gerufen. Sie finden eine 31-jährige Frau auf einer Sitzbank in Rückenlage vor. Sie ist wach und reagiert auf Ansprache. Sie berichtet, dass sie etwa eine Stunde zuvor beim Einkaufen plötzliches Herzrasen, Schwächegefühl und ein Engegefühl hinter dem Brustkorb verspürt habe. Zunächst habe sie die Beschwerden auf eine längere Nahrungskarenz zurückgeführt und sei daher zum Essen in das Restaurant gegangen. Doch auch nach Nahrungsaufnahme seien die Beschwerden weiter vorhanden gewesen, zusätzlich sei noch ein Schwindelgefühl aufgetreten. Die Frau ist ansonsten gesund und nimmt keine Medikamente ein. Ein solches Ereignis ist bisher noch nie aufgetreten. Der Rettungsassistent hat in der Zwischenzeit die Vitalparameter erhoben: Herzfrequenz 220/min, regelmäßig; Blutdruck 90/50 mmHg; perkutane Sauerstoffsättigung 95 % unter Raumluft. Das EKG zeigt folgendes Bild (Abb. 2a).

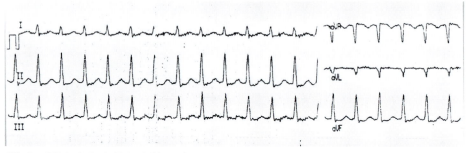

Abb. 2a *EKG der Patientin (6-Kanal-Ableitung)*

2.1 Beschreiben Sie den EKG-Befund!

2.2 Wie lautet Ihre Verdachtsdiagnose, und welche wesentlichen Differenzialdiagnosen erwägen Sie?

2.3 Welche Therapiemöglichkeiten stehen Ihnen zur Verfügung?

Nach erfolgreicher Behandlung fragt die Patientin Sie, was man langfristig gegen das Auftreten dieser Herzrhythmusstörung machen kann.

2.4 Was antworten Sie?

→ Antworten und Kommentar Seite 61

3 47-jährige Frau mit Fieber, Schwäche und Systolikum

Eine 47-jährige Frau wird mit Fieber unklarer Ursache in die Klinik eingewiesen. Sie sind der aufnehmende Arzt und erfahren, dass sie seit etwa einer Woche unter wiederholten Fieberschüben bis über 40°C leide. Außerdem klagt sie über Schwäche- und Krankheitsgefühl, Appetitlosigkeit, Konzentrationsstörungen und Müdigkeit. Der Hausarzt hatte die Patientin wegen des Verdachts auf Bronchitis mit dem Antibiotikum Roxithromycin (p.o.) behandelt. Die Symptome waren darunter aber nicht besser geworden. Außerdem erfahren Sie von der Patientin noch, dass sie bis 4 Jahre zuvor i.v.-drogenabhängig war und sie aktuell im Methadonprogramm sei. Sie gibt jedoch an, sich „gelegentlich auch noch etwas zu spritzen". An Vorerkrankungen bestehen eine chronisch aktive Hepatitis C, 7 Jahre zuvor war es infolge einer Drogeninjektion in die Beinvene zu einer tiefen Beinvenenthrombose links gekommen. Bei der körperlichen Untersuchung können Sie die Milz vergrößert tasten, außerdem hören Sie ein niederfrequentes 4/6-Sofortsystolikum (Systolikum, was unmittelbar nach dem 1. Herzton auftritt) mit Punctum maximum über dem 5. ICR links parasternal. An verschiedenen Fingern fallen ihnen im Bereich des Nagelfalzes streifig-bräunliche Veränderungen auf.

3.1 Wie lautet Ihre Verdachtsdiagnose?

3.2 Wie nennt man die Veränderungen an den Fingern, und nach welchen anderen Haut- und Schleimhautveränderungen suchen Sie?

3.3 Wie sichern Sie die Diagnose?

3.4 Wie lautet Ihr Therapievorschlag bei Ihrer Verdachtsdiagnose, und wann sollte die Therapie begonnen werden?

→ Antworten und Kommentar Seite 64

4 85-jähriger Mann mit Wesensveränderungen und Somnolenz

Am Sonntagvormittag wird Ihnen ein 85-jähriger Mann in der internistischen Notaufnahme vorgestellt. Er wird von seiner Tochter begleitet. Die Tochter berichtet, dass der Vater seit etwa 3 Tagen eine zunehmende Wesensveränderung zeige. Er sei schläfrig und müde, aber auch verwirrt und aggressiv. Vorher sei er ein sehr lebenslustiger, freundlicher Mensch gewesen, der sich im Wesentlichen selbst versorgt habe und voll mobil war. Noch während Sie mit der Tochter reden, informiert Sie die Krankenschwester über einen Blutdruck von 90/50 mmHg und einen regelmäßigen, kräftigen Puls von etwa 40/min. In der Untersuchung fällt Ihnen auf, dass der Patient somnolent, aber erweckbar ist. Er ist nur zur Person, nicht aber zu den anderen Qualitäten (Ort, Zeit, Situation) orientiert und fordert Sie mehrfach in aggressivem Ton auf, ihn in Ruhe zu lassen. Auffällig sind des Weiteren ausgeprägte Knöchelödeme. Das durchgeführte EKG zeigt folgendes Bild (s. Abb. 4a).

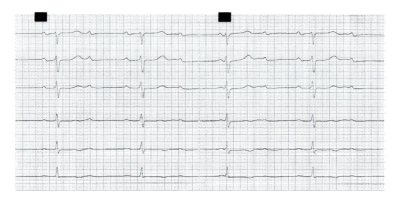

Abb. 4a
EKG des Patienten

4.1 Befunden Sie das abgebildete EKG!

4.2 Welche Ursachen können diese Herzrhythmusstörung auslösen?

4.3 Wie erklären Sie die Wesensveränderungen des Patienten?

4.4 Welche Schweregrade dieser Herzrhythmusstörung gibt es außerdem? Charakterisieren Sie diese kurz! Welche Therapie ist jeweils indiziert?

→ Antworten und Kommentar Seite 68

5 63-jähriger Mann mit progredienter Dyspnoe

Ein 63-jähriger Patient stellt sich in Ihrer Praxis für Allgemeinmedizin vor und berichtet, dass er seit etwa einer Woche unter zunehmender Atemnot leidet. Aus Ihren Unterlagen geht hervor, dass der Patient an Bluthochdruck (Therapie: Betablocker Metoprolol 2 × 50 mg/d) und Diabetes mellitus (Therapie: Metformin 850 mg/d) leidet. In der körperlichen Untersuchung fallen Ihnen bis auf diskrete Knöchelödeme keine Besonderheiten auf. Der Blutdruck beträgt 140/85 mmHg, die Herzfrequenz ist rhythmisch und beträgt 85/min. Das EKG des Patienten (3-Kanal-Ableitung) ist in Abb. 5a wiedergegeben.

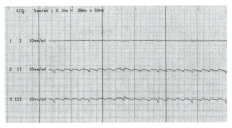

Abb. 5a 3-Kanal-EKG des Patienten

5.1 Wie erklären Sie die Atemnot des Patienten?

5.2 Erläutern Sie kurz die elektrophysiologischen Grundlagen dieser Herzrhythmusstörung!

5.3 Welches Risiko besteht bei der vorliegenden Herzrhythmusstörung?

5.4 Welche Maßnahmen ergreifen Sie?

→ Antworten und Kommentar Seite 70

6   44-jährige Frau mit akuter Atemnot bei „zu großem Herz"

Im Notdienst werden Sie zu einer 44-jährigen Patientin gerufen, die seit etwa einer Stunde über zunehmende Atemnot klagt. Sie finden die Patientin am Bettrand sitzend mit ausgeprägter Dyspnoe und Tachypnoe (Atemfrequenz 40/min) vor. Sie ist kaltschweißig und kann durch die Dyspnoe bedingt kaum sprechen. Der Ehemann schildert Ihnen, dass sich seine Frau seit etwa 2 Monaten in Behandlung beim Kardiologen befände, weil das Herz zu groß geworden sei. Sie werde mit verschiedenen Medikamenten behandelt, die er Ihnen vorlegt: Carvedilol (Betablocker), Ramipril (ACE-Hemmer) und Torasemid (Schleifendiuretikum). Bei der Untersuchung der Patientin stellen Sie fest, dass der Blutdruck 110/70 mmHg und die Herzfrequenz 140/min bei im EKG sichtbarer Sinustachykardie beträgt. Die transkutane Sauerstoffmessung ergibt eine Sättigung von 83 %. Als nächste Maßnahme auskultieren Sie die Lunge der Patientin und hören ubiquitär feinblasige feuchte Rasselgeräusche.

6.1 Welche Verdachtsdiagnose stellen Sie?

6.2 Welche wesentlichen anderen Auskultationsbefunde können bei pulmonalen Erkrankungen auftreten? Nennen Sie jeweils Ursachen!

6.3 Wie ist die Sinustachykardie bei der Patientin zu erklären? Sollte die Sinustachykardie medikamentös behandelt werden?

6.4 Welche Therapiemaßnahmen führen Sie akut durch?

6.5 Welche weiteren diagnostischen Maßnahmen sollten im Verlauf durchgeführt werden?

→ Antworten und Kommentar   Seite 72

7 62-jähriger Mann mit plötzlicher Bewusstlosigkeit

Sie werden als Notarzt zu einem 62-jährigen Mann gerufen. Dieser war wenige Minuten zuvor auf einem Tennisplatz nach einem Spiel plötzlich bewusstlos zusammengebrochen. Ein zufällig auf dem Nebenplatz anwesender Arzt hatte einen Herz-Kreislaufstillstand festgestellt und mit der Herz-Lungen-Wiederbelebung begonnen. Vom Tennispartner des bewusstlosen Mannes erfahren Sie, dass der Mann keine Vorerkrankungen habe. Mittlerweile ist das EKG angeschlossen und zeigt folgendes Bild (s. Abb. 7a).

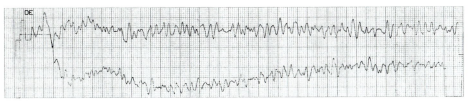

Abb. 7a *EKG-Monitorbild des Patienten*

7.1 Beschreiben Sie das EKG des Patienten! Welche Diagnose stellen Sie?

7.2 Was ist der wahrscheinlichste Auslöser hierfür?

7.3 Welche Maßnahmen führen Sie als nächstes durch?

7.4 Wie beurteilen Sie die Prognose des Patienten, und wovon ist diese im Wesentlichen abhängig?

→ Antworten und Kommentar Seite 75

8 | 56-jährige Frau mit akuten Schmerzen im Bein

Eine 56-jährige Frau fordert am Sonntag dringlich Ihren Hausbesuch an. Sie berichtet Ihnen, dass sie bereits seit einigen Jahren wegen eines „Problems mit den Venen" in ärztlicher Behandlung sei. In den letzten Wochen habe sie sich aber sehr gut gefühlt und war gut belastbar. Heute, um die Mittagszeit herum, habe sie dann einen plötzlich einsetzenden Schmerz im Bereich des linken Beines, vor allem in Knie, Wade und Fuß verspürt. Sie habe seither kaum noch auftreten können und nur auf dem Sofa gelegen. In den letzten 30 Minuten sei noch zusätzlich ein Taubheits- und Kältegefühl in diesem Bereich aufgetreten. Bei der Untersuchung des linken Beines tasten Sie keine Pulse, das Bein ist ab dem mittleren Oberschenkel blass und kühl, die aktive Bewegungsfähigkeit ist eingeschränkt.

8.1 Wie lautet Ihre Verdachtsdiagnose?

8.2 Wie nennt man die typischen Untersuchungsbefunde bei dieser Erkrankung?

8.3 Was kommt als Ursache dieser Erkrankung in Betracht?

8.4 Welche Sofortmaßnahmen führen Sie durch?

8.5 Welche Therapiemöglichkeiten bestehen in der Klinik?

→ Antworten und Kommentar Seite 78

9 48-jähriger Mann mit belastungsabhängigen Wadenschmerzen

In Ihrer Sprechstunde konsultiert Sie ein 48-jähriger Mann. Er berichtet Ihnen, dass er seit etwa 3 Monaten unter zunehmenden krampfartigen Schmerzen in den Waden leide, die insbesondere unter körperlicher Anstrengung beim Gehen bergauf auftreten. Die Schmerzen sind rechts ausgeprägter als links und zwingen den Patienten mittlerweile dazu, Pausen beim Laufen einzulegen. In Ruhe würden die Schmerzen dann verschwinden. Vorerkrankungen berichtet er keine, Medikamenten werden daher auch keine eingenommen.

9.1 Stellen Sie eine Verdachtsdiagnose, und geben Sie das klinische Krankheitsstadium an!

9.2 Benennen Sie alle Stadien dieser Erkrankung!

9.3 Welche einfachen Untersuchungen können Ihnen in der Diagnostik rasch weiterhelfen?

9.4 Nach welchen Risikofaktoren forschen Sie bei diesem Patienten?

9.5 Welche wesentlichen Begleiterkrankungen sind häufig vorzufinden?

9.6 Welche Therapiemöglichkeiten kennen Sie?

→ Antworten und Kommentar Seite 80

10   78-Jährige mit zunehmender Belastungsdyspnoe und retrosternalen Schmerzen

In Ihrem Bekanntenkreis spricht Sie eine 78-jährige rüstige Dame an und bittet sie um Hilfe. Sie berichtet, dass sie bis ca. 2 Monate zuvor sehr gut belastbar gewesen sei. Seither verspüre sie unter körperlicher Anstrengung zunehmende stechende Schmerzen im linken Brustkorb. Außerdem leide sie unter Atemnot, die mittlerweile bereits beim schnellen Gehen in der Ebene aufträte und die ihr einfache Tätigkeiten wie Einkaufen unmöglich mache. Sie haben Ihr Stethoskop zur Hand und erheben folgenden Auskultationsbefund: hochfrequentes 4/6-Systolikum, spindelförmig, Punctum maximum über dem 2. ICR rechts parasternal, Fortleitung in beide Karotiden. Die Dame berichtet, dass der Hausarzt sie zur Durchführung eines Belastungs-EKG für den kommenden Tag in die Praxis bestellt hat. Sie fragt Sie nach Ihrer Einschätzung und bittet um eine Empfehlung, was weiter zu tun sei.

10.1   Halten Sie ein Belastungs-EKG als nächste diagnostische Maßnahme für angebracht? Begründen Sie Ihre Entscheidung!

10.2   Welche weiteren Untersuchungsmethoden sind Ihrer Ansicht nach indiziert?

10.3   Welche Verhaltensregeln erläutern Sie der Patientin?

10.4   Benennen Sie mögliche Therapieoptionen!

→ Antworten und Kommentar   Seite 84

11 53-Jähriger mit Synkope, Atemnot und belastungsabhängigem Wadenschmerz

Sie werden durch Ihre Praxismitarbeiter dringend ins Wartezimmer gerufen, wo ein 53-jähriger Mann plötzlich bewusstlos zusammengebrochen ist. Bei Ihrem Eintreffen liegt der Patient auf dem Boden, ist wieder wach und reagiert auf Ansprache. Er hatte Ihre Sprechstunde aufgesucht, um Ihnen von seit ca. 6 Wochen bestehenden Atembeschwerden und Engegefühl in der Brust zu berichten. Seit eben so langer Zeit bestehen belastungsabhängige Schmerzen in der linken Wade. Vorerkrankungen gibt es keine, es werden auch keine Medikamente eingenommen. Aktuell bestehen leichte retrosternale Schmerzen sowie eine geringe Atemnot in Ruhe. Das EKG zeigt folgendes Bild (s. Abb. 11a).

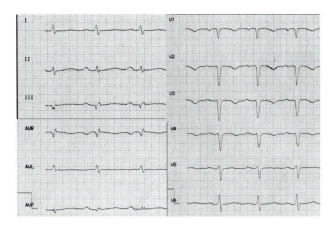

Abb. 11a *EKG des Patienten*

11.1 Befunden Sie das EKG!

11.2 Welche Verdachtsdiagnose haben Sie, an welche wichtige Differenzialdiagnose denken Sie?

11.3 Was für weitere Untersuchungen halten Sie für sinnvoll?

11.4 Welche therapeutischen Maßnahmen ergreifen Sie aufgrund Ihrer Verdachtsdiagnose?

→ Antworten und Kommentar Seite 87

12   46-jähriger Mann mit Kopfschmerzen und erhöhtem Blutdruck

In Ihrer Sprechstunde stellt sich ein bisher gesunder 46-jähriger Mann vor. Er berichtet, seit etwa 3 Wochen unter immer wiederkehrenden Kopfschmerzepisoden zu leiden. Die Attacken würden teilweise mehrmals täglich auftreten und zwischen 30 Minuten und 2 Stunden andauern. Begleitet würden sie von einem pochenden Geräusch in den Ohren sowie gelegentlichen leichten Sehstörungen. Des Weiteren waren in den letzten Wochen 2 Episoden mit relativ lange anhaltendem Nasenbluten aufgetreten. Bei der körperlichen Untersuchung finden Sie keine weiteren Auffälligkeiten. Die Blutdruckmessung ergibt bei dem aktuell beschwerdefreien Patienten einen Wert von 210/110 mmHg am linken Arm.

Sie vermuten, dass der Patient unter einer arteriellen Hypertonie leidet.

12.1 Welche wesentlichen Ursachen einer arteriellen Hypertonie kennen Sie?

12.2 Welche wesentlichen Langzeitschäden können bei arterieller Hypertonie entstehen?

12.3 Welche weiteren Untersuchungen sind daher bei Ihrer Verdachtsdiagnose angebracht?

In der weiteren Diagnostik bestätigt sich Ihre Verdachtsdiagnose. Es wurden wiederholt Blutdruckwerte um 210/100 mmHg gemessen, eine sekundäre Ursache für die arterielle Hypertonie wurde ausgeschlossen. Sie stellen die Diagnose primäre bzw. essenzielle arterielle Hypertonie.

12.4 Benennen Sie Stadien der arteriellen Hypertonie anhand der Höhe des Blutdrucks! Welches Stadium liegt bei dem Patienten vor?

12.5 Nennen Sie wesentliche Therapieziele bei arterieller Hypertonie! Nennen Sie nichtmedikamentöse und medikamentöse Maßnahmen zur Therapie der arteriellen Hypertonie!

→ Antworten und Kommentar   Seite 91

13 74-Jähriger mit Atemnot und Sehstörungen bei stark erhöhtem Blutdruck

Im Notdienst werden Sie zu einem 74-jährigen Patienten gerufen. Sie finden den Mann im Bett liegend mit hochrotem Kopf und deutlicher Dyspnoe vor. Er berichtet Ihnen, dass der Zustand etwa eine Stunde zuvor begonnen habe. In den letzten 20 Minuten seien noch zusätzlich Kopfschmerzen im Stirnbereich sowie Augenflimmern aufgetreten. An Vorerkrankungen berichtet der Patient über einen behandelten Bluthochdruck (Einnahme von Betablocker + Hydrochlorothiazid-Diuretikum + ACE-Hemmer). Aktuell beträgt der von Ihnen gemessene Blutdruck 280/120 mmHg. Das abgeleitete EKG zeigt folgendes Bild (s. Abb. 13a).

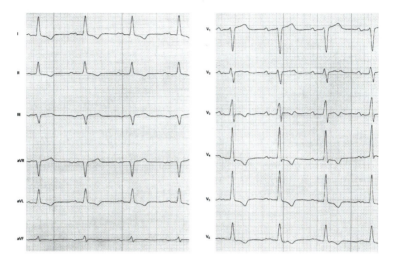

Abb. 13a
EKG des Patienten

13.1 Benennen Sie den wesentlichen Befund des EKG!

13.2 Wie erklären Sie sich Dyspnoe, Kopfschmerzen und Sehstörung des Patienten?

13.3 Welche weiteren Komplikationen können auftreten?

13.4 Mit welchen Medikamenten können Sie eine initiale Therapie beginnen? Nennen Sie mindestens 4 Substanzgruppen und jeweils Beispiele!

→ Antworten und Kommentar Seite 95

14 63-Jähriger mit akuten sehr starken Thoraxschmerzen und Kreislaufkollaps

Sie werden zu einem 63-jährigen männlichen Patienten gerufen, der im Bad kollabiert ist. Sie finden ihn wach und ansprechbar in Rückenlage vor. Er berichtet Ihnen, dass urplötzlich aus dem Wohlbefinden heraus stärkste Schmerzen im Bereich des Brustkorbes und des Rückens aufgetreten seien. Zusätzlich sei Übelkeit aufgetreten. Auf dem Weg zur Toilette sei ihm dann schwindlig geworden, und er sei zusammengebrochen. Bewusstlosigkeit sei – auch nach Aussage der Ehefrau, die das Ereignis beobachtete – keine aufgetreten. Aktuell bestünden immer noch Schmerzen im Bereich des Brustkorbs, aber es seien tiefsitzende Rückenschmerzen mit Ausstrahlung in die Gesäßregion beidseits dazugekommen. Der Blutdruck beträgt 80/30 mmHg, die Herzfrequenz liegt bei 120/min und ist regelmäßig. An Vorerkrankungen liegen ein behandelter Bluthochdruck sowie ein mit oralen Medikamenten gut eingestellter Diabetes mellitus vor. Die Auskultation der Lunge ist unauffällig, bei der Auskultation des Herzens hören sie ein 3/6-Diastolikum mit Punctum maximum über dem 2. ICR rechts parasternal.

14.1 Wie lautet Ihre Verdachtsdiagnose? Welche Differenzialdiagnose ziehen Sie in Erwägung?

14.2 Welche weitere körperliche Untersuchungsmaßnahme ist sinnvoll?

14.3 Welche Einteilungsformen dieser Erkrankung kennen Sie?

! 14.4 Wie ist die Prognose dieser Erkrankung?

→ Antworten und Kommentar Seite 97

15 48-jährige Frau mit Atemnot und Herzrasen sowie Niedervoltage im EKG

Eine 48-jährige Patientin sucht Sie in der Notfallambulanz auf. Bei ihr war ein Jahr zuvor ein Mammakarzinom diagnostiziert und kurativ behandelt worden (Ablatio mammae, Chemotherapie). Jetzt berichtet sie Ihnen über seit 2 Wochen zunehmende Atemnot, zunächst unter Belastung, in den letzten Tagen auch in Ruhe. Zusätzlich sei sie sehr schlapp und habe häufig Schwindelattacken. Der Puls sei sehr schnell, und sie verspüre das schnelle Klopfen auch unangenehm im Brustkorb. In der körperlichen Untersuchung fallen Ihnen deutlich gestaute Jugularvenen auf. Die Patientin weist bereits in Ruhe eine Dyspnoe auf. Die Herztöne sind sehr leise, kaum hörbar. Die Herzfrequenz liegt bei 135/min, der Blutdruck bei 80/40 mmHg. Sie leiten folgendes EKG ab (s. Abb. 15a).

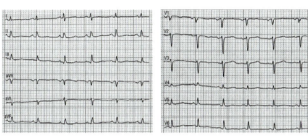

Abb. 15a *EKG der Patientin*

15.1 Befunden Sie das EKG!

15.2 Was ist Ihrer Ansicht nach die wahrscheinlichste Ursache des Symptomkomplexes?

15.3 Mit welcher Untersuchung kommen Sie am schnellsten diagnostisch voran?

Ihnen liegt folgender Untersuchungsbefund vor (s. Abb. 15b).

Abb. 15b *Echokardiographie der Patientin (RA = rechter Vorhof, LA = linker Vorhof, LV = linker Ventrikel)*

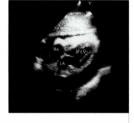

15.4 Welche Diagnose stellen Sie? Welche Allgemeinmaßnahmen sind sinnvoll?

15.5 Was schlagen Sie als Notfall-Therapie vor?

15.6 Sehen Sie einen Zusammenhang der aktuellen Erkrankung mit dem Mammakarzinom?

→ Antworten und Kommentar Seite 100

16 37-jähriger Mann mit belastungsabhängigem Engegefühl hinter dem Brustbein

In Ihrer Hausarztpraxis sucht Sie ein 37-jähriger Mann auf. Er habe seit 3 Wochen unter körperlicher Belastung (rasches Treppensteigen, schnelles Gehen bergauf) ein Engegefühl hinter dem Brustbein mit Ausstrahlung in Hals, Nackenmuskulatur und Unterkiefer. Die Beschwerden seien in den Ruhephasen wieder komplett rückläufig. Der Patient ist Raucher (40 Zigaretten pro Tag seit 20 Jahren). Sein Vater hat mit 50 Jahren einen Herzinfarkt erlitten und wurde mit 60 Jahren am Herzen operiert.

16.1 Welche Verdachtsdiagnose stellen Sie?

16.2 Nennen Sie mindestens 5 wesentliche Risikofaktoren für Ihre Verdachtsdiagnose!

16.3 Welche diagnostischen Maßnahmen veranlassen Sie, um Ihre Verdachtsdiagnose abzuklären? Welche Befunde erwarten Sie jeweils bei Ihrer Verdachtsdiagnose?

Sie möchten bei dem Patienten u. a. ein Belastungs-EKG als diagnostische Maßnahme durchführen. Vorher müssen Sie abklären, ob bei dem Patienten Kontraindikationen für ein Belastungs-EKG vorliegen.

16.4 Nennen Sie mindestens 4 Kontraindikationen für ein Belastungs-EKG!

Bei dem Patienten liegen keine Kontraindikationen vor, so dass Sie ein Belastungs-EKG durchführen können. Bei 100 Watt Belastung treten die vom Patienten berichteten Beschwerden wieder auf. Das EKG zeigt folgendes Bild (s. Abb. 16a).

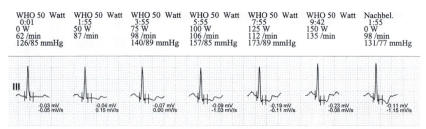

Abb. 16a *EKG unter Ergometerbelastung*

16.5 Beschreiben Sie den EKG-Befund! Welche Schlüsse ziehen Sie hieraus?

16.6 Nennen Sie mindestens 5 Abbruchkriterien für ein Belastungs-EKG! Müssen Sie bei dem Patienten das Belastungs-EKG abbrechen?

→ Antworten und Kommentar Seite 102

17 68-jährige Frau mit Taubheitsgefühl der rechten Hand und Sprachstörungen

Eine 68-jährige Patientin kommt in Ihre Sprechstunde. Sie berichtet, dass sie seit etwa einer Woche mehrfach Episoden mit Taubheits- und Kribbelgefühl in der rechten Hand gehabt habe. Weiter sei ihr aufgefallen, dass während solcher Episoden ihre Handbewegungen gestört seien. Sie konnte beispielsweise ihre Bluse nicht zuknöpfen, bei anderer Gelegenheit sei ihr die Kaffeetasse aus der Hand gefallen. Ihrem Ehemann sei zusätzlich aufgefallen, dass sie während dieser Episoden sehr undeutlich gesprochen habe. Bei der körperlichen Untersuchung finden Sie die grobe Kraft seitengleich, die Muskeleigenreflexe sind normal. Die Auskultation von Herz und Lunge ist unauffällig. Über der linken Halsseite hören Sie ein lautes Strömungsgeräusch.

17.1 Erläutern Sie kurz die Gefäßversorgung des Gehirns!

17.2 Wie lautet Ihre Verdachtsdiagnose? Welche Differenzialdiagnose ziehen Sie in Erwägung?

Noch während Ihrer Untersuchung berichtet die Patientin, dass das Kribbeln in der Hand wieder anfangen würde. Gleichzeitig bemerken Sie, dass sie sehr schleppend und undeutlich spricht. Der Blutdruck beträgt zu diesem Zeitpunkt 180/90 mmHg, die Herzfrequenz 80/min (rhythmisch).

17.3 Senken Sie den Blutdruck? Begründen Sie Ihre Entscheidung!

17.4 Welche Untersuchungen sind als nächste sinnvoll?

→ Antworten und Kommentar Seite 107

18 20-jährige Frau mit Verfärbungen und Schmerzen der Finger

Eine 20-jährige schlanke junge Frau konsultiert Sie wegen „Problemen mit den Fingern". Seit etwa einem Jahr beobachte sie wiederholt auftretende kälteinduzierte Schmerzen in allen Fingern beider Hände. Gleichzeitig mit den Schmerzen kommt es zu einer Verfärbung der Mittel- und Endglieder. Zunächst werden sie weiß, dann blau und letztlich rot. Vorerkrankungen bestehen keine. Die Patientin nimmt ein orales Kontrazeptivum ein und raucht seit 4 Jahren etwa 10 Zigaretten pro Tag. Die Beschwerden sind insbesondere im Winterhalbjahr vorhanden und werden durch Kälteexposition ausgelöst. Sie dauern jeweils ca. 10–15 Minuten an, durch aktive Erwärmung lassen sich die Beschwerden etwas lindern. Bei der körperlichen Untersuchung finden Sie keine Auffälligkeiten.

18.1 Wie lautet Ihre Verdachtsdiagnose?

18.2 Nennen Sie 4 mögliche Ursachen für diese Erkrankung!

18.3 Welche diagnostischen Maßnahmen führen Sie durch?

18.4 Welche Verhaltensempfehlungen geben Sie Ihrer Patientin?

18.5 Nennen Sie symptomatische medikamentöse Therapieoptionen!

→ Antworten und Kommentar Seite 111

19 46-jähriger Mann mit belastungsabhängiger Atemnot bei Ventrikeldilatation

Ein 46-jähriger Mann sucht Sie in Ihrer Praxis für Innere Medizin auf. Schwer atmend setzt er sich auf den Stuhl. Erst nach ca. 2 Minuten lässt die Atemnot soweit nach, dass er berichten kann: Seit 2 Wochen leide er unter einer zunehmender belastungsabhängiger Atemnot. Zunächst sei die Atemnot nur bei stärkerer Belastung aufgetreten, seit 2 Tagen würden ihm aber selbst die einfachsten Tätigkeiten wie Gehen in der Ebene und Ankleiden deutliche Schwierigkeiten bereiten. Der Patient berichtet weiterhin, dass er in den letzten 3 Tagen mehrere plötzliche Schwindelereignisse hatte, einmal sei er für ca. 1 Minute bewusstlos zusammengebrochen. Vorerkrankungen bestünden nicht. Er beziffert seinen Alkoholkonsum auf ca. 2 Liter Bier pro Tag, geraucht werden seit 20 Jahren etwa 25 Zigaretten pro Tag. In der Echokardiographie (s. Abb. 19a) finden sie eine deutliche Dilatation des linken Ventrikels (enddiastolischer Durchmesser des linken Ventrikels 75 mm, Norm <57 mm) sowie eine hochgradig eingeschränkte linksventrikuläre Pumpfunktion (Ejektionsfraktion 20–25 %) bei globaler Hypokinesie und eine mittelgradige Mitralklappeninsuffizienz.

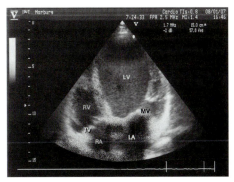

Abb. 19a Echokardiographie (apikaler 4-Kammerblick) (RA = rechter Vorhof, LA = linker Vorhof, RV = rechter Ventrikel, LV = linker Ventrikel, MV = Mitralklappe, TV = Trikuspidalklappe)

19.1 Welche Verdachtsdiagnose stellen Sie?

! 19.2 Welche potenziellen Ursachen haben Schwindel und Synkope bei diesem Patienten?

Sie hatten in der Echokardiographie eine Mitralklappeninsuffizienz diagnostiziert.

19.3 Welches Herzgeräusch erwarten Sie bei der Auskultation?

19.4 Welche weiteren Untersuchungen sind sinnvoll?

19.5 Nennen Sie mindestens 5 Ursachen für diese Erkrankung!

→ Antworten und Kommentar Seite 113

20 22-Jährige mit Bluthochdruck und paraumbilikalem Strömungsgeräusch

Eine 22-jährige schlanke Frau stellt sich in Ihrer Praxis vor. Sie berichtet über seit etwa 3 Wochen bestehende Kopfschmerzen, vor allem frühmorgens. Mit dem Blutdruckmessgerät ihres Vaters habe sie mehrfach ihren Blutdruck gemessen und dabei Werte bis 190/120 mmHg festgestellt. Bei der körperlichen Untersuchung hören Sie links paraumbilikal ein leises Strömungsgeräusch. Sie führen eine 24-Stunden-Blutdruckmessung durch, die den in Abbildung 20a wiedergegebenen Befund zeigt.

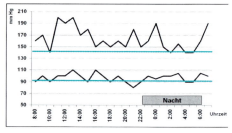

Abb. 20a Blutdruckverlauf über 24 Stunden

20.1 Benennen Sie mindestens 5 Ursachen der sekundären Hypertonie!

20.2 Welche Ursache ist bei der Patientin am wahrscheinlichsten? Begründen Sie dies!

20.3 Erläutern Sie den pathophysiologischen Hintergrund dieser Hypertonieform!

20.4 Welche Untersuchungen sind zur weiteren Abklärung sinnvoll?

→ Antworten und Kommentar Seite 115

21 | 39-jähriger Mann mit plötzlichem retrosternalen Schmerz

Sie werden abends im ärztlichen Notdienst zu einem 39-jährigen Mann gerufen. Sie finden den Patienten auf der Couch liegend vor. Er wirkt deutlich schmerzgeplagt und ist kaltschweißig. Er berichtet, dass er etwa 45 Minuten zuvor bei einem Kneipenbesuch ganz plötzlich einsetzende krampfartige Schmerzen hinter dem Brustbein bekommen habe, die weiterhin bestehen würden und ihm „die Luft abdrücken". Ähnliche Beschwerden habe er nie zuvor gehabt. Medikamente nehme er nicht ein, rauche aber seit 25 Jahren etwa eine Schachtel Zigaretten pro Tag. Sie untersuchen den Patienten und erheben folgende Befunde: Herzfrequenz 120/min, Blutdruck 140/90 mmHg, 12-Kanal-EKG s. Abb. 21a.

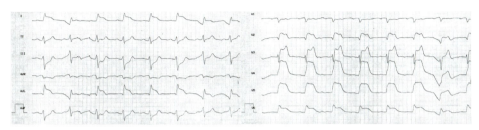

Abb. 21a *12-Kanal-EKG des Patienten*

21.1 Welche Befunde können Sie im 12-Kanal-EKG des Patienten erheben? Welche Diagnose stellen Sie?

21.2 Wie sieht die optimale Therapie aus?

21.3 Nennen Sie mindestens 4 Akutkomplikationen, die bei diesem Patienten auftreten können!

21.4 Nennen Sie mindestens 5 Spätkomplikationen, die bei diesem Patienten auftreten können!

21.5 Welche Medikamente (4 Gruppen) verbessern langfristig die Prognose des Patienten?

→ Antworten und Kommentar Seite 117

22　22-jährige Frau mit Schwäche, Atemnot und grippeähnlichen Symptomen

Seit 2 Tagen behandeln Sie auf einer Station für Innere Medizin eine 22-jährige Patientin. Die Aufnahme erfolgte wegen seit etwa 3 Wochen bestehender grippeähnlicher Symptome mit Husten, Schwächegefühl sowie subfebrilen Temperaturen. Am Aufnahmetag trat plötzlich eine zunehmende Atemnot auf, die jetzt auch in Ruhe vorhanden ist. Die Patientin fühlt sich sehr schwach und kann selbst den Gang zur Toilette nicht mehr ohne Hilfe bewältigen. Bei der körperlichen Untersuchung finden Sie heute deutliche Knöchel- und Unterschenkelödeme beidseits, die Halsvenen sind gestaut. Über der Lunge hören Sie beidseits feinblasige Rasselgeräusche. Über dem Herzen können Sie deutlich einen 3. und 4. Herzton auskultieren. Der Blutdruck liegt bei 80/50 mmHg, die Herzfrequenz beträgt 120/min. Sie schauen sich die Laborwerte vom Vortag an: CRP 135 mg/dl (Norm <0,5 mg/dl), Troponin I 23 µmol/l (Norm <1µmol/l), CK 657 U/l (Norm <140 U/l) und CK-MB 100 U/l (Norm <24 U/l).

22.1 Wie lautet Ihre Verdachtsdiagnose? Begründen Sie diese!

22.2 Wie entstehen 3. und 4. Herzton, und wie nennt man ihr gemeinsames Auftreten?

22.3 Welche weiteren Untersuchungen schlagen Sie vor?

22.4 Nennen Sie mögliche Ursachen dieser Erkrankung!

→ Antworten und Kommentar　Seite 120

23 82-Jähriger mit Kollaps, Bauchschmerz und pulsierendem Abdominaltumor

Im ärztlichen Notdienst werden Sie zu einem 82-jährigen Mann gerufen. Der rüstige Herr hatte sich nach der Gartenarbeit plötzlich unwohl gefühlt und war auf dem Weg zur Toilette kollabiert. Nach Aussage der Ehefrau hatte er für etwa 2 Minuten nicht auf Ansprache reagiert. Jetzt ist er wach und orientiert. Er berichtet über starke Schmerzen im Mittel- und Unterbauch sowie über Schwindel und Schweißausbruch. An Vorerkrankungen besteht eine arterielle Hypertonie, die mit einem Betablocker behandelt wird. In der Untersuchung fällt ein niedriger Blutdruck von 70/40 mmHg auf, die Herzfrequenz liegt bei 140/min. Im Mittelbauch tasten Sie auf Nabelhöhe eine faustgroße pulsierende Resistenz.

23.1 Welche Verdachtsdiagnose stellen Sie?

23.2 Wie erklären Sie sich den niedrigen Blutdruck?

23.3 Welche Maßnahmen ergreifen Sie?

23.4 Welche Untersuchungen sollten im Folgenden rasch erfolgen?

23.5 Wie sieht die Therapie aus?

→ Antworten und Kommentar Seite 122

24 46-Jähriger mit Thoraxschmerz und Linksherzhypertrophie bei Bluthochdruck

Sie arbeiten in einer Klinik für Kardiologie und betreuen u. a. einen 46-jährigen Mann. Dieser war vom Hausarzt wegen Dyspnoe und retrosternaler Schmerzen zur weiteren Abklärung eingewiesen worden. Die Beschwerden traten unter Belastung auf und waren in Ruhe wieder rückläufig. Der Patient hat seit einem Jahr erhöhte Blutdruckwerte bis 180/110 mmHg, die der Hausarzt bisher mit einem Betablocker (Metoprolol 100 mg/d) behandelt hat. Weitere Risikofaktoren für kardiovaskuläre Erkrankungen bestehen nicht. Bereits im Ruhe-EKG waren ST-Senkungen in V1–V4 aufgefallen. Ein auswärtig durchgeführtes Belastungs-EKG ergab einen auffälligen Befund im Sinne einer fraglichen Vorderwandischämie. In der jetzt von Ihnen durchgeführten Echokardiographie (s. Abb. 24 a) fand sich bei normaler Pumpfunktion eine ausgeprägte Linksherzhypertrophie mit einem diastolischen Septumdurchmesser von 20 mm (Norm: bis 11 mm). In der Koronarangiographie finden sich keine Stenosen in den großen epikardialen Herzkranzgefäßen.

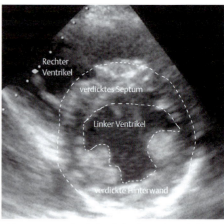

Abb. 24a Transthorakale Echokardiographie: erhebliche konzentrische Hypertrophie des linken Ventrikels

24.1 Welches ist die wahrscheinlichste Ursache der Beschwerden?

24.2 Wie erklärt sich die Linksherzhypertrophie?

24.3 Welche Medikamente eignen sich in erster Linie zur Therapie?

24.4 Welche Risiken bestehen bei dem Patienten?

→ Antworten und Kommentar Seite 124

25 43-jährige Frau mit Atemnot und Hypotonie

Am frühen Nachmittag wird mit dem Rettungswagen eine 43-jährige Patientin in die Notaufnahme gebracht. Sie sind der aufnehmende Arzt und erfahren vom begleitenden Ehemann, dass die Patientin sich seit der Nacht unwohl gefühlt habe. Außerdem habe sie über drückende Schmerzen im Oberbauch und das Gefühl, nicht richtig durchatmen zu können, geklagt. Im Laufe des Vormittags waren die Beschwerden immer stärker geworden, zusätzlich hatte sie bei der geringsten Anstrengung starke Atemnot und Schwindel verspürt und war letztlich auf dem Weg zur Toilette kollabiert. Er habe dann den Rettungsdienst gerufen.

Sie untersuchen die kaltschweißige Patientin und stellen einen Blutdruck von 60/40 mmHg und eine Herzfrequenz von 125/min bei ihr fest. Die Sauerstoffsättigung liegt bei 92% unter Raumluft. Vorerkrankungen bestehen keine, ebenso keine regelmäßige Medikamenteneinnahme bis auf ein orales Kontrazeptivum. Die Patientin raucht seit 20 Jahren eine Schachtel Zigaretten am Tag. Das EKG zeigt eine Sinustachykardie ohne weitere Auffälligkeiten. Im Labor zeigt sich eine erhöhte CK von 500 U/l mit einem CK-MB-Anteil von 20%. Die Echokardiographie ergibt den Befund einer hochgradig reduzierten linksventrikulären Pumpfunktion (linksventrikuläre Ejektionsfraktion ca. 10%).

Bei der Patientin liegt ein Schock vor.

25.1 Welche Formen des Schocks kennen Sie? Erläutern Sie diese!

25.2 Welche Form des Schocks liegt bei der Patientin vor?

25.3 Nennen Sie mindesten 4 mögliche Ursachen hierfür!

25.4 Welche therapeutischen Möglichkeiten stehen zur Verfügung?

→ Antworten und Kommentar Seite 126

26 28-Jährige mit akraler Nekrose, Gewichtsabnahme und Thoraxschmerz

In Ihrer Praxis für Allgemeinmedizin sucht Sie eine 28-jährige Patientin auf. Die ansonsten gesunde Frau hat seit einer Woche Schmerzen im Bereich des Zeigefingers der linken Hand. Seit 3 Tagen beobachte sie an der Fingerkuppe eine schwärzliche Verfärbung (s. Abb. 26 a). Des Weiteren beobachte sie seit etwa 3 Wochen unter körperlicher Belastung wiederholt auftretende Schmerzen in der Brust ohne Ausstrahlung. Sie hat in den letzten Wochen 5 kg an Gewicht abgenommen und klagt über Nachtschweiß sowie Fieberschübe. In der Labordiagnostik fallen folgende Werte auf: BSG ↑ (50 mm in der 1. Stunde), CRP 125 mg/dl (Norm < 0,5 mg/dl), Kreatinin 2,1 mg/dl (Norm <1,3 mg/dl), Harnstoff 95 mg/dl (Norm < 50 mg/dl) erhöht. EKG, transthorakale Echokardiographie und Sonographie des Abdomens ergeben unauffällige Befunde.

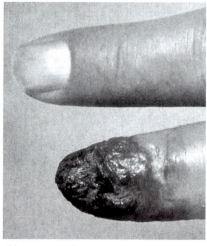

Abb. 26 *Finger der Patientin*

26.1 Wie lautet Ihre Verdachtsdiagnose, und wie sichern Sie diese?

26.2 Welche Organsysteme sind häufig von dieser Erkrankung betroffen?

26.3 Wie behandeln Sie die Patientin?

26.4 Nennen Sie mindestens 3 weitere Erkrankungen aus diesem Formenkreis!

→ Antworten und Kommentar Seite 129

27 79-jähriger Mann mit Kopfschmerzen und plötzlichem Visusverlust

Kurz vor Ende der Sprechstunde am Freitagabend sucht Sie ein 79-jähriger Mann in Ihrer Hausarztpraxis auf. Er berichtet über heftigste linksseitige Schläfenkopfschmerzen seit einem Tag sowie über ein Verschwommensehen am linken Auge und Doppelbilder. Der Lokalbefund zeigt an der linken Schläfe eine leicht verdickte, aber im Seitenvergleich nur schwach pulsierende Temporalarterie. Der Blutdruck liegt bei 160/90 mmHg, die Herzfrequenz bei 90/min. Der Patient hatte bereits 4 Wochen zuvor Ihre Praxis wegen starker Schmerzen in der Nacken- und Schultergürtelmuskulatur aufgesucht, die Sie unter der Vorstellung eines „Halswirbelsäulen-Schulter-Arm-Syndroms" mit einem nichtsteroidalen Antiphlogistikum behandelt hatten. Weitere Vorerkrankungen bestehen nicht.

27.1 Welche Verdachtsdiagnose stellen Sie?

27.2 Welche Untersuchung hilft Ihnen am schnellsten weiter bei der Diagnosesicherung?

27.3 Wie gehen Sie weiter vor?

! 27.4 Was erwarten Sie in der Histologie?

! 27.5 Sehen Sie einen Zusammenhang der aktuellen Erkrankung mit den Schulter- und Nackenschmerzen?

→ Antworten und Kommentar Seite 131

28 32-jährige Frau mit Schwellung und Schmerzen im Bein

Eine 32-jährige Patientin stellt sich in der Notfallambulanz bei Ihnen vor. Sie habe eine Woche zuvor ihr drittes Kind spontan entbunden. Jetzt bestünde seit 2 Tagen ein Schwellungsgefühl im rechten Oberschenkel, des Weiteren würden unter Belastung Schmerzen im Bereich der Oberschenkelinnenseite und der Wadenmuskulatur auftreten. In der klinischen Untersuchung finden Sie eine diskrete Umfangsvermehrung des rechten Unterschenkels (32 cm, im Vergleich links 29 cm). Sie haben den Verdacht auf das Vorliegen einer tiefen Beinvenenthrombose.

28.1 Nennen Sie mindestens 4 klinische Zeichen einer tiefen Beinvenenthrombose!

28.2 Welche Laboruntersuchung ist sinnvoll? Bewerten Sie diese!

28.3 Welche apparativen Untersuchungen sind sinnvoll?

28.4 Nach welchen anderen Symptomen fahnden Sie insbesondere und warum?

→ Antworten und Kommentar Seite 132

29 39-Jähriger mit Schwindel, Doppelbildern und Armschmerzen unter Belastung

Ein 39-jähriger Patient sucht Sie in Ihrer Sprechstunde auf. Er berichtet, dass er seit etwa 3 Monaten bei körperlicher Betätigung (der Patient ist Schreiner) wiederholte Schwindelanfälle sowie Doppelbilder erlebt habe. Gleichzeitig seien im linken Ober- und Unterarm krampfartige Schmerzen aufgetreten, die einem Muskelkater ähnelten. In Ruhe haben sich die Beschwerden jeweils komplett zurückgebildet. Der Patient ist starker Raucher (ca. 30 Packyears) und weist eine positive Familienanamnese für kardiovaskuläre Erkrankungen auf (Vater und Bruder hatten jeweils einen Herzinfarkt). In der körperlichen Untersuchung finden Sie einen regelrechten Pulsstatus, der neurologische Befund ist unauffällig. Der Blutdruck beträgt 150/80 mmHg rechts und 120/75 mmHg links.

29.1 Wie lautet ihre Verdachtsdiagnose? Beschreiben Sie den zugrunde liegenden Pathomechanismus!

29.2 Welche Ursachen für diese Erkrankung kennen Sie?

29.3 Welche weiterführende Diagnostik ist sinnvoll?

29.4 Nennen Sie Therapiemöglichkeiten!

→ Antworten und Kommentar Seite 135

30 64-jährige Frau mit Atemnot, Herzrasen und arrhythmischem Puls

Eine 64-jährige Patientin fordert dringend Ihren Hausbesuch an. Sie berichtet, dass sie seit etwa 2 Stunden Herzrasen und Herzstolpern verspüre. Zusätzlich habe sie zunehmende Atemnot. Schmerzen auf der Brust werden auf Nachfrage verneint. Ähnliche Beschwerden hatte die Patientin bisher noch nicht. Eine regelmäßige Medikamenteneinnahme besteht nicht. Der Blutdruck beträgt 120/70 mmHg. Die Herzfrequenz liegt bei 160/min, der Puls ist arrhythmisch. Das EKG zeigt folgendes Bild (s. Abb. 30a).

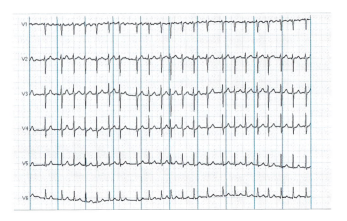

Abb. 30a *EKG der Patientin*

30.1 Beschreiben Sie die wesentlichen Befunde des EKG!

30.2 Nennen Sie mindestens 5 Ursachen dieser Herzrhythmusstörung!

30.3 Was sind die wesentlichen Ziele der Akuttherapie, und wie erreichen Sie diese?

30.4 Welches wesentliche Risiko besteht langfristig?

→ Antworten und Kommentar Seite 137

31 85-jähriger Mann mit Bauchschmerzen und Herzstolpern

In die Notaufnahme wird vom Rettungsdienst ein 85-jähriger männlicher Patient eingeliefert. Sie sind der aufnehmende Arzt. Der Patient macht auf Sie einen rüstigen Eindruck. Sie erfahren von ihm, dass etwa 2 Stunden zuvor heftigste krampfartige Bauchschmerzen v. a. im Mittel- und Unterbauch aufgetreten seien. Dazu kamen Übelkeit und mehrfaches Erbrechen. Ähnliche Beschwerden habe er nie zuvor gehabt. Der ärztliche Notdienst hatte den Patienten mit Metamizol-Infusion behandelt und dann mit dem Rettungsdienst eingewiesen. Bei Vorstellung haben sich die Beschwerden bereits gebessert. Nun untersuchen Sie den Patienten. Der Bauch ist weich, zeigt aber einen diffusen Druckschmerz. Darmgeräusche sind nicht auskultierbar. Bei arryhthmischem Puls, den der Patient selbst seit etwa 3 Tagen als Herzstolpern bemerkt hatte, zeigt sich im EKG eine absolute Arrhythmie bei Vorhofflimmern, die dem Patienten bislang nicht bekannt ist. Medikamente werden keine eingenommen. Im Labor sind folgende Werte auffällig: Laktat 6 mmol/l (Norm <2,4 mmol/l), pH 7,28 (7,35–7,45), paO_2 76 mmHg (80 mmHg), $paCO_2$ 26 mmHg (32–45 mmHg), HCO_3^- 15 mmol/l (21–28 mmol/l).

31.1 Interpretieren Sie die Werte der Blutgase!

31.2 Wie lautet Ihre Verdachtsdiagnose?

31.3 Welche weiteren Untersuchungen sind sinnvoll?

31.4 Was ist die geeignete Therapie bei bestätigter Diagnose?

→ Antworten und Kommentar Seite 139

32 58-jähriger Mann mit Beinödemen und Atemnot

In Ihrer Praxis sucht Sie ein 58-jähriger Mann auf. Sie kennen den Patienten seit einigen Jahren und behandeln ihn wegen Bluthochdrucks mit einer Zweifachkombination (Betablocker Metoprolol + Diuretikum Hydrochlorothiazid). Der Patient berichtet, dass er seit 4 Wochen zunehmend kurzatmiger werde. Zuletzt musste er beim Gehen in der Wohnung nach einigen Schritten stehen bleiben. Seit einer Woche schlafe er nur noch im Sessel, da die Atemnot im Liegen unerträglich sei. Des Weiteren würden seine Beine immer stärker anschwellen, aktuell bis zu den Oberschenkeln. In der körperlichen Untersuchung bestätigt sich der Befund ausgeprägter Beinödeme. Außerdem hören Sie über beiden Lungen basal feinblasige Rasselgeräusche. Der Klopfschall ist rechts über den basalen Lungenabschnitten deutlich verkürzt, die Lungengrenze liegt rechts etwa eine Handbreit höher als links. Es besteht ein deutlicher Druckschmerz bei Palpation der Leber, die sich vergrößert abgrenzen lässt.

32.1 Erläutern Sie die Begriffe kardiale Vorlast und kardiale Nachlast!

32.2 Wie klassifizieren Sie die von dem Patienten beschriebene Atemnot (Dysnpoe)?

32.3 Was vermuten Sie als Ursache für den Untersuchungsbefund der Lunge?

32.4 Welche Verdachtsdiagnose stellen Sie bei dem Patienten?

32.5 Welche Ursachen für diese Erkrankung kennen Sie?

32.6 Welche Medikamente spielen bei der Therapie eine wesentliche Rolle?

→ Antworten und Kommentar Seite 141

33　47-Jährige mit Strömungsgeräusch in der Leiste nach Koronarangiograhie

Eine 47-jährige Patientin stellt sich in Ihrer Praxis für Kardiologie vor. 5 Tage zuvor war bei ihr in der nahegelegenen Klinik eine Koronarangiographie durchgeführt worden, die bei atypischen Thoraxschmerzen und suspektem Belastungs-EKG den Befund einer koronaren Eingefäßerkrankung ergab. Es wurde eine perkutane Koronarangioplastie (PTCA) mit Stentimplantation im Bereich der rechten Koronararterie durchgeführt. Die Patientin zeigt Ihnen im Bereich der Punktionsstelle in der rechten Leiste ein ausgedehntes Hämatom, welches vom Unterbauch bis kurz oberhalb des Kniegelenkes reicht. Dieses Hämatom sei erst am Tage der Entlassung (2 Tage zuvor) aufgetreten, also 3 Tage nach der Untersuchung. Jetzt klagt die Patientin über Schmerzen in diesem Bereich, die eher zunehmend sind. Bei der Palpation ertasten sie eine pflaumengroße pulsierende Struktur in der Leiste, die deutlich druckschmerzhaft ist. Mithilfe des Stethoskops auskultieren Sie ein deutliches pulssynchrones Strömungsgeräusch. Sie vermuten ein Aneurysma spurium nach Koronorangiographie.

33.1　Mit welcher Untersuchung können Sie Ihre Verdachtsdiagnose bestätigen?

33.2　Differenzieren Sie ein Aneurysma verum von einem Aneurysma spurium!

33.3　Welche wesentliche Gefahr besteht?

33.4　Welches therapeutische Vorgehen schlagen Sie vor?

➔ Antworten und Kommentar　Seite 144

34 73-jähriger Schrittmacherträger mit Synkopen

Sie werden als Notarzt zu einem 73-jährigen Patienten gerufen, der in der vergangenen Stunde insgesamt 3-mal für kurze Zeit bewusstlos zusammengebrochen war. Bei Ihrem Eintreffen ist der Patient wach, er reagiert auf Ansprache und ist voll orientiert. Er berichtet über seit etwa 2 Tagen bestehenden anfallsweise auftretenden Schwindel sowie über 3 Episoden mit plötzlichem Bewusstseinsverlust in der vergangene Stunde. Laut der Ehefrau hätte die Bewusstlosigkeit jeweils ca. 10–20 Sekunden angehalten.

Sie erfahren außerdem, dass der Patient 2 Jahre zuvor wegen bradykarden Vorhofflimmerns einen VVIR-Schrittmacher implantiert bekommen habe. An Medikamenten werden ein Kumarinderivat (Ziel-INR 2–3), ein Digitoxin-Präparat und Verapamil eingenommen. Der Blutdruck liegt bei 120/60 mmHg, der Puls ist kräftig tastbar und bei einer Frequenz um 50/min arrhythmisch mit Pausen. Das EKG zeigt folgendes Bild (s. Abb. 34a).

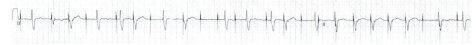

Abb. 34a *EKG des Patienten*

34.1 Was bedeutet die Abkürzung VVIR?

34.2 Erläutern Sie kurz andere wichtige Typen von Schrittmachern (AAI, VDD, DDD)!

34.3 Beschreiben Sie die wesentlichen EKG-Befunde! Welche Diagnose stellen Sie?

34.4 Welche weiteren Maßnahmen veranlassen Sie?

→ Antworten und Kommentar Seite 145

35 36-jährige Frau mit rezidivierenden ICD-Schocks

In der Notaufnahme stellt sich bei Ihnen eine 36-jährige Patientin vor. Sie leidet seit 3 Jahren unter einer dilatativen Kardiomyopathie mit hochgradig eingeschränkter linksventrikulärer Pumpfunktion. Bei Nachweis von mehreren Episoden mit selbstlimitierenden Kammertachykardien im Langzeit-EKG und anders nicht erklärten Synkopen war sie ein Jahr zuvor mit einem implantierbaren Kardioverter/Defibrillator (ICD) versorgt worden. Bisher war es zu keiner Schockabgabe gekommen. In den letzten 4 Tagen hatte die Patientin unter einer Gastroenteritis mit heftigem Erbrechen und Diarrhoe gelitten. Seit den frühen Morgenstunden dieses Tages war es dann bei vollem Bewusstsein zu insgesamt zehn Schockabgaben gekommen. Aktuell fühlt sich die Patientin sehr schlapp und müde. Die Herzfrequenz liegt bei 110/min, der Blutdruck bei 90/50 mmHg.

35.1 Erläutern Sie Aufbau und Funktionsweise eines ICD!

35.2 Was versteht man unter einer adäquaten Schockabgabe im Vergleich zu einer inadäquaten Schockabgabe?

35.3 Welche Ursachen könnten der Schockabgabe bei der Patientin zu Grunde liegen, und wie klären Sie die Ursachen weiter ab?

35.4 Welche therapeutischen Möglichkeiten bestehen bei rezidivierenden adäquaten Schockabgaben, um diese zu reduzieren?

→ Antworten und Kommentar Seite 149

36 23-jähriger Mann mit Atemnot und Synkopen

Ein 23-jähriger Patient stellt sich zur weiteren Abklärung in Ihrer Hausarztpraxis vor. Der sportliche junge Mann (Fußball, Mountainbike, Jogging) bemerkte seit etwa 3 Wochen Atemnot bei stärkerer Belastung. Außerdem war es in der vergangenen Woche bei einem Fußballspiel zweimal zu plötzlicher Bewusstlosigkeit gekommen, die für jeweils ca. 10 Sekunden angehalten hatte. Bisher war der Patient ansonsten gesund gewesen. In der Familienanamnese ist ein plötzlicher Todesfall des zum Todeszeitpunkt 18-jährigen Bruders 9 Jahre zuvor bekannt, der eines morgens tot im Bett aufgefunden worden war. Eine Obduktion war seinerzeit nicht durchgeführt worden. In der Auskultation hören Sie ein sehr leises (2/6) spätsystolisches spindelförmiges Geräusch (sog. Intervallsystolikum) mit Punctum maximum über dem linken Sternalrand.

36.1 Wie lautet Ihre Verdachtsdiagnose? Begründen Sie diese!

36.2 Welche Differenzialdiagnosen ziehen Sie in Erwägung? Was spricht jeweils dafür, was dagegen?

36.3 Durch welche Maßnahmen können Sie evtl. die Auskultationsbedingungen verbessern bzw. das Systolikum verstärken?

36.4 Welche weiteren Untersuchungen halten Sie für notwendig?

36.5 In welchem Zusammenhang sehen Sie den Tod des Bruders, und wie beurteilen Sie das Risiko des Patienten selbst in Hinblick auf lebensbedrohliche Ereignisse?

→ Antworten und Kommentar   Seite 151

37 65-Jährige mit Atemnot, rot-bläulicher Wangenfarbe, Ödemen und Systolikum

Eine 65-jährige Patientin stellt sich in Ihrer Praxis für Allgemeinmedizin vor. Sie berichtet über seit etwa einem Jahr zunehmende belastungsabhängige Atemnot. Einige Jahre zuvor habe man bei ihr bereits einen „Herzfehler" festgestellt, der aber nicht behandelt werden musste. In den letzten Wochen hatte die Atemnot stark zugenommen, aktuell habe sie beim Sprechen Probleme und muss zwischenzeitlich zum Atmen pausieren. Ihnen fallen eine auffällig rot-bläuliche Wangenfarbe sowie eine Lippenzyanose auf. In der körperlichen Untersuchung bemerken Sie deutliche Knöchel- und Unterschenkelödeme. Der Puls ist arrhythmisch und leicht erhöht (Frequenz ca.110/min), wobei nicht jede hörbare Herzaktion auch als Puls tastbar ist. Auskultatorisch hören Sie ein mittelfrequentes 5/6-Systolikum mit Punctum maximum über der Herzspitze, welches in die linke Axilla fortgeleitet wird.

37.1 Nennen Sie mindestens 5 „Herzfehler", die mit einem systolischen Geräusch einhergehen! Welcher davon liegt bei der Patientin am ehesten vor? Begründen Sie Ihre Ansicht!

37.2 Wie erklären Sie sich den unregelmäßigen Puls und die Beinödeme?

37.3 Wie bezeichnet man das Phänomen, dass nicht jede Herzaktion als Puls tastbar ist, und wie erklärt sich dies?

37.4 Was erwarten Sie für wegweisende Befunde in der Echokardiographie?

→ Antworten und Kommentar Seite 154

38 72-Jährige nach Klappenersatz mit Sprachstörung, Parästhesien und Atemnot

Als für die Notaufnahme zuständiger Arzt in der Inneren Medizin wird ihnen am Freitagabend eine 72-jährige Patientin zugewiesen. Bei der Dame war 5 Jahre zuvor bei Mitralklappenstenose ein Mitralklappenersatz mit Implantation einer Metallprothese durchgeführt worden. Es erfolgte eine Antikoagulation mit Marcumar. Diese war eine Woche zuvor wegen einer notwendigen Zahnextraktion vom Hausarzt pausiert worden. Überlappend erfolgte die Antikoagulation mittels subkutaner Injektion eines niedermolekularen Heparins (Enoxaparin 2 × 0,4 ml/d). Da jetzt seit 2 Tagen wieder Marcumar eingenommen wurde (2 Tabletten/d), hatte der Hausarzt die Heparin-Spritzen wegen des „Blutungsrisikos" abgesetzt. Seit dem Vortag war es nun bei der Patientin zu einer zunehmenden Atemnot gekommen. Seit etwa 2 Stunden waren zusätzlich Wortfindungsstörungen sowie Sprachstörungen aufgefallen, des Weiteren beklagte sich die sonst rüstige Dame über Kribbelparästhesien in der gesamten rechten Körperhälfte. Auskultatorisch lässt sich kein Klappenklick feststellen, Sie hören lediglich ein leises Systolikum sowie ein angedeutetes Diastolikum. Der fehlende metallische Klick, der zuvor laut zu hören war, ist auch der Patientin selbst seit gestern aufgefallen. Bei der neurologischen Untersuchung finden Sie neben den geschilderten Symptomen noch eine diskrete Hemiparese rechts. Ihnen liegen folgende Laborwerte vor: Quick 45 %; INR 1,8; aPTT 24 s (Norm 15–30 s).

38.1 Welche Verdachtsdiagnose stellen Sie?

38.2 Welche Untersuchungen sind als nächstes sinnvoll?

38.3 Warum hört man keinen Klappenklick mehr?

38.4 Was versteht man unter der INR?

! 38.5 In welchem Bereich sollte die INR nach Mitralklappenersatz liegen, in welchem nach Aortenklappenersatz, und warum unterscheiden sich diese Bereiche?

! 38.6 Wie sähe das korrekte Vorgehen bei Pausierung der Marcumarbehandlung bei dieser Patientin aus?

→ Antworten und Kommentar Seite 157

39 57-jährige Frau mit Druckgefühl im Oberbauch, Übelkeit und Erbrechen

Am Sonntagvormittag stellt sich in der Notfallambulanz des Krankenhauses eine 57-jährige Patientin vor. Sie berichtet Ihnen, dass sie seit 4 Tagen unter Völlegefühl, einem Druckgefühl in der Magengegend sowie Übelkeit und Erbrechen leide. Durchfälle seien keine aufgetreten. 2 Tage zuvor habe sie bereits den Hausarzt konsultiert, der ihr Medikamente gegen die Übelkeit (Metoclopramid-Tropfen) sowie eine Magentablette (Pantozol 20 mg) verordnet habe. Die Einnahme der Präparate hatte jedoch zu keiner Besserung geführt, die Beschwerden waren in der vergangenen Nacht sogar noch stärker geworden. Bei der körperlichen Untersuchung finden Sie keine Auffälligkeiten. Auch die Untersuchung des Abdomens erbringt keine auffälligen Befunde: kein abdomineller Druckschmerz, keine tastbaren Resistenzen, normale Darmgeräusche. Sie veranlassen eine Labordiagnostik und erhalten folgende Ergebnisse (Normwerte jeweils in Klammern): AST (GOT) 280 U/l (<38 U/l), LDH 320 U/l (120–220 U/l), CK 590 U/l (<140 U/l), CK-MB 100 U/l (<24 U/l), Troponin I 42 ng/ml (<0,5 ng/ml), Myoglobin 860 µg/l (<50 µg/l).

39.1
Welche Schlüsse ziehen Sie aus den Laborbefunden? Beziehen Sie kurz Stellung zur Wertigkeit der einzelnen Parameter!

Sie haben auch ein EKG abgeleitet (s. Abb. 39a).

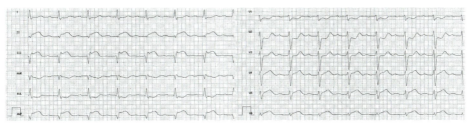

Abb. 39a *EKG der Patientin*

39.2
Befunden Sie das EKG! Wie lautet Ihre Diagnose?

39.3
Wie sind die Beschwerden der Patientin zu erklären?

39.4
Welche weitere Therapie ist sinnvoll?

→ Antworten und Kommentar Seite 160

40 71-jähriger Mann mit Synkope

Im Notarztdienst werden Sie zu einem 71-jährigen Patienten gerufen. Der ältere rüstige Herr war beim Abendessen am Tisch sitzend plötzlich nach vorne zusammengebrochen und für etwa 2 Minuten bewusstlos gewesen. Bei Ihrem Eintreffen ist der Patient wieder wach und reagiert auf Ansprache. Der Blutdruck beträgt 130/80 mmHg, die Sauerstoffsättigung 98 %. Sie erfahren, dass sich der Patient wegen einer „Herzschwäche" seit 3 Wochen in fachärztlich-kardiologischer Behandlung befindet. Laut der vorliegenden Medikationsliste war eine Therapie mit einem niedrigdosierten Betablocker (Bisoprolol 1,25 mg), einem ACE-Hemmer (Ramipril 5 mg), einem Diuretikum (Furosemid 20 mg) sowie dem Aldosteronantagonisten Spironolacton (50 mg) eingeleitet worden. Eine Kontrolluntersuchung war für die kommende Woche vorgesehen. Das EKG zeigt folgendes Bild (s. Abb. 40a).

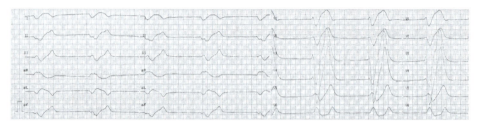

Abb. 40a *EKG des Patienten*

40.1 Was sehen Sie auf diesem EKG-Streifen (Abb. 40a)?

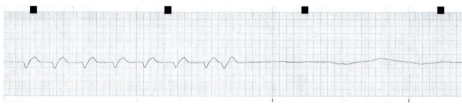

Abb. 40b *EKG des Patienten*

Der Patient sagt Ihnen, dass es ihm wieder gut gehe. Eine Einlieferung ins Krankenhaus lehnt er entschieden ab. Noch während Sie mit ihm diskutieren, erleidet der Patient eine erneute Synkope. Die Monitoraufzeichnung zeigt hierbei folgendes Bild (s. Abb. 40b).

40.2 Was sehen Sie auf diesem EKG-Streifen (Abb. 40b)?

! 40.3 Was ist die wahrscheinliche Ursache der Herzrhythmusstörungen und der Synkope des Patienten?

40.4 Welche Maßnahmen ergreifen Sie in der Akutsituation?

40.5 Welche Therapiemaßnahmen sind in der Klinik möglich?

→ Antworten und Kommentar Seite 163

41 35-jähriger Mann mit Panikattacken und Schmerzen „über dem Herzen"

Ein 35-jähriger Mann sucht Sie in Ihrer Sprechstunde auf. Er berichtet über seit etwa 12 Wochen wiederholt aufgetretene „Herzanfälle". Vor allem in Ruhe überkomme ihn ein Angstgefühl, im weiteren Verlauf träten stechende Schmerzen „über dem Herzen" auf. Außerdem komme es zu Herzrasen und Atemnot mit dem Gefühl zu ersticken. Die Attacken würden jeweils bis zu 20 Minuten dauern und sich nur langsam bessern. Die Häufigkeit habe in den letzten Wochen zugenommen.

41.1 Wie gehen Sie weiter diagnostisch vor?

Der Patient berichtet Ihnen weiter, dass er davon überzeugt sei, dass sich ein Herzinfarkt bei ihm ankündige. Er lebe in ständiger Angst, auch um die Versorgung seiner Familie (Ehefrau und 2 Kinder im Alter von 3 und 7 Jahren). Er sei Alleinverdiener und für das Wohl seiner Familie verantwortlich. Zudem habe er erst kürzlich ein Haus gebaut. 2 Jahre zuvor seien ähnliche Beschwerden schon einmal aufgetreten, damals im Zusammenhang mit dem plötzlichen Tod seines Vaters. Dieser hatte nach einem Herzinfarkt eine Bypass-Operation wegen Komplikationen nicht überlebt. Bei Ihrem Patienten war damals eine umfassende kardiologische Diagnostik inklusive Herzkatheteruntersuchung durchgeführt worden, diese hatte einen Normalbefund ergeben. Er ist Nichtraucher und weist auch sonst – abgesehen von der familiären Belastung – keine weiteren Risikofaktoren für kardiovaskuläre Erkrankungen auf. Die Befunde von körperlicher Untersuchung, Labor- und EKG-Diagnostik sind alle unauffällig.

41.2 Wie lautet Ihre Verdachtsdiagnose?

41.3 Welche Ursachen liegen dieser Erkrankung zugrunde?

41.4 Welche Therapiemöglichkeiten kennen Sie?

→ Antworten und Kommentar Seite 165

42 78-jähriger Mann mit Schwindel, Herzrasen und Atemnot

Während Ihrer Sprechstunde wird dringend ein Hausbesuch angefordert. Die Ehefrau eines 78-jährigen Patienten informiert Sie telefonisch, dass es ihrem Ehemann seit etwa 10 Minuten nicht gut gehe. Ihm sei plötzlich schwindlig geworden, er habe über Atemnot geklagt und sich auf die Couch gelegt. Auf Ansprache reagiere er noch, beklage sich aber über heftiges Herzrasen. Ein orientierender Blick in Ihre Unterlagen zeigt, dass der Patient eine bekannte koronare Herzerkrankung hat und 2 Jahre zuvor einen Vorderwandinfarkt erlitten hatte. Im Intervall war eine PTCA durchgeführt worden. Seither war der Patient beschwerdefrei, die Medikation besteht aus Acetylsalicylsäure (ASS 100 mg/d), Betablocker (Metoprolol 100 mg/d) und ACE-Hemmer (Ramipril 5 mg/d). Bei Ihrer Ankunft finden Sie den Patienten kaltschweißig auf der Couch liegend vor. Er ist somnolent, aber erweckbar. Der periphere Puls tastet sich nur flach mit einer Frequenz von etwa 180 Schlägen pro Minute. Der Blutdruck liegt bei etwa 70 mmHg systolisch. Das abgeleitete Notfall-EKG zeigt folgendes Bild (s. Abb. 42a).

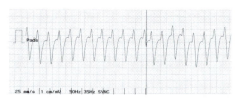

Abb. 42a *Notfall-EKG des Patienten*

42.1 Beschreiben Sie das vorliegende EKG! Wie lautet Ihre Diagnose?

! 42.2 Wie kann man im EKG-Bild ventrikuläre Tachykardien von supraventrikulären unterscheiden? Nennen Sie mindestens 4 Aspekte!

42.3 Nennen Sie mindestens 4 Ursachen für diese Herzrhythmusstörung!

42.4 Beschreiben Sie die Akuttherapie!

42.5 Welche Maßnahmen sind mittelfristig notwendig?

→ Antworten und Kommentar Seite 167

43 | 36-Jähriger mit Husten, Thoraxschmerzen und systolisch-diastolischem Reibegeräusch

In Ihrer Sprechstunde stellt sich ein 36-jähriger Patient vor. Im Anschluss an einen grippalen Infekt, der etwa 10 Tage zuvor begann, leide er seit 2 Tagen unter zunehmendem trockenem Husten sowie heftigen stechenden Schmerzen hinter dem Brustbein. Die Schmerzen seien im Liegen intensiver als in aufrechter Körperposition und nehmen beim Husten und tiefer Inspiration zu. Auswurf und Fieber liegen nicht vor. Die Herzfrequenz liegt bei 110/min, der Blutdruck bei 150/90 mmHg. Bei der Auskultation des Herzens hören Sie ein systolisch-diastolisches ohrnahes Reibegeräusch. Das EKG zeigt folgendes Bild (s. Abb. 43a).

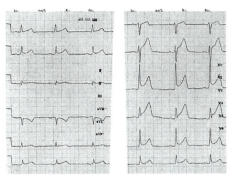

Abb. 43a *EKG des Patienten*

43.1 Befunden Sie das EKG!

43.2 Welche Verdachtsdiagnose ergeben sich aus Anamnese, Klinik und EKG-Befund? Welche Differenzialdiagnose müssen Sie in Erwägung ziehen?

43.3 Wie können Sie Pleurareiben von Perikardreiben unterscheiden?

43.4 Nennen Sie mindestens 6 Ursachen Ihrer Verdachtsdiagnose!

43.5 Welche weiteren Untersuchungen sind bei Ihrer Verdachtsdiagnose sinnvoll?

→ Antworten und Kommentar Seite 169

44 3-jährige Zwillinge mit Hautveränderungen an Ellenbogen und Knien

Vom Dermatologen werden Ihnen als Internist 3-jährige Zwillinge türkischer Abstammung überwiesen. Bei den beiden sind seit 2 Jahren zunehmende gelbliche weiche Verdickungen im Bereich der Ellenbogen sowie der Knie aufgefallen (s. Abb. 44a). Da diese Veränderungen mittlerweile aufgrund ihrer Größe die Gelenkbewegung beeinträchtigen, erfolgte die Vorstellung beim Dermatologen unter der Frage einer möglichen Entfernung. Der Kollege überwies die Kinder nun zur weiteren Abklärung in Ihre Praxis für Innere Medizin. Von der Mutter erfahren Sie, dass Schwangerschaft, Geburt und die bisherige kindliche Entwicklung der beiden unauffällig waren. Eine 10-jährige Schwester sowie der Vater (35 Jahre) und sie selbst (28 Jahre) seien gesund. Sie sei mit ihrem Mann verwandt (Cousin und Cousine).

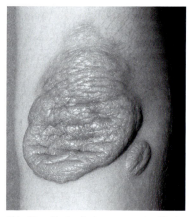

Abb. 44a *Hautveränderungen an den Ellenbogen der Zwillinge*

44.1 Welche Meinung vertreten Sie bezüglich der Hautveränderungen?

44.2 Welche Untersuchung führen Sie als nächstes durch?

Bei der körperlichen Untersuchung finden Sie zusätzlich zu den Hautveränderungen eine gelbliche Verfärbung im Bereich der Cornea. Die Labordiagnostik zeigt bei den Kindern ein massiv erhöhtes Gesamt-Cholesterin (um 1200 mg/dl, Norm <240 mg/dl) und LDL-Cholesterin (um 1000 mg/dl, Norm <160 mg/dl), während das HDL-Cholesterin erniedrigt ist (12 mg/dl, Norm 35 mg/dl).

44.3 Wie lautet Ihre Verdachtsdiagnose?

44.4 Welche Ursachen der Erkrankung kennen Sie?

44.5 Welche Therapiemöglichkeiten sind Ihnen bekannt?

→ Antworten und Kommentar Seite 172

45 32-jähriger Mann mit Schmerzen und Schwarzfärbung am Fuß

Ein 32-jähriger Mann kommt zu Ihnen in die Sprechstunde und berichtet über seit einigen Monaten bestehende Schmerzen und Gefühlsstörungen im rechten Fuß. Der Patient ist seit dem 15. Lebensjahr starker Raucher. In den vergangenen 2 Jahren war er insgesamt 3-mal wegen oberflächlicher Venenentzündungen am rechten Bein in Behandlung gewesen. Weitere Vorerkrankungen bestehen keine, ebenso keine regelmäßige Medikamenteneinnahme. Im Rahmen der körperlichen Untersuchung finden Sie am rechten Fuß eine fortgeschrittene trockene Nekrose am Großzeh (s. Abb. 45 a). Die Fußpulse sind kräftig tastbar.

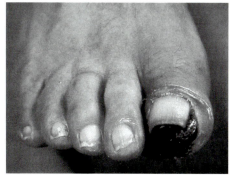

Abb. 45a *Rechter Fuß des Patienten*

45.1 Welche Ursachen einer Zehennekrose kennen Sie?

45.2 Wie lautet Ihre Verdachtsdiagnose?

45.3 Welche Untersuchungen führen Sie durch?

45.4 Welche Therapie schlagen Sie vor?

→ Antworten und Kommentar Seite 174

46 38-jährige Frau mit Sprachstörungen und rechtsseitigen Halsschmerzen

Eine 38-jährige Frau stellt sich in der Notaufnahme bei Ihnen vor. Sie hatte etwa 3 Stunden zuvor ohne definierbaren Auslöser einen plötzlich einschießenden Schmerz im Bereich der rechten Halsseite verspürt. Kurze Zeit später waren Sprachstörungen im Sinne einer motorischen Aphasie aufgetreten. Die körperliche Untersuchung ergibt neben der deutlichen motorischen Aphasie kein weiteres neurologische Ausfälle. Die durchgeführte Computertomographie des Schädels zeigt einen Normalbefund ohne Nachweis einer Ischämie oder einer Blutung. In der dopplersonographischen Diagnostik wird der Verdacht auf eine Dissektion der A. carotis interna links gestellt.

46.1 Was versteht man unter der Dissektion eines Gefäßes?

46.2 Welche Ursachen einer Karotisdissektion kennen Sie?

46.3 Welche weitere Diagnostik führen Sie durch?

46.4 Welche therapeutischen Maßnahmen leiten Sie ein?

47 63-jährige Frau mit plötzlichem Bewusstseinsverlust

Als Notarzt werden Sie unter dem Stichwort „bewusstlose Person" zu einem Notfalleinsatz alarmiert. In der Wohnung treffen Sie auf eine 63-jährige Dame, die mittlerweile wieder wach ist und auf Ansprache reagiert. Die anwesende Tochter berichtet, dass ihre Mutter nach dem Mittagessen auf dem Weg in die Küche plötzlich zusammengebrochen sei. Sie habe mit röchelnder, schwerer Atmung und geschlossenen Augen für etwa 1–2 Minuten auf dem Boden gelegen. Dann sei sie wieder zu sich gekommen. Die Patientin selbst kann sich nur erinnern, dass sie am Tisch saß und gegessen hatte. Danach ist sie sich ihrer Situation erst wieder auf dem Boden liegend bewusst geworden. An Vorerkrankungen liegt eine „leichte Herzschwäche" vor, die mittels eines Diuretikums (Furosemid 40 mg/d) sowie eines Digitalisglykosids (Digitoxin 0,07 mg/d) behandelt wird. Des Weiteren litt die Patientin in den 10 Tagen zuvor an einer hartnäckigen Bronchitis, wegen der sie seit 5 Tagen das Antibiotikum Moxifloxacin (400 mg/d), ein zur Gruppe der Gyrasehemmer gehörendes Fluorochinolon, einnimmt. Dies war ihr vom Hausarzt verordnet worden. Das mittlerweile von Ihren Rettungsassistenten abgeleitete 12-Kanal-EKG zeigt folgendes Bild (s. Abb. 47a).

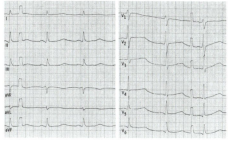

Abb. 47a *12-Kanal-EKG der Patientin*

47.1 Befunden Sie das vorliegende EKG!

47.2 Wie lautet Ihre Verdachtsdiagnose? Welche Ursache hat in diesem Zusammenhang der plötzliche Bewusstseinsverlust der Patientin am ehesten?

47.3 Welche Ursachen kommen für die EKG-Veränderungen in Betracht?

47.4 Wie sollte die Patientin von Ihnen und im weiteren Verlauf in der Klinik behandelt werden?

→ Antworten und Kommentar Seite 178

48   43-Jährige mit Schwäche und Hinweisen auf Restriktion im Herzultraschall

Eine 43-jährige Patientin stellt sich in Ihrer Praxis für Innere Medizin vor. Sie berichtet, dass sie seit etwa einem Jahr unter zunehmender körperlicher Schwäche sowie wiederkehrenden Fußrücken- und Unterschenkelödemen beidseits leide. An Vorerkrankungen gibt sie an, mit 20 Jahren an einem Hodgkin-Lymphom erkrankt zu sein. Dieses wurde mittels Bestrahlung im Hals- und Brustbereich behandelt. Bei der körperlichen Untersuchung finden sich leicht gestaute Jugularvenen und mäßige Unterschenkelödeme beidseits. Die Auskultation ist unauffällig. Das EKG ergibt keinen wegweisenden Befund. Sie lassen bei der Patientin bei einem Kardiologen eine Echokardiographie durchführen. Dem Befund entnehmen sie dass es „Hinweise auf eine Restriktion" gibt.

48.1 Was versteht man unter „Restriktion"?

48.2 Welche Verdachtsdiagnose stellen Sie?

48.3 Welche weiterführende Diagnostik ist sinnvoll?

48.4 Welche Ursachen können der Erkrankung zu Grunde liegen?

48.5 Welche Therapiemöglichkeiten kennen Sie?

→ Antworten und Kommentar   Seite 180

49 48-Jähriger mit Bauchschmerz, Beinschwellung und neurologischen Ausfällen

In der Notaufnahme wird zu Ihnen ein 48-jähriger Patient mit dem Krankenwagen gebracht. Der Hausarzt hatte ihn wegen akut aufgetretener Schmerzen im Mittelbauch eingewiesen. In der Vorgeschichte gibt es eine tiefe Beinvenenthrombose mit Lungenembolie 2 Jahre zuvor, seither nimmt der Patient Marcumar zur Antikoagulation ein. In den letzten Tagen vor der Aufnahme war es mehrfach zu passageren Gefühlsstörungen des linken Arms und Beins gekommen, des Weiteren war einmal ein wenige Stunden anhaltender kompletter Visusverlust des rechten Auges aufgetreten. Bei der körperlichen Untersuchung sind Lunge und Herz auskultatorisch unauffällig. Der Bauch weist keine Abwehrspannung auf, ist aber diffus druckschmerzhaft. Darmgeräusche auskultieren Sie keine. An den Beinen fällt Ihnen eine asymmetrische Schwellung des linken Unterschenkels auf, der auch eine deutliche Druckschmerzhaftigkeit zeigt. Auf Nachfrage berichtet der Patient, dass bereits seit etwa 5 Tagen Beschwerden im linken Unterschenkel bestünden. Im Röntgenbild des Thorax findet sich bis auf eine Vergrößerung des Herzschattens und eine geringe zentrale Stauung kein wesentlicher Befund. Die Sonographie des Abdomens zeigt Ihnen deutlich dilatierte Dünn- und Dickdarmschlingen. Bei oraler Dauerantikoagulation liegt der aktuelle Quick-Wert bei 65 %, die INR bei 1,8. Die übrigen Laborwerte sind bis auf erhöhte D-Dimere unauffällig.

49.1 Wie lautet Ihre Verdachtsdiagnose? Erläutern Sie diese!

49.2 Welche weiteren Untersuchungen ordnen Sie an?

49.3 Wie bewerten Sie die Antikoagulation?

Sie haben u. a. eine transösophageale Echokardiographie (TEE) angeordnet, diese ergibt folgenden Befund (s. Abb. 49a).

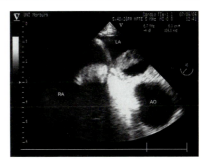

Abb. 49a *TEE-Befund des Patienten (RA = rechter Vorhof, LA = linker Vorhof, AO = Aorta)*

49.4 Beschreiben Sie den TEE-Befund!

→ Antworten und Kommentar Seite 182

50 10-jähriger Junge mit Schwindelanfällen und Herzrasen

In Ihrer Hausarztpraxis stellt sich eine Mutter mit ihrem 10 Jahre alten Sohn vor. Der normal entwickelte Junge war bisher lediglich an unkomplizierten Kinderkrankheiten erkrankt und sportlich leistungsfähig. In der vergangenen Woche war es mehrfach zu akuten Schwindelanfällen gekommen, sowohl in Ruhe als auch unter körperlicher Belastung. Das Kind berichtet über ungerichteten Schwindel einhergehend mit Beklemmungsgefühl im Hals und Herzrasen. Sie leiten ein EKG ab (s. Abb. 50a).

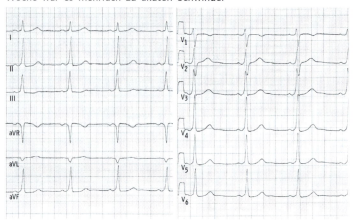

Abb. 50a *12-Kanal-EKG des Patienten*

50.1 Beschreiben Sie den EKG-Befund!

50.2 Wie lautet Ihre Verdachtsdiagnose?

50.3 Erläutern Sie den pathophysiologischen Mechanismus dieser Erkrankung!

50.4 Welche Therapieoptionen kennen Sie?

50.5 Welche Medikamente sollte man bei diesem Patienten vermeiden und warum?

→ Antworten und Kommentar Seite 186

51 58-jährige Frau mit intermittierendem Herzrasen und Synkopen

Eine 58-jährige Patientin wird vom Hausarzt in Ihre Praxis für Innere Medizin zur weiteren Abklärung überwiesen. Die Patientin hat seit vielen Jahren Bluthochdruck, der mittels Betablocker (Metoprolol 2 × 50 mg/d) und zentralem Alpha-Mimetikum (Clonidin 3 × 75 mg/d) behandelt wird. In den letzten Wochen hatte die Patientin wiederholt Ereignisse erlitten, bei denen das Herz plötzlich gerast hatte und sie sich sehr unruhig fühlte. Diese Episoden hielten jeweils mehrere Minuten an. Unabhängig von diesem Herzrasen war es in den vergangenen 3 Monaten zu zwei plötzlichen Bewusstseinsverlusten mit Stürzen gekommen, die jeweils ohne Vorwarnung aufgetreten waren. Das vom Hausarzt abgeleitete Ruhe-EKG war unauffällig. Sie entscheiden sich nach einer ausführlichen körperlichen Untersuchung zunächst zur Durchführung eines Langzeit-EKG. Ein repräsentativer Ausschnitt ist in Abb. 51a abgebildet.

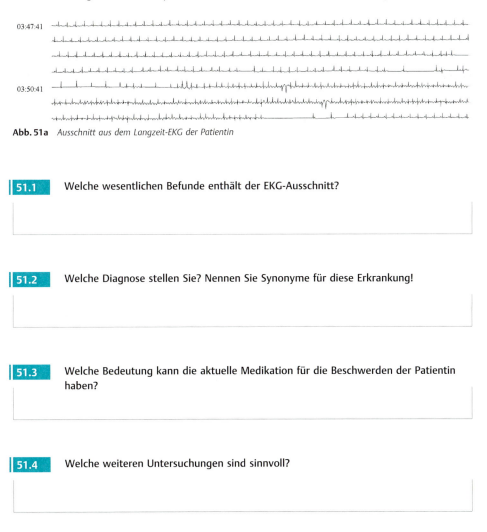

Abb. 51a Ausschnitt aus dem Langzeit-EKG der Patientin

51.1 Welche wesentlichen Befunde enthält der EKG-Ausschnitt?

51.2 Welche Diagnose stellen Sie? Nennen Sie Synonyme für diese Erkrankung!

51.3 Welche Bedeutung kann die aktuelle Medikation für die Beschwerden der Patientin haben?

51.4 Welche weiteren Untersuchungen sind sinnvoll?

51.5 Welche Vorschläge zur Therapie haben Sie?

→ Antworten und Kommentar Seite 188

52 73-jährige Frau mit Beinschmerzen und -ödem nach Beinvenenthrombosen

In Ihrer Sprechstunde sucht Sie eine 73-jährige Frau auf. Seit einigen Monaten verspüre sie ein Spannungsgefühl im Bereich des linken Unterschenkels, vor allem in der Wade. Abends sei der linke Unterschenkel auch angeschwollen. Am Morgen seien die Schwellungen dann wieder komplett verschwunden. In den letzten 3 Tagen sei ihr zusätzlich am Unterschenkel eine schmerzhafte Rötung aufgefallen, des Weiteren wäre ein allgemeines Krankheitsgefühl mit Fieber aufgetreten. Bei der körperlichen Untersuchung stellen Sie fest, dass die Haut am linken Unterschenkel bis knapp unter das Knie flächenhaft flammend gerötet und deutlich überwärmt ist. In der Vorgeschichte sind rezidivierende tiefe Beinvenenthrombosen beidseits zu erwähnen. Eine empfohlene Kompressionstherapie mit Strümpfen hat die Patientin anschließend nicht konsequent durchgeführt. Im Anschluss an eine Lungenembolie 3 Jahre zuvor hatte die Patientin auch für ein Jahr Marcumar eingenommen, dieses war aber wieder abgesetzt worden.

52.1 Welche Grunderkrankung vermuten Sie? Erläutern sie den Pathomechanismus!

52.2 Wie erklären Sie die akute Rötung?

52.3 Welche Untersuchungen halten Sie für sinnvoll?

52.4 Beschreiben Sie die Therapie!

→ Antworten und Kommentar Seite 190

53 56-jähriger Mann mit Bauchschmerzen, Dyspnoe und Ödemen

In der Notaufnahme stellt sich ein 56-jähriger Patient bei Ihnen vor. Der starke Raucher (etwa 90 Packyears) leidet seit etwa 15 Jahren an einer chronisch obstruktiven Lungenerkrankung (COPD). In den letzten Wochen war es zu einer progredienten Belastungsdyspnoe sowie zunehmenden Beinödemen gekommen. Seit einer Woche ist es zusätzlich zu einem Spannungsgefühl im Bauch und einer Bauchumfangszunahme gekommen. Des Weiteren traten in den letzten beiden Tagen rechtsseitig Oberbauchschmerzen auf. Der Auskultationsbefund der Lunge ist bis auf ein beidseits reduziertes Atemgeräusch unauffällig. Über dem Herzen fällt Ihnen eine fixierte Spaltung des 2. Herztons auf. Die Labordiagnostik, die bereits vom Hausarzt durchgeführt wurde, zeigt folgende pathologischen Werte: AST (GOT) 180 U/l (Norm <38 U/l), ALT (GPT) 205 U/l (Norm <50 U/l), γ-GT 250 U/l (Norm <85 U/l), Bilirubin 2,3 mg/dl bzw. 39,3 μmol/l (Norm <1,1 mg/dl bzw. <18,8 μmol/l). In der Abdomensonographie zeigen sich eine mäßige Aszitesbildung sowie eine deutliche Hepatomegalie mit massiv dilatierten Lebervenen.

53.1 Erläutern Sie die Bedeutung des Begriffes „Packyear"!

53.2 Welche Verdachtsdiagnose stellen Sie? Begründen Sie den Zusammenhang der verschiedenen Befunde!

53.3 Welche weiteren diagnostischen Maßnahmen veranlassen Sie? Welche Befunde erwarten Sie dabei aufgrund Ihrer Verdachtsdiagnose?

→ Antworten und Kommentar Seite 192

54 24-Jährige mit wiederholten bronchopulmonalen Infekten und Palpitationen

Zu Ihnen in die Praxis für Innere Medizin wird eine 24-jährige Patientin vom Hausarzt zur weiteren Abklärung überwiesen. In den vergangenen 2 Jahren war es gehäuft (ca. 8–10-mal/Jahr) zu ausgeprägten fieberhaften bronchopulmonalen Infekten gekommen. In den letzten 3 Monaten waren zusätzlich eine zunehmende Belastungsdyspnoe sowie intermittierende Palpitationen aufgetreten. Dem Hausarzt war ein Herzgeräusch aufgefallen. Dieses können Sie ebenfalls in der Auskultation bestätigen: Sie hören ein kontinuierliches systolisch-diastolisches Maschinengeräusch im 2. ICR links infraklavikulär.

54.1 Welche Verdachtsdiagnose stellen Sie?

54.2 Erläutern Sie die Pathophysiologie!

54.3 Nennen Sie eine schwerwiegende Komplikation, wenn diese Erkrankung nicht rechtzeitig behandelt wird! Erläutern Sie diese Komplikation genauer!

54.4 Was versteht man unter einem azyonatischen und was unter einem zyanotischen Herzfehler? Was liegt bei Ihrer Patientin vor?

→ Antworten und Kommentar Seite 194

55 18-jähriger Mann mit Gelenkschmerzen, Fieber und Herzgeräusch

Ein 18-jähriger Patient wird von seinem Hausarzt zu Ihnen in die Praxis für Innere Medizin überwiesen. Sie erfahren, dass der junge Mann seit etwa 10 Tagen unter Gelenkschmerzen wechselnder Lokalisation leidet: Begonnen haben die Schmerzen im linken Sprunggelenk, einige Tage später war das rechte Ellenbogengelenk betroffen, 2 Tage später das linke Kniegelenk. Zusätzlich bestehen seit 4 Tagen rezidivierende Fieberschübe bis 39 °C. Dem Hausarzt war bei der körperlichen Untersuchung ein neu aufgetretenes Systolikum aufgefallen. In der Vorgeschichte ist noch etwa 3 Wochen vor dem Beginn der aktuellen Erkrankung ein fieberhafter Racheninfekt zu erwähnen, der nicht spezifisch behandelt wurde. Bei der körperlichen Untersuchung sind alle großen Gelenke frei beweglich, das Ellenbogengelenk rechts und das linke Kniegelenk allerdings schmerzhaft. Neben der linken Achillessehne sowie am Unterarm links kurz distal des Ellenbogens tasten sie schmerzfreie, etwa 1 cm messende derbe Knoten. Über diesen Knoten ist die Haut unauffällig und frei verschieblich. In der Auskultation fällt Ihnen ein 3/6-Systolikum mit Punctum maximum über dem 5. ICR medioklavikular auf. Es handelt sich um ein mittelfrequentes Holosystolikum, welches in die Axilla fortgeleitet wird.

55.1
Wie lautet Ihre Verdachtsdiagnose? Begründen Sie Ihre Entscheidung!

55.2
Definieren Sie die Haupt- und Nebenkriterien nach Jones! Wann ist Ihre Verdachtsdiagnose unter Berücksichtigung der Jones-Kriterien wahrscheinlich?

55.3
Was ist die Ursache dieser Erkrankung? Nennen Sie eine andere Zweiterkrankung, und charakterisieren Sie diese kurz!

55.4
Welche Therapie schlagen Sie vor?

→ Antworten und Kommentar Seite 198

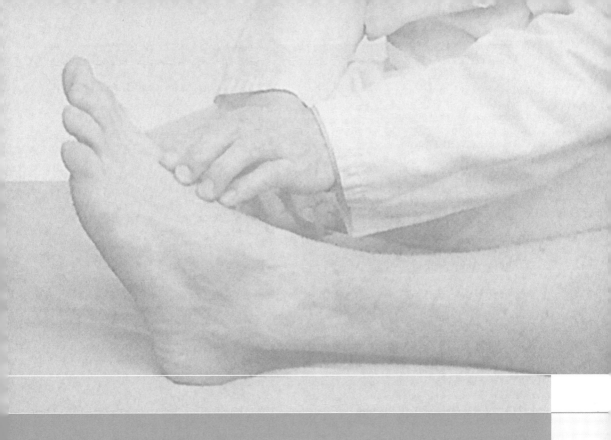

Antworten und Kommentare

1 Akutes Koronarsyndrom

1.1 Wie lautet Ihre Verdachtsdiagnose? Begründen Sie diese!

Akutes Koronarsyndrom (umfasst die Krankheitsbilder instabile Angina pectoris, Myokardinfarkt ohne ST-Streckenhebung [NSTEMI], Myokardinfarkt mit ST-Streckenhebung [STEMI]; s. auch Kommentar); Begründung: typische Klinik (länger anhaltender Thoraxschmerz); viele Risikofaktoren (männliches Geschlecht, Alter des Patienten, Diabetes mellitus, Nikotinabusus, arterielle Hypertonie)

1.2 Welche Untersuchungen führen Sie nun durch?

- **12-Kanal-EKG**, da hier evtl. die Diagnose Myokardinfarkt mit ST-Streckenhebung sofort gesichert werden kann
- **Echokardiographie** (wenn verfügbar), evtl. Feststellung von Wandbewegungsstörungen und darüber genauere Zuordnung des Infarktareals

1.3 Beschreiben Sie die maßgeblichen Befunde des vorliegenden EKG! Welche Ursachen kommen für die Verschlechterung des Zustands des Patienten in Betracht?

- **EKG-Befund:** Sinusrhythmus, Steiltyp, keine Erregungsausbreitungs- und -rückbildungsstörungen.
- **Diagnose:** akutes Koronarsyndrom; Begründung: aktuell ergibt sich aus dem EKG nicht die Diagnose eines Myokardinfarktes mit ST-Streckenhebung (STEMI), trotzdem ist weiterhin – aufgrund der anhaltenden Beschwerdesymptomatik – von einer kritischen Durchblutungsstörung (instabile Angina pectoris, Myokardinfarkt ohne ST-Streckenhebung [NSTEMI]) auszugehen
- Zustandsverschlechterung könnte erklärt werden durch:
  - evtl. kritische Einschränkung der Pumpfunktion
  - starke Schmerzsymptomatik

1.4 Welche Maßnahmen ergreifen Sie?

- **Alarmierung eines Notarztwagens**, um den Patienten in eine Klinik zu bringen, damit evtl. eine Herzkatheteruntersuchung mit Koronarangiographie und PTCA erfolgen kann
- Kontinuierliches **Blutdruck- und EKG-Monitoring**
- Gabe von **Sauerstoff** (6–8 l/min), um das Sauerstoffangebot zu verbessern
- **Oberkörperhochlagerung** zur Senkung der kardialen Vorlast und Verbesserung der Atemsituation
- Legen eines **intravenösen Zugangs**
- Medikamentengabe:
  - **Acetylsalicylsäure** (ASS) (500 mg i. v.) zur Antikoagulation
  - **Heparin** (5000 IE i. v.) zur Antikoagulation
  - **Nitroglyzerin-Spray** (z. B. Nitrolingual 2 Hub sublingual, ggf. wiederholen) zur Senkung der Vorlast und Verbesserung der Herzdurchblutung
  - **Opioidanalgetikum** (z. B. Morphin 10 mg i. v. fraktioniert) zur Schmerzbekämpfung; ggf. zuvor Gabe eines **Antiemetikums** (z. B. Metoclopramid 10 mg i. v.) zur Vermeidung einer opioidinduzierten Übelkeit
  - **Benzodiazepin** (z. B. Midazolam 2,5–5 mg) zur Sedierung und Anxiolyse
  - Ggf. **Betablocker** (z. B. Metoprolol 5 mg i. v. fraktioniert) zur Reduktion des kardialen Sauerstoffbedarfes (nur wenn Blutdruck und Herzfrequenz hochnormal oder erhöht sind)

1.5 Mit welchen möglichen Komplikationen müssen Sie rechnen?

- Herzrhythmusstörungen bis hin zum Kammerflimmern
- Herz-Kreislaufstillstand
- Herzinsuffizienz mit Entwicklung eines kardiogenen Schocks

1.6 Welche Diagnostik und Therapie sollte in der Klinik durchgeführt werden?

- EKG-Kontrolle
- Labordiagnostik, v. a. Troponin I und T, CK, CK-MB, AST (GOT), LDH, Myoglobin
- Echokardiographie
- Bei Myokardinfarkt mit ST-Streckenhebungen (STEMI) evtl. systemische Lysetherapie (Reperfusionstherapie) mit Tenecteplase oder Alteplase

→ Fall 1 Seite 1

- Besser (wenn verfügbar) Herzkatheteruntersuchung mit Koronarangiographie, ggf. mit PTCA und Stentimplantation
- Bei NSTEMI Wiederholung der Untersuchung im Verlauf, bei nichtbeschwerdefreien Patienten Überwachung auf ITS

Kommentar

Definition: Das „akute Koronarsyndrom" als **Folge der koronaren Herzerkrankung** (KHK) umfasst die Krankheitsbilder:
- instabile Angina pectoris
- Myokardinfarkt ohne ST-Streckenhebung (nichttransmuraler Infarkt, NSTEMI = non-ST-elevation myocardial infarction)
- Myokardinfarkt mit ST-Streckenhebung (transmuraler Infarkt, STEMI = ST-elevation myocardial infarction).

Es ist – im Gegensatz zur stabilen Angina pectoris (s. Fall 16) – ein potenziell lebensbedrohlicher Zustand.

Pathophysiologie: Durch bestimmte **Risikofaktoren** (s. Übersicht 1.1) entwickelt sich eine **Atherosklerose**, die sich als koronare Makroangiopathie am Herzen manifestieren kann. Man spricht hier von der koronaren Herzerkrankung (KHK).

Übersicht 1.1 Wesentliche Risikofaktoren der KHK

- Männliches Geschlecht
- Alter (>50 Jahre bei Männern, >60 Jahre bei Frauen)
- Positive Familienanamnese für KHK oder Herzinfarkt
- Zigarettenrauchen
- Diabetes mellitus
- Fettstoffwechselstörung
- Arterielle Hypertonie
- Adipositas

Die atherosklerotischen Plaques führen zu einer Lumeneinengung der Koronararterien. Durch **Ruptur einer solchen Plaque** mit Plaqueeinblutung und konsekutiver Thrombozytenaggregation an der Oberfläche der rupturierten Plaque wird die Koronararterie teilweise (beim NSTEMI) oder komplett (beim STEMI) verlegt (s. Abb. 1.1). Es kommt zu einer **akuten Abnahme der Koronardurchblutung**. Hierdurch werden die von diesem Gefäß abhängigen Myokardbereiche unzureichend mit Sauerstoff versorgt (**Myokardischämie**), es droht der irreversible Zelluntergang (Infarkt) mit Nekrose und Narbenbildung.

Klinik: Leitsymptom des akuten Koronarsyndroms ist die **langandauernde (> 20 min) Angina pectoris** (Stenokardie). Die Schmerzen sind typischerweise **retrosternal** lokalisiert und können in Hals, Kiefer, Nacken, Schulter oder Arm ausstrahlen. Weiterhin können **vegetative Begleitsymptome** wie Unruhe, (Todes-)Angst, Blässe, Kaltschweißigkeit, Übelkeit und Erbrechen auftreten.

Diagnostik: Die drei Formen des akuten Koronarsyndroms lassen sich **anhand von Anamnese und klinischer Symptomatik nicht unterscheiden**. Dies ist erst mithilfe von 12-Kanal-EKG und Labordiagnostik möglich. Mit dem **12-Kanal-EKG** lassen sich ggf. die **typischen ST-Streckenhebungen** (s. Abb. 1.2) darstellen. Liegen diese vor, handelt es sich um einen **Myokardinfarkt mit ST-Streckenhebungen** (STEMI). Neben der Diagnose des STEMI kann man mit dem 12-Kanal-EKG auch ungefähr die Lokalisation des Infarktareals bestimmen (s. Fall 39).

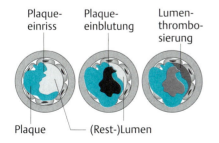

Abb. 1.1 Koronararterienverschluss durch Plaqueruptur, Plaqueeinblutung und Lumenthrombosierung

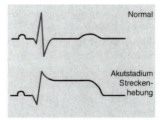

Abb. 1.2 EKG normal und mit ST-Streckenhebung im Akutstadium des Myokardinfarktes

Bei instabiler Angina pectoris und Myokardinfarkt ohne ST-Streckhebungen finden sich im

EKG keine ST-Streckenhebungen. Zur Unterscheidung dieser beiden Formen werden (herz)spezifische **Laborparameter** herangezogen, und zwar herzspezifisches Troponin I und T, CK mit ihrem Unterenzym CK-MB, AST (GOT), LDH und Myoglobin (s. Fall 39): Bei der **instabilen Angina pectoris** kann auch im Verlauf **keine Erhöhung der (herz)spezifischen Laborparameter** – insbesondere nicht von hochspezifischem Troponin I und T – nachgewiesen werden. Beim **Myokardinfarkt ohne ST-Streckenhebungen** (NSTEMI) kommt es zu einer **Erhöhung der (herz)spezifischen Laborparameter.**

Auch bei initial unauffälligen Befunden in EKG und Labor ist bei entsprechender Symptomatik zunächst weiter von der Möglichkeit eines Myokardinfarktes auszugehen, die Untersuchungen sollten **nach ca. 3–6 Stunden wiederholt** werden.

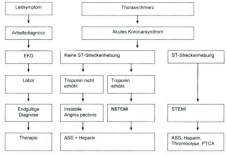

Abb. 1.3 *Diagnostik und Therapie des akuten Koronarsyndroms*

Basistherapie bei akutem Koronarsyndrom: s. auch Antwort zur Frage 1.4. Ziel der Basis- bzw. Akuttherapie ist die **Vermeidung eines Myokardinfarkts** oder **Begrenzung der Infarktgröße** sowie die **Vermeidung von Komplikationen** wie Herzrhythmusstörungen und Herzinsuffizienz. Dies kann erreicht werden durch:
- verbessertes Sauerstoffangebot an das Herz,
- Senkung des myokardialen Sauerstoffverbrauchs,
- ggf. Verhinderung des Koronargefäßverschlusses,
- ggf. schnelle Wiedereröffnung des verschlossenen Koronargefäßes,
- kontinuierliche Überwachung von Herzfrequenz und Blutdruck, um Komplikationen (z. B. Herzrhythmusstörungen) rechtzeitig erkennen und behandeln zu können.

Das Sauerstoffangebot an das Herz lässt sich durch **Oberkörperhochlagerung**, **Sauerstoffgabe** und **Nitroglyzerin**, welches die Koronargefäße erweitert, verbessern. Nitroglyzerin erweitert auch die peripheren Gefäße und führt damit zu einer Vorlastsenkung. Das Herz wird weniger belastet und der myokardiale Sauerstoffverbrauch sinkt. Da Schmerzen und Angst den myokardialen Sauerstoffverbrauch erhöhen, ist es sinnvoll, den **Patienten zu beruhigen** sowie schmerzstillende Medikamente (z. B. **Opioidanalgetika**) und anxiolytisch sowie sedierend wirkende Medikamente (z. B. **Benzodiazepine**) zu verabreichen. Sind Herzfrequenz und Blutdruck hochnormal oder erhöht, können sie durch **Betablocker** gesenkt werden. Dies reduziert ebenfalls den myokardialen Sauerstoffverbrauch. Dem weiteren Verschluss des Koronargefäßes wird durch **Acetylsalicylsäure** und **Heparin** entgegengewirkt.

Eine evtl. notwendige Wiedereröffnung des Koronargefäßes (**Reperfusionstherapie**) durch eine systemische Lysetherapie (z. B. Tenecteplase) kann bereits präklinisch unter bestimmten Voraussetzungen (Beschwerdebeginn < 6 Stunden, sicherer Nachweis des STEMI im EKG, keine Kontraindikationen [z. B. Schlagfall in den letzten 6 Monaten, gastrointestinale Blutung in den letzten 4 Wochen, schweres Trauma oder große OP in den letzten 3 Wochen]) durch den Notarzt erfolgen. Hierdurch kann wertvolle Zeit gespart werden. Ansonsten besteht die Möglichkeit, in einer entsprechend ausgerüsteten Klinik eine Herzkatheteruntersuchung mit Koronarangiographie und PTCA durchzuführen (s. Fall 21). Der Transport dorthin sollte immer in notärztlicher Begleitung erfolgen.

Prognose: Beim akuten Koronarsyndrom liegt das Myokardinfarktrisiko bei mindestens 20%. Der Myokardinfarkt ist eine **tödliche Erkrankung**, 30% aller Patienten erreichen die Klinik nicht lebend. Ursache sind meist lebensbedrohliche Herzrhythmusstörungen wie Kammerflimmern.

Auch langfristig hängt die Prognose entscheidend von der frühzeitigen Diagnosestellung und – bei Vorliegen eines Myokardinfarktes – von der **Zeitdauer bis zur Wiederherstellung der Koronarperfusion** ab. Gelingt dies in den ersten sechs Stunden nach Symptombeginn, ist die Prognose bei entsprechender Begleittherapie günstig.

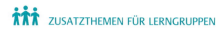
ZUSATZTHEMEN FÜR LERNGRUPPEN

Differenzialdiagnosen des Thoraxschmerzes

Zeitlicher Verlauf verschiedener myokardialer Labormarker bei Infarkt

Kontraindikationen für eine Antikoagulationstherapie mit Acetylsalicylsäure und Heparin

Therapie des Kammerflimmerns

Therapie der akuten Herzinsuffizienz

2 AV-Knoten-Reentry-Tachykardie

2.1 Beschreiben Sie den EKG-Befund!
- Regelmäßige Tachykardie (Frequenz 220/min)
- QRS-Komplex schmal
- Indifferenz- bis Steiltyp
- Keine P-Wellen abgrenzbar

2.2 Wie lautet Ihre Verdachtsdiagnose, und welche wesentlichen Differenzialdiagnosen erwägen Sie?
- Verdachtsdiagnose: **AV-Knoten-Reentry-Tachykardie**; Begründung: typische Klinik (plötzlich aufgetretenes Herzrasen, Schwindelgefühl), typischer EKG-Befund (s. Antwort zur Frage 2.1)
- **Differenzialdiagnosen** bei regelmäßiger Tachykardie mit schmalen QRS-Komplexen:
  - Sinustachykardie (aber es wären P-Wellen sichtbar)
  - Vorhofflattern mit schneller Überleitung (aber es wären meistens Vorhofaktionen als Flatterwellen sichtbar)
  - Ektope Vorhoftachykardie (aber es wären P-Wellen sichtbar)
  - Vorhofflimmern mit schneller Überleitung (aber die Herzfrequenz wäre arrhythmisch; dieses ist bei hohen Frequenzen wie in diesem Fall jedoch schwer differenzierbar)

2.3 Welche Therapiemöglichkeiten stehen Ihnen zur Verfügung?
- **Vagusreiz**, z. B.
  - Valsalva-Manöver (Bauchpresse nach tiefer Inspiration bei geschlossener Glottis)
  - Schnell kaltes Wasser trinken
  - Karotis-Massage (max. 5 s, nie gleichzeitig beidseits und nur beim jüngeren Patienten ohne Hinweise auf Arteriosklerose der Halsgefäße [Ausschluss durch Auskultation → kein Strömungsgeräusch]) (s. Abb. 2.1)
  - Eiskrawatte anlegen
- Bei erfolglosem Vagusreiz medikamentöse Therapie:
  - **Adenosin** (z. B. Adrekar 6 mg als Bolus i. v., bei fehlendem Erfolg Dosissteigerung alle 2–3 min → 9–12(–18) mg als Bolus i. v.) wirkt negativ dromotrop am AV-Knoten und bedingt daher kurzfristig einen kompletten AV-Block (s. Abb. 2.2 und auch Kommentar)
  - Alternativ oder bei Versagen von Adenosin: **Verapamil** (z. B. Isoptin 5–10 mg lang-

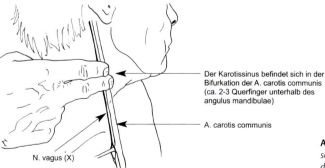

Abb. 2.1 *Karotis-Massage: Lokalisation des Karotissinus und Position der Finger*

→ Fall 2 Seite 2

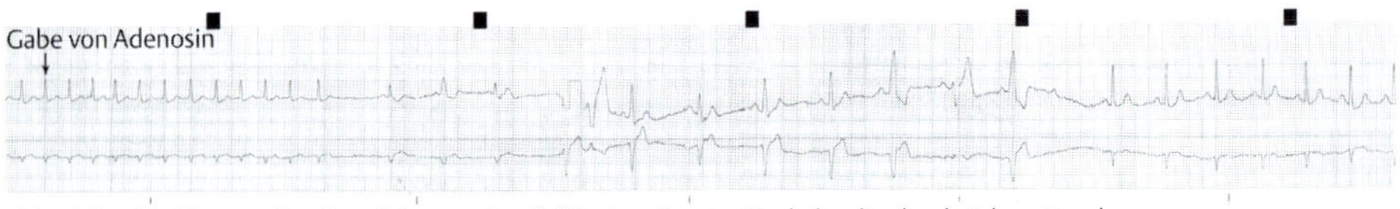

Abb. 2.2 Medikamentöse Terminierung der AV-Knoten-Reentry-Tachykardie durch Adenosingabe

sam i. v.) oder **Ajmalin** (z. B. Gilurytmal 50 mg langsam i. v.)
- Bei kritischer hämodynamischer Instabilität mit drohendem kardiogenem Schock: **Kardioversion** in Kurznarkose mit initial 100 J (bei Misserfolg steigern, max. 360 J)

2.4 Was antworten Sie?
- Bei einmaligem Auftreten ist **keine Therapie** notwendig; aber es sollten strukturelle Herzerkrankungen (z. B. Klappenfehler, dilatative Kardiomyopathie) und Hyperthyreose ausgeschlossen werden.
- **Bei rezidivierendem Auftreten** mit ausgeprägter Symptomatik oder Bedrohung durch begleitende Herzerkrankung (z. B. KHK): **Hochfrequenz-Katheterablation** der langsam leitenden Bahn (s. Kommentar)

Kommentar

Definition: Bei der AV-Knoten-Reentry-Tachykardie handelt es sich um die **häufigste Form einer paroxysmalen supraventrikulären Tachykardie**. Ursache für diese Form der supraventrikulären Tachykardie ist, dass der **AV-Knoten** über **funktionell getrennte Leitungsbahnen mit unterschiedlicher Leitungsgeschwindigkeit und unterschiedlichem Refraktärverhalten** verfügen kann. Meist leitet eine antegrade Bahn (in die Kammern) langsam und eine retrograde Bahn (zurück in die Vorhöfe) schnell. Hierdurch kann unter bestimmten Umständen eine kreisende Erregung (sog. Reentry) innerhalb des AV-Knotens (sog. Slow-Fast-Tachykardie) entstehen.

Ätiologie und Pathophysiologie: Grundsätzlich unterscheidet man eine AV-Knoten-Reentry-Tachykardie mit und ohne Präexzitationssyndrom. Beide Formen treten mit gleicher relativer Häufigkeit auf. Zur AV-Knoten-Reentry-Tachykardie mit Präexzitationssyndrom s. Fall 50. Bei der AV-Knoten-Reentry-Tachykardie ohne Präexzitationssyndrom handelt es sich um eine **angeborene Fehlbildung des Reizleitungssystems** (s. oben). Typischerweise hat die schnellleitende retrograde (in die Vorhöfe leitende) Bahn eine längere Refraktärzeit als die langsamleitende antegrade (in die Kammern leitende) Bahn. Kommt es durch eine früh einfallende supraventrikuläre Extrasystole nun zu einer Aktivierung der langsamleitenden antegraden Bahn während der Refraktärphase der schnellleitenden retrograden, dann kann im weiteren Verlauf diese schnellleitende retrograde Bahn erregt werden. Der nun Richtung Vorhof weitergeleitete Impuls kann zum einen den Vorhof retrograd erregen, zum anderen wird die langsamleitende Bahn wieder antegrad durchschritten und der Reentry-Mechanismus eingeleitet (s. Abb. 2.3).

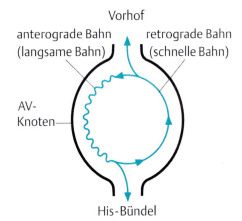

Abb. 2.3 Vereinfachtes Schema der Kreiserregung der AV-Knoten-Reentry-Tachykardie: Die anterograde Erregungsleitung erfolgt von den Vorhöfen in die Kammern über eine langsamleitende Bahn, die retrograde Erregungsleitung erfolgt von den Kammern in die Vorhöfe über eine schnellleitende Bahn. Wird die schnellleitende retrograde Bahn erregt, kann es zu einer kreisenden Erregung kommen.

→ Fall 2 Seite 2

Klinik: Klinisch manifestiert sich die Tachykardie als **plötzlich auftretendes Herzrasen** mit Frequenzen von 120–220/min. Als zusätzliche Symptome können Schwächegefühl, Schwindel und Unwohlsein auftreten. Bei kardial vorerkrankten Patienten (z. B. KHK, Herzinsuffizienz) kann es durch die Reduktion des Herzzeitvolumens auch zu Hypotonie, Synkope, Angina pectoris oder selten zum kardiogenen Schock kommen.

Diagnostik: Im **EKG** ist eine regelmäßige Tachykardie mit **schmalen QRS-Komplexen** sichtbar. Die **P-Wellen** des retrograd erregten Vorhofs fallen in der Regel in den QRS-Komplex und sind daher **nicht sichtbar**.

Therapie: Die meisten Patienten sind kreislaufstabil und oligosymptomatisch, und vielfach terminiert sich die Herzrhythmusstörung auch ohne therapeutische Intervention.
Die therapeutischen Maßnahmen zielen darauf ab, die Erregungsleitung und Refraktärität im AV-Knoten zu beeinflussen (s. Antwort zur Frage 2.3). Die einfachste Maßnahme besteht in einer **Vagusreizung**. Sind diese Bemühungen erfolglos, steht als Mittel der ersten Wahl **Adenosin** zur Verfügung. Adenosin hat eine extrem kurze Halbwertszeit. Daher ist einerseits eine rasche i. v.-Bolusinjektion erforderlich, andererseits werden dadurch aber alle Nebenwirkungen (Flush, Dyspnoe, throrakales Druckgefühl, evtl. kurzfristige Asystolie) zeitlich limitiert. Adenosin kann einen Bronchospasmus auslösen und sollte daher bei Patienten mit bekanntem Asthma bronchiale zurückhaltend angewendet werden. Alternativ oder bei Versagen von Adenosin können **Verapamil** oder **Ajmalin** gegeben werden. Bei hämodynamischer Instabilität sollte eine **elektrische Kardioversion** durchgeführt werden. Beim kreislaufstabilen Patienten mit erfolgloser medikamentöser Therapie kann in der Klinik auch eine Überstimulation (sog. **Overdrive-Pacing**) des Vorhofs erfolgen. Dies geschieht über eine transvenös in den rechten Vorhof eingeführte Elektrode.

Rezidivprophylaxe und Prognose: Bei der AV-Knoten-Reentry-Tachykardie handelt es sich um eine in der Regel gutartige Erkrankung. Meist ist keine langfristige Therapie notwendig, insbesondere bei sehr selten auftretenden Anfällen mit leichter Symptomatik. Viele Patienten können die Herzrhythmusstörung selbst durch Vagusreizung (Valsalva-Pressversuch, kaltes Wasser) terminieren. Sollte die Tachykardie sehr häufig auftreten und/oder die Symptomatik sehr ausgeprägt sein, besteht die Möglichkeit der **Hochfrequenz-Katheterablation der langsamleitenden Bahn** durch einen speziellen Elektrokatheter (sog. AV-Knoten-Modifikation, Slow-Pathway-Ablation). Die Erfolgsrate liegt bei 99 %, Rezidive treten nur in 5 % der Fälle auf und können mit gleichem Erfolg in einer zweiten Behandlung angegangen werden. Wichtigste Komplikation kann in bis zu 1 % der Fälle die Schädigung des gesamten AV-Knotens mit AV-Block Grad III sein. Eine medikamentöse Dauertherapie sollte aufgrund der ausgeprägten Nebenwirkungen aller eingesetzten Medikamente nicht eingesetzt werden.

ZUSATZTHEMEN FÜR LERNGRUPPEN

Nebenwirkungen von Verapamil und Ajmalin

Weitere paroxysmale supraventrikuläre Tachykardien (ektope Vorhoftachykardie, AV-Reentry-Tachykardie mit Präexzitationssyndrom)

→ Fall 2 Seite 2

3 Bakterielle (infektiöse) Endokarditis

3.1 Wie lautet Ihre Verdachtsdiagnose?
Bakterielle (infektiöse) Endokarditis; Begründung: Fieber unklarer Ursache und allgemeine Symptome (Schwäche, Appetitlosigkeit, Konzentrationsstörungen, Müdigkeit); (wahrscheinlich) neu aufgetretenes Herzgeräusch (Mitralinsuffizienzgeräusch); i.v.-Drogenmissbrauch als Prädisposition; rot-braune streifige Einblutungen im Nagelbett (= subungule Einblutungen = sog. Splinter-Hämorrhagien, s. auch Antwort zur Frage 3.2); Splenomegalie

! 3.2 Wie nennt man die Veränderungen an den Fingern, und nach welchen anderen Haut- und Schleimhautveränderungen suchen Sie?
- **Splinter-Hämorrhagien:** rot-braune streifige Einblutungen im Nagelbett
- **Osler-Knoten:** linsengroße schmerzhafte rötliche Knötchen an Fingern und Zehen
- **Janeway-Läsion:** makulöse schmerzlose rötliche Knötchen an Hand- und Fußflächen
- **Roth Spots:** retinale exsudative Einblutungen
- **Petechien:** feine Einblutungen in Haut und Schleimhaut, v.a. konjunktival, disseminiert

3.3 Wie sichern Sie die Diagnose?
- **Vor Therapiebeginn** Abnahme von mehreren **Blutkulturen** (optimal mindestens 3 Paar aerob/anaerob über 24 Stunden) zum Nachweis der Erreger
- **Labordiagnostik:** Blutbild (Leukozyten ↑, Anämie, evtl. Thrombozyten ↓), CRP ↑
- **Echokardiographie** (transthorakal und transösophageal [TEE]): Nachweis von Vegetationen auf den Herzklappen (s. Abb. 3.1)

3.4 Wie lautet Ihr Therapievorschlag bei Ihrer Verdachtsdiagnose, und wann sollte die Therapie begonnen werden?
Nach Abnahme wiederholter Blutkulturen **kalkulierte Antibiotikatherapie** entsprechend zu erwartendem Erregerspektrum (s. Übersicht 3.2)

Kommentar

Definition: Bei der bakteriellen (infektiösen) Endokarditis handelt es sich um eine **Infektion des Endokards**, die sich in der Regel am Endokard der Herzklappen manifestiert. Meist sind die Klappen des linken Herzens betroffen (Mitralklappe 40%, Aortenklappe 25%), seltener die des rechten Herzens (Trikuspidalklappe 20%, Pulmonalklappe 2%).

Ätiologie, Pathophysiologie und Klinik: Eine Endokarditis entsteht fast nur bei **Vorschädigung der Herzklappen** (z.B. durch degenerative oder rheumatische Herzklappenfehler, frühere Endokarditis, künstliche Herzklappe, biskuspide Aortenklappe). Weitere Risikofaktoren wie **i.v.-Drogenabusus** und **Diabetes mellitus** wirken durch die hierdurch bedingte relative Immunsuppression begünstigend.
Durch **passagere Bakteriämien** (z.B. bei Eingriffen im Gastrointestinal- oder Urogenitaltrakt, zahnärztlichen Behandlungen, anderen Infektionen) kann es bei Patienten mit o.g. entsprechender Disposition zur Ablagerung von Bakterien an den vorgeschädigten Herzklappen kommen. Meist handelt es sich um Streptokokken (50% der Fälle), Staphylokokken (20% der Fälle) und Enterokokken (10% der Fälle). Folgen sind:
- An den Herzklappen entwickeln sich sog. **Vegetationen**, die aus Bakterien, Thrombozyten und Fibrin bestehen. Lösen sich Teile der Vegetationen und gelangen in den Blutkreislauf, können diese als **bakterielle (septische) Emboli** in sämtliche Organsysteme (v.a. Gehirn, Milz, Nieren, Akren) gelangen und schwerwiegende Komplikationen auslösen. Hierzu gehören septische Herdenzephalitis und Hirninfarkt mit entsprechenden zentralnervösen Symptomen (z.B. Hemiparese), Niereninfarkt, Milzinfarkt und Hauterscheinungen (Splinter-Hämorrhagien, Janeway-Läsion; s. Antwort zur Frage 3.2).
- Die lokale Invasion der Bakterien zerstört die Herzklappen. Es kann zu **Herzklappeninsuffizienz** mit konsekutiver Herzinsuffizienz sowie Ausbildung intrakardialer Abszesse mit Erregungsleitungsstörungen (v.a. AV-Blockierungen) kommen.

→ Fall 3 Seite 3

- Werden die Bakterien in den Körperkreislauf „ausgeschwemmt" (Bakteriämie), kommt es reaktiv zu **Zeichen der systemischen Entzündung** (Allgemeinsymptome wie Fieber, Schüttelfrost, Abgeschlagenheit, Splenomegalie) und zur **Bildung von Immunkomplexen** mit typischen Organmanifestationen (Endothelschäden, Arthritis, Glomerulonephritis, Hauterscheinungen durch Vaskulitis [Osler-Knoten, Petechien, Roth Spots; s. Antwort zur Frage 3.2]).

Verlauf: Man unterscheidet vom klinischen Bild zwei Verlaufsformen:
- Die **akute Endokarditis** wird durch Erreger mit hoher Virulenz (z. B. β-hämolysierende Streptokokken, Staphylokokken) hervorgerufen. Sie verläuft rasch progredient. Symptome sind Fieber, Schüttelfrost, Bewusstseinstrübung sowie Zeichen der Herzinsuffizienz (z. B. Dyspnoe) aufgrund der Herzklappenzerstörung.
- Die **subakute Endokarditis** (**Endocarditis lenta**) wird durch Erreger mit geringerer Virulenz (z. B. Streptokokkus viridans) hervorgerufen. Sie zeichnet sich durch einen langen Verlauf mit unspezifischen Symptomen aus (Fieber, Anämie, Schwäche).

Diagnostik: Der wesentliche Faktor bei der Diagnose einer Endokarditis ist, **daran zu denken**! Insbesondere bei der Kombination fieberhafte Erkrankung und Herzgeräusch sollte man an eine Endokarditis denken. Bei entsprechender Konstellation (Anamnese, Risikopatient, Fieber unklarer Genese, ggf. Hauterscheinungen, Herzgeräusch) kann die **Labordiagnostik** mit **Zeichen der systemischen Entzündung** (Leukozytose, CRP-/BSG-Erhöhung, evtl. Anämie, Thrombozytopenie) wesentliche Hinweise geben.

Vor Einleitung einer antibiotischen Therapie müssen **mehrere Blutkulturen** gewonnen werden, um den Erreger – wenn möglich – nachzuweisen und dann gezielt antibiotisch zu behandeln. Optimal ist die Abnahme von mindestens 3 Paar Blutkulturen (aerob/anaerob) über einen Zeitraum von 24 Stunden. Lässt z. B. der kritische Patientenzustand dies nicht zu, sollte zumindest versucht werden, 4 oder mehr Blutkulturen in kürzerem Abstand noch vor Therapiebeginn zu gewinnen. Die wichtigste apparative Untersuchung ist die **Echokardiographie**, die manchmal bereits transthorakal den Nachweis der **typischen Vegetationen an den Klappen** (s. Abb. 3.1) erbringt. Mithilfe der **transösophageale Echokardiogramm (TEE)** lassen sich die Vegetationen noch besser darstellen. Sie ist daher die **Standarduntersuchung** bei klinischem Verdacht auf Endokarditis.

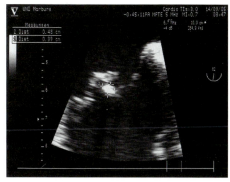

Abb. 3.1 *Transthorakale Echokardiographie: Vegetationen bei Mitralklappenendokarditis*

Nach Zeichen der systemischen Embolie sollte gezielt gesucht werden, ggf. sind hierzu weitere apparative Untersuchungen notwendig (z. B. Sonographie der Bauchorgane, CT/MRT des Schädels). Da die Diagnose nicht auf einem einzelnen Befund beruht, bietet sich die Anwendung einer Kriteriensammlung zur Sicherung an (modifizierte **Kriterien nach Duke**, s. Übersicht 3.1).

Therapie: Bei klinischem Verdacht auf Vorliegen einer bakteriellen Endokarditis ist eine **Antibiotikatherapie nach wiederholter Abnahme von Blutkulturen umgehend zu beginnen**. Die **ungezielte Initialtherapie** richtet sich hierbei nach dem zu erwartenden Erregerspektrum und berücksichtigt hierbei zum einen den klinischen Verlauf, zum anderen das evtl. Vorliegen einer künstlichen Herzklappe (sog. kalkulierte Antibiotikatherapie, s. Übersicht 3.2). Bei Erregernachweis in den Blutkulturen wird die Therapie dann entsprechend gezielt weitergeführt (sog. gezielte Antibiotikatherapie). Eine durch eine akute Herzklappeninsuffizienz evtl. auftretende Herzinsuffizienzsymptomatik muss mit den entsprechenden Medikamenten (s. Fall 32) therapiert werden.

Frühzeitig sollten **konsiliarisch Herzchirurgen** einbezogen werden, um die Notwendigkeit eines evtl. Herzklappenersatzes zu erörtern

→ Fall 3 Seite 3

Übersicht 3.1 Klinische Kriterien für die Diagnose einer bakteriellen Endokarditis (modifiziert nach Duke)

Hauptkriterien
- Positive Blutkulturen: Nachweis typischer Erreger ohne anderen Fokus in
  - mindestens 2 separaten (> 12 Stunden nacheinander abgenommen) Blutkulturen
  - oder mindestens 3 von 4 Blutkulturen (auch kürzer hintereinander abgenommen; Abstand erste zur letzten > 1 Stunde)
- Typischer Echokardiographiebefund: Vegetationen, Abszess, neue Dehiszenz bei künstlicher Herzklappe, neue Klappeninsuffizienz

Nebenkriterien
- Prädisponierende Herzerkrankung oder i. v.-Drogenabusus
- Fieber >38°C ohne andere Ursache
- Vaskuläre Befunde: arterielle Embolien, septische pulmonale Infarkte, mykotische Aneurysmen, intrakranielle Blutung, konjunktivale Blutung, Janeway-Läsionen
- Immunologische Befunde: Glomerulonephritis, Osler-Knoten, Roth Spots, positiver Rheumafaktor
- Mikrobiologie: positive Blutkulturen, die nicht den Hauptkriterien entsprechen, oder serologischer Hinweis auf akute Infektion mit möglichem Erreger einer bakteriellen Endokarditis
- Sichere Endokarditis:
  - 2 Hauptkriterien
  - oder 1 Haupt- und 3 Nebenkriterien
  - oder 5 Nebenkriterien
- Mögliche Endokarditis:
  - 1 Haupt- und 1 Nebenkriterium
  - oder 3 Nebenkriterien

und ggf. hierfür den optimalen Zeitpunkt festzulegen. **Dringliche Operationsindikationen** sind große Vegetationen (>10 mm), persistierende Infektion unter Therapie, paravalvuläre Abszedierung, AV-Block, schwere therapierefraktäre Herzinsuffizienz bei hämodynamisch relevantem Herzklappenfehler, rezidivierende Embolien und Pilzendokarditis.

Prognose und Prophylaxe: Die Prognose einer **unerkannten und unbehandelten** Endokarditis ist sehr **schlecht**. Der Erfolg einer Antibiotikatherapie ist von verschiedenen Faktoren abhängig: Zeitpunkt des Behandlungsbeginns, Art und Resistenzspektrum des Erregers, Abwehrlage und Alter des Patienten sowie evtl. kardiale Vorerkrankungen. Auch bei optimaler Behandlung liegt die **Letalität bei 20–30%**, wobei die Haupttodesursache die dekompensierte Herzinsuffizienz bei akutem Erkrankungsverlauf ist.

Durch eine **Endokarditisprophylaxe bei Risikopatienten** wäre eine große Anzahl von Erkrankungsfällen vermeidbar. Man unterscheidet bei der Auswahl einer geeigneten Prophylaxe **verschiedene Risikogruppen**:
- Patienten mit hohem Risiko (künstliche Herzklappe, frühere Endokarditis, komplexe zyanotische Herzfehler)
- Patienten mit mittlerem Risiko (angeborene Herzfehler ohne hohes Risiko, erworbene Herzklappenfehler mit deutlichen morphologischen Veränderungen der Herzklappe, Mitralklappenprolaps mit Insuffizienz)
- Patienten mit niedrigem Risiko (andere Herzklappenveränderungen, die keiner anderen Risikogruppe zugeordnet werden).

Übersicht 3.2 Empfehlungen zur kalkulierten Antibiotikatherapie bei Endokarditis

Nativklappe
- Akuter Verlauf (häufigster Erreger Staphylococcus aureus)
  Cephalosporin der 2. Generation oder Isoxazolylpenicillin jeweils in Kombination mit Aminoglykosid
- Subakuter Verlauf (häufigster Erreger Streptococcus viridans)
  Penicillin G oder Ceftriaxon oder Ampicillin jeweils in Kombination mit Aminoglykosid

Künstliche Herzklappe (häufige Erreger: Staphylococcus epidermidis, Staphylococcus aureus, aerobe gramnegative Stäbchen, Streptococcus viridans, Enterokokken, Corynebakterien)
- Cephalosporin der 3. Generation oder Carbapenem oder Fluorochinolon jeweils in Kombination mit Glykopeptid

Übersicht 3.3 Eingriffe, bei denen eine Endokarditisprophylaxe bei Risikopatienten empfohlen wird

Zahnärztliche Eingriffe
- Zahnextraktion
- Paradontologische Eingriffe
- Entfernung von Zahnstein
- Zahnimplantation
- Wurzelbehandlung mit Wurzelspitzenresektion
- Initiales Setzen von Bändern
- Intraligamentäre Lokalanästhesie
- Reinigung von Zähnen und Implantaten, wenn eine Blutung erwartet wird

HNO-ärztliche, endoskopische, chirurgische und urologische Eingriffe:
- Tonsillektomie, Adenoidektomie
- Chirurgische Eingriffe, die respiratorische Schleimhäute betreffen
- Bronchoskopie mit starrem Bronchoskop
- Sklerotherapie von Ösophagusvarizen
- Dilatation einer Ösophagusstriktur
- ERCP bei biliärer Abflussbehinderung
- Gallengangs-Chirurgie
- Chirurgische Eingriffe, die intestinale Schleimhäute betreffen

→ Fall 3 Seite 3

Tab. 3.1 Endokarditisprophylaxe bei Eingriffen in der Mundhöhle (inkl. Zähne), am Respirationstrakt oder am Ösophagus

Patientensituation	Antibiotikum	Dosierung
Standard	Amoxicillin	1 Stunde vor Eingriff Erwachsene 2 g p.o., Kinder 50 mg/kg p.o.
Orale Einnahme nicht möglich	Ampicillin	innerhalb 30 min vor Eingriff Erwachsene 2 g i.v./i.m., Kinder 50 mg/kg KG i.v./i.m.
Penicillinallergie	Clindamycin oder Azithromyzin oder Clarithromycin	1 Stunde vor Eingriff Erwachsene 600 mg p.o., Kinder 20 mg/kg p.o. 1 Stunde vor Eingriff Erwachsene 500 mg p.o., Kinder 15 mg/kg p.o.
Penicillinallergie und orale Einnahme nicht möglich	Clindamycin oder Cefazolin	innerhalb 30 min vor Eingriff Erwachsene 600 mg i.v., Kinder 20 mg/kg i.v. innerhalb 30 min vor Eingriff Erwachsene 1 g i.v./i.m., Kinder 25 mg/kg i.m./i.v.

Tab. 3.2 Endokarditisprophylaxe bei Eingriffen im Urogenitalsystem oder im Gastrointestinaltrakt

Patientensituation	Antibiotikum	Dosierung
Hochrisiko	Ampicillin + Gentamicin	Erwachsene: innerhalb 30 min vor Eingriff Ampicillin 2 g i.v./i.m. + Gentamicin 1,5 mg/kg (max. 120 mg); 6 Stunden später Ampicillin 1 g i.v./i.m. oder Amoxicillin 1 g p.o. Kinder: innerhalb 30 min vor Eingriff Ampicillin 50 mg/kg (max. 2 g) i.v./i.m. + Gentamicin 1,5 mg/kg; 6 Stunden später Ampicillin 25 mg/kg i.v./i.m. oder Amoxicillin 25 mg/kg p.o.
Hochrisiko und Allergie gegen Ampicillin/Amoxicillin	Vancomycin + Gentamicin	Erwachsene: Vancomycin 1 g i.v. über 1–2 h + Gentamicin 1,5 mg/kg (max. 120 mg); Gabe der Antibiotika frühestens 30 min vor Eingriff Kinder: Vancomycin 20 mg/kg i.v. über 1–2 h + Gentamicin 1,5 mg/kg; Gabe der Antibiotika frühestens 30 min vor Eingriff
Mittleres Risiko	Amoxicillin oder Ampicillin	Erwachsene: 1 Stunde vor Eingriff Amoxicillin 2 g p.o. oder innerhalb von 30 min vor Eingriff Ampicillin 2 g i.v./i.m. Kinder: 1 Stunde vor Eingriff Amoxicillin 50 mg/kg p.o. oder innerhalb von 30 min vor Eingriff Ampicillin 50 mg/kg i.v./i.m.
Mittleres Risiko und Allergie gegen Ampicillin/Amoxicillin	Vancomycin	Erwachsene: Vancomycin 1 g i.v. über 1–2 h; Gabe des Antibiotikums frühestens 30 min vor Eingriff Kinder: Vancomycin 20 mg/kg i.v. über 1–2 h; Gabe der Antibiotika frühestens 30 min vor Eingriff

Des Weiteren hängt die Notwendigkeit einer Prophylaxe und ggf. die Wahl des angewandten Prophylaxeregimes von der Art des bakteriämiegefährdeten Eingriffs ab (s. Übersicht 3.3, Tab. 3.1 und 3.2).

 ZUSATZTHEMEN FÜR LERNGRUPPEN

Rheumatische Endokarditis

Herzklappenersatz: mechanische und biologische Klappenprothesen (Vorteile, Nachteile, Indikationen), Komplikationen, Antikoagulation

4 AV-Block Grad III

4.1 Befunden Sie das abgebildete EKG!
- Sinusrhythmus: P-Wellen in typischer Konformation vorhanden
- AV-Block Grad III: komplette Dissoziation von Vorhof- und Kammererregung
- AV-Knoten-/His-Ersatzrhythmus: schmale QRS-Komplexe

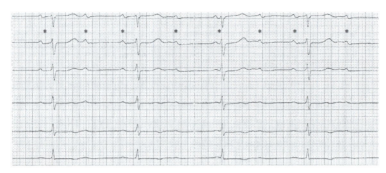

Abb. 4.1 EKG des Patienten: AV-Block Grad III, d. h. komplette Dissoziation von Vorhof- und Kammererregung (Die P-Wellen sind mit * gekennzeichnet.)

4.2 Welche Ursachen können diese Herzrhythmusstörung auslösen?
- Selten kongenital, dann meist asymptomatisch
- Ischämisch: KHK, Myokardinfarkt (v. a. Hinterwandinfarkt)
- Entzündlich: Myokarditis, Myokardabszess, Lyme-Borreliose
- Medikamentös: negativ chronotrope Medikamente (z. B. Betablocker, Kalziumantagonisten, Digitalis, Antiarrhythmika)
- Elektrolytentgleisungen: Hyperkaliämie, Hypokalziämie
- Postoperativ: v. a. nach Herzklappenoperationen
- Idiopathische Degeneration des Leitungssystems

4.3 Wie erklären Sie die Wesensveränderungen des Patienten?
Länger bestehende Bradykardie bedingt ein zu geringes Herzzeitvolumen (Low-Output-Syndrom) → Minderdurchblutung der Organe inkl. Gehirn → kognitive Funktionsstörung

4.4 Welche Schweregrade dieser Herzrhythmusstörung gibt es außerdem? Charakterisieren Sie diese kurz! Welche Therapie ist jeweils indiziert?

AV-Block Grad I:
- Charakteristikum: verlängerte Überleitungszeit von den Vorhöfen auf die Kammern (PQ-Intervall >0,2 s)
- Therapie: nicht erforderlich (da keine hämodynamischen Auswirkungen), Vermeiden von negativ dromotropen Medikamenten (z. B. Digitalis)

AV-Block Grad II:
- Typ 1 (Wenckebach, Mobitz 1):
  - Charakteristikum: Zunahme der Überleitungszeit von den Vorhöfen auf die Kammern, bis eine Erregung nicht weitergeleitet wird, d. h. ein QRS-Komplex fällt aus; dann erneuter Beginn
  - Therapie: in der Regel nicht erforderlich (da keine hämodynamischen Auswirkungen), Vermeiden von negativ dromotropen Medikamenten (z. B. Digitalis)
- Typ 2 (Mobitz [2]):
  - Charakteristikum: Erregungen vom Vorhof auf die Kammern werden in einem festen Verhältnis (2:1, 3:1, 4:1) übergeleitet
  - Therapie: Schrittmacherimplantation (sofern keine reversible Ursache vorliegt)

→ Fall 4 Seite 4

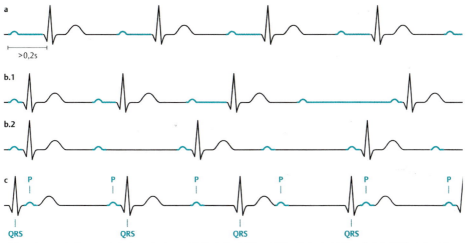

Abb. 4.2 AV-Block: a – AV-Block Grad I, b.1 – AV-Block Grad II Typ 1 (Wenckebach, Mobitz 1), b.2 AV-Block Grad II Typ 2 (Mobitz [2]), c – AV-Block Grad III

Kommentar

Definition und Einteilung: Beim atrioventikulären Block (AV-Block) ist die Überleitung der Erregung von den Herzvorhöfen auf die Herzkammern gestört. Man unterscheidet drei Schweregrade (zu AV-Block Grad I und II s. Antwort zur Frage 4.4). Beim AV-Block Grad III kommt es zu einer kompletten Unterbrechung der elektrischen Verbindung zwischen Herzvorhöfen und Herzkammern.

Ätiologie: Die Ursachen für einen AV-Block Grad III sind vielfältig (s. auch Antwort zur Frage 4.2). **Ischämien, v. a. der Herzhinterwand** (Versorgung durch rechte Koronararterie), betreffen häufig auch die den AV-Knoten versorgenden Gefäße. Bei den entzündlichen Herzkrankungen ist auch an eine Herzbeteiligung bei der **Lyme-Borreliose** zu denken, die sich bevorzugt im Bereich des AV-Knotens manifestieren kann. Elektrolytverschiebungen, insbesondere **Hyperkaliämien** (z. B. bei akutem Nierenversagen), führen zu verschiedenen bradykarden Herzrhythmusstörungen und auch zu AV-Blockierungen. Nicht zu unterschätzen ist auch die Wirkung bradykardisierender Medikamente wie Betablocker, Kalziumantagonisten und Digitalisglykoside, insbesondere bei vorgeschädigtem AV-Knoten.

Pathophysiologie: Bei Ausfall der Erregungsüberleitung vom Vorhof auf die Kammern übernehmen sekundäre Schrittmacherzentren im AV-Knoten oder His-Bündel (Herzfrequenz >40/min) oder tertiäre Schrittmacherzentren der Kammern, sog. Kammerersatzrhythmus, (Herzfrequenz <40/min) die Erregungsbildung. Liegt das sekundäre Automatiezentrum proximal der Aufteilung des His-Bündels, ist der QRS-Komplex schmal. Bei tiefer gelegenen Zentren (oder auch bei Schenkelblöcken) finden sich breite QRS-Komplexe.

Klinik: Die Symptomatik variiert je nach Frequenz des Ersatzrhythmus und kardialer Grunderkrankung. Insbesondere zwischen Beginn des totalen Blocks und Einsetzen des Ersatzrhythmus kann es zu einer **längeren Phase der Asystolie** kommen, die zu einer Synkope im Sinne eines **(Morgagni-)Adam-Stokes-Anfalls** führt. Bei sehr langsamen Ersatzrhythmen kann das Herzzeitvolumen so stark vermindert werden, dass es zur bradykarden Herzinsuffizienz bis hin zum kardiogenen Schock kommen kann. Folge sind Organminderdurchblutungen (s. auch Antwort zur Frage 4.3). Bei schnelleren Ersatzrhythmen können die Symptome eher unspezifisch sein (z. B. Müdigkeit, Schwäche, Schwindelgefühl, Atemnot, Konzentrationsstörungen).

Diagnostik: Die Diagnose wird anhand des **EKG** gestellt: Man findet eine **totale AV-Dissoziation**,

→ Fall 4 Seite 4

d. h. die elektrischen Aktionen von Vorhöfen (P-Wellen) und Kammern (QRS-Komplexe) sind völlig unabhängig voneinander.

Mithilfe weiterer Untersuchungen sollte die **Ursache** geklärt werden. Hierzu gehören **Laboruntersuchungen** (Elektrolyte [v. a. Kalium], Retentionswerte [Kreatinin, Harnstoff], Herzenzyme [CK, CK-MB, Troponin I], ggf. Borreliose-Serologie) und **Echokardiographie**.

Therapie: Die Art und Dringlichkeit der Therapie richtet sich nach der Ausprägung der Symptomatik. **Bei zu bradykardem Ersatzrhythmus mit Koma und kardiogenem Schock** muss – wie bei Asystolie – eine **kardiopulmonale Reanimation** umgehend eingeleitet werden. Medikamentös stehen zur Akutbehandlung Parasympatholytika (**Atropin** 0,5–1 mg i. v.) und positiv chronotrope Medikamente (**Orciprenalin** 0,1 mg i. v., **Adrenalin** 0,1 mg i. v.) zur Verfügung, die meist den AV-Block nicht beseitigen, wohl aber die Frequenz des Ersatzrhythmus zu steigern vermögen. Als weitere Möglichkeit steht schon präklinisch der Einsatz eines **transthorakalen Schrittmachers** zur Verfügung. In der Klinik kann ein **passagerer transvenöser Schrittmacher** z. B. über die V. jugularis interna in den rechten Ventrikel eingelegt werden, der eine Stimulation des Herzens mit noch größerer Effektivität ermöglicht. Als Dauertherapie muss bei Persistenz der Herzrhythmusstörung nach kausaler Therapie (Behandlung des Herzinfarktes, Ausgleich des Elektrolythaushaltes, Absetzen bradykardisierender Medikamente) schließlich die **Implantation eines permanenten Schrittmachersystems** (optimalerweise Zweikammersystem, DDD oder VDD) erfolgen.

Prognose: Bei adäquater Behandlung stellt die Herzrhythmusstörung selbst kein Problem dar. Moderne Schrittmachersysteme können die AV-Überleitung nahezu physiologisch ersetzen. Bestimmend für die Prognose ist dann letztlich die Grunderkrankung.

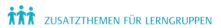 ZUSATZTHEMEN FÜR LERNGRUPPEN

Weitere Erregungsleitungsstörungen im Herzen, z. B. Sick-Sinus-Syndrom, sinuatrialer Block (SA-Block), interventrikulärer Block (Schenkelblock)

Herzschrittmachertherapie

5 Vorhofflattern

5.1 Wie erklären Sie die Atemnot des Patienten?
- Patient hat Vorhofflattern mit 4:1-Überleitung; Ventrikelfrequenz daher aktuell normofrequent. Dies ist erkennbar an:
  - den typischen „sägezahnartigen" Flatterwellen in den inferioren Ableitungen II und III
  - Frequenz der QRS-Komplexe ca. 90/min, regelmäßige RR-Abstände
  - Frequenz der P-Wellen ca. 360/min (4:1-Überleitung)
- Ursache der Atemnot könnte eine dekompensierte Herzinsuffizienz sein. Die Herzinsuffizienz kann tachykardiebedingt entstehen, wenn zeitweise eine schnellere Überleitung der Vorhoferregung auf die Kammern erfolgt.
- Differenzialdiagnostisch ist zu denken an: Lungenembolie, Bronchitis, Pneumonie

5.2 Erläutern Sie kurz die elektrophysiologischen Grundlagen dieser Herzrhythmusstörung!
- Kreisende Erregung im Bereich der Vorhöfe (sog. Makro-Reentry)
- Bei typischem Vorhofflattern Kreiserregung um die obere und untere Hohlvene
- Vorhoffrequenz 250–350/min
- Durch funktionellen AV-Block Grad II mit n:1-Überleitung (meist 2:1) liegt die Kammerfrequenz bei 120–170/min.

5.3 Welches Risiko besteht bei der vorliegenden Herzrhythmusstörung?
- Gefahr der schnellen (bis zu 1:1-)Überleitung mit Tachykardie des Ventrikels → Übergang in Kammerflattern/-flimmern möglich
- Hämodynamisch instabile Situation, ggf. Lebensgefahr

→ Fall 5 Seite 5

5.4 Welche Maßnahmen ergreifen Sie?

- Kontinuierliches Herzrhythmus- und Blutdruckmonitoring
- Schaffung eines i. v.-Zugangs
- Bei aktuell stabiler normofrequenter Ventrikelfrequenz: keine medikamentöse Therapie
- Bei schnellerer Überleitung: ggf. Kalziumantagonist (z. B. **Verapamil** 5 mg langsam i. v.) oder Betablocker (z. B. **Metoprolol** 5 mg langsam i. v.) in Kombination mit Digitalisglykosid (z. B. Digoxin 0,4 mg langsam i. v.) zur AV-Knoten-Leitungsverzögerung
- Falls nicht erfolgreich: Einsatz typischer Antiarrhythmika (z. B. Amiodaron 150–300 mg i. v. oder Ajmalin 50 mg i. v.)
- Klinikeinweisung (in Klinik ggf. Kardioversion oder Überstimulation möglich)

Kommentar

Definition und Pathophysiologie: Vorhofflattern entsteht durch ein **Makro-Reentry** im Bereich der Herzvorhöfe (s. Antwort zur Frage 5.2) und zeichnet sich durch **Vorhoffrequenzen zwischen 250 und 350 pro Minute** aus. Bedingt durch einen **funktionellen AV-Block Grad II** wird in der Regel nur jede 2. oder 3. Vorhoferregung auf die Ventrikel übergeleitet.

Einteilung: Man unterscheidet die **„typische"** Form (Typ I) mit negativen Flatterwellen in den inferioren Ableitungen II, III und aVF (sog. **Sägezahnmuster**) von einer „untypischen" Form (Typ II), bei der die Flatterwellen keine definierte Achse aufweisen, also keine typischen „Sägezähne" in den inferioren EKG-Abbildungen nachweisbar sind.

Ätiologie: Ursache sind meist **Herzerkrankungen** wie Herzklappenfehler, koronare Herzerkrankung, Myokarditis, hypertensive Herzkrankheit und verschiedene Kardiomyopathien oder **extrakardiale Faktoren** wie Hyperthyreose oder Lungenerkrankungen (z. B. COPD).

Pathophysiologie: s. Antwort zur Frage 5.2.

Klinik: Die Symptomatik hängt stark von der Ventrikelfrequenz ab. Bei raschen Überleitungen mit tachykarden Kammerfrequenzen zeigen sich insbesondere bei kardial vorerkrankten Patienten sehr rasch **tachykardiebedingte Symptome** wie Herzrasen, thorakales Beklemmungsgefühl (relative Koronarinsuffizienz) und Dyspnoe. Bei langsameren Kammerfrequenzen können die Patienten aber auch über einen längeren Zeitraum asymptomatisch bleiben.

Diagnostik: Beim Vorhofflattern handelt es sich um eine **EKG-Diagnose**, die im Falle der typischen Form durch **Nachweis der sägezahnartigen Flatterwellen** einfacher ist als bei der untypischen Form. Insbesondere bei der häufigen 2:1-Überleitung lassen sich die P-Wellen bei **Kammerfrequenzen um 150/min** nicht immer darstellen. Hier kann ggf. durch Setzung eines Vagusreizes (z. B. Valsalva-Manöver, kaltes Wasser trinken, Karotis-Massage, Eiskrawatte) oder die Gabe von Adenosin (6 mg als Bolus i. v.; bei fehlendem Erfolg Dosissteigerung alles 2–3 min → 9–12[–18] mg als Bolus i. v.) eine Abnahme der Ventrikelfrequenz bzw. ein passagerer AV-Block Grad III erzielt und so die Vorhofaktivität demaskiert werden.

Zur **Ursachenabklärung** sollten Laboruntersuchungen (v. a. Elektrolyte wie Kalium und Magnesium, Schilddrüsenwerte [TSH, fT3, fT4], CK, CK-MB, Troponin I/T) und bildgebende Verfahren (Röntgen-Thorax, Echokardiographie) eingesetzt werden.

Therapie: Grundsätzlich handelt es sich beim Vorhofflattern um eine **instabile Herzrhythmussituation**. Es kann jederzeit zur schnellen 1:1-Überleitung mit tachykarden Ventrikelfrequenzen und Übergang in Kammerflattern oder Kammerflimmern kommen. Eine sofortige Überwachung und Therapieeinleitung ist daher notwendig (s. Antwort zur Frage 5.4). Prinzipielle Ziele der Therapie sind die Terminierung des Vorhofflatterns (entweder durch Konversion in einen Sinusrhythmus oder Überführung in Vorhofflimmern), die Kontrolle der Kammerfrequenz sowie die Verhinderung von Rezidiven. Als **medikamentöse Interventionsmöglichkeiten** können Betablocker, Kalziumantagonisten oder Digitalisglykoside intravenös verabreicht werden. Sie hemmen die AV-Über-

→ Fall 5 Seite 5

leitung und reduzieren damit die Ventrikelfrequenz. Sollte der Patient sich in einer instabilen hämodynamischen Situation befinden und akut vital bedroht sein, ist die Methode der Wahl die **umgehende elektrische Kardioversion** (R-Wellen getriggerter Gleichstromschock, beginnend mit 100 J). In der Klinik besteht die Möglichkeit, über einen venös eingeführten Elektrokatheter eine **atriale Überstimulation („Overpacing")** durchzuführen. Die Erfolgsrate ist beim typischen Vorhofflattern hoch, beim untypischen niedrig, wobei „Erfolg" hier nicht zwingend die Konversion in einen Sinusrhythmus (erreichbar in 50–60 % der Fälle) darstellt. Auch die Überführung des Vorhofflatterns in ein Vorhofflimmern (40–50 % der Fälle) ist als Erfolg zu werten, da sich hier die Frequenz erheblich besser medikamentös kontrollieren lässt und im weiteren Verlauf häufige Spontankonversionen in einen Sinusrhythmus beobachtet werden.

Auch beim Vorhofflattern können sich atriale Thromben bilden. Daher sollte eine **Antikoagulation** (initial mit unfraktioniertem [hochmolekularem] oder fraktioniertem [niedermolekularem] Heparin, längerfristig mit oralen Kumarinderivaten [Ziel-INR 2–3]) erfolgen.

Sollte eine Konversion in einen Sinusrhythmus spontan oder durch Kardioversion oder Überstimulation nicht gelingen oder das Vorhofflattern rezidivierend auftreten, dann sollte – insbesondere bei typischem Vorhofflattern – eine **direkte Katheterablation eines Teils des Reentrykreises** erfolgen.

Prognose: Bei rechtzeitiger Diagnosestellung und adäquater Therapie hat diese Herzrhythmusstörung eine gute Prognose. Der Gesamtverlauf wird in der Regel durch die zugrunde liegende Herzerkrankung bestimmt.

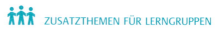

ZUSATZTHEMEN FÜR LERNGRUPPEN

Antiarrhythmika

Vorhofflimmern

Prinzipien der externen Elektrotherapie (Kardioversion, Defibrillation)

6 Lungenödem bei Linksherzinsuffizienz

6.1 Welche Verdachtsdiagnose stellen Sie?
Lungenödem bei akuter Linksherzinsuffizienz; Begründung: Anamnese (Herzerkrankung mit entsprechender Medikation, zunehmende Dyspnoe), Klinik (Dyspnoe, Tachypnoe, feinblasige feuchte Rasselgeräusche über der gesamten Lunge, Sauerstoffsättigung ↓)

6.2 Welche wesentlichen anderen Auskultationsbefunde können bei pulmonalen Erkrankungen auftreten? Nennen Sie jeweils Ursachen!
- **Feuchte Rasselgeräusche:**
  - Grobblasig bei Flüssigkeitsansammlungen in den größeren Atemwegen (z. B. Bronchitis, Aspiration)
  - Mittelblasig bei Bronchitis, fortgeschrittenem Lungenödem
  - Feinblasig bei Infiltration oder Flüssigkeitsansammlung in den kleinsten Atemwegen (Pneumonie, Lungenstauung, Lungenödem)
- **Trockene Rasselgeräusche:** typisches Giemen und Brummen bei bronchialer Obstruktion (z. B. bei Asthma bronchiale)
- **Bronchialatmen** bei Pneumonie
- **Abgeschwächtes oder aufgehobenes Atemgeräusch** bei Pneumothorax, Pleuraerguss, Pneumonie

6.3 Wie ist die Sinustachykardie bei der Patientin zu erklären? Sollte die Sinustachykardie medikamentös behandelt werden?
- Häufige Ursachen der Sinustachykardie sind Schmerzen, Angst, Fieber und Volumenmangel. Damit handelt es sich bei Sinustachykardie meist um eine **Folge der Erkrankung**, nicht um die Ursache.
- Hier ist die Sinustachykardie wahrscheinlich durch Angst und Hypoxie bedingt.
- Eine primäre Therapie zur Herzfrequenzsenkung (z. B. mit Betablockern) ist daher nicht indiziert, behandelt werden sollte aber die Ursache.

→ Fall 6 Seite 6

6.4 Welche Therapiemaßnahmen führen Sie akut durch?

- Verbesserung der Oxygenierung durch Erhöhung des Sauerstoffangebots: **Sauerstoff** (4–8 l/min) über Maske
- Sog. Herzlagerung: **Oberkörperhochlagerung** und **tief gelagerte Beinen** (durch die tiefgelagerten Beine wird der venöse Rückstrom zum Herzen und dadurch der hydrostatische Druck in der Lunge reduziert)
- Senkung der Vorlast:
  - **Nitroglyzerin** (z. B. als Spray 2–3 Hub)
  - **Schleifendiuretika** (z. B. Furosemid 40–80 mg i. v.)
  - Nichtmedikamentös durch **unblutigen Aderlass** (Abbinden von einzelnen Extremitäten, z. B. mit Blutdruckmanschette)
- Direkte Vasodilatation im pulmonalen Gefäßbett: **Morphin** (5–10 mg i. v., zuvor Antiemetikum, z. B. Metoclopramid 10 mg i. v., um einer opioidinduzierten Übelkeit vorzubeugen), wirkt auch sedierend und analgesierend
- Bei fehlendem Therapieerfolg und/oder Zunahme der Dyspnoe: Narkoseeinleitung, Intubation, maschinelle Beatmung

6.5 Welche weiteren diagnostischen Maßnahmen sollten im Verlauf durchgeführt werden?

Suchen der Ursache für die Linksherzinsuffizienz bzw. das Lungenödem:

- **12-Kanal-EKG:** Ausschluss von akutem Myokardinfarkt, Herzrhythmusstörungen als Ursache der akuten Linksherzinsuffizienz
- **Röntgen-Thorax:** Beurteilung der Herzgröße (Herzdilatation?) und der pulmonalen Belüftung, Nachweis einer Lungenstauung oder eines Lungenödems (s. Abb. 6.1), Nachweis eines Infiltrats bei Pneumonie, Umfelddiagnostik (z. B. Lymphknotenvergrößerung, pulmonale Raumforderung)
- **Transthorakale Echokardiographie:** Beurteilung von kardialer Pumpfunktion, Herzgröße (z. B. global schlecht pumpendes, dilatiertes Herz bei dilatativer Herzmuskelerkrankung), Wandbewegung (z. B. regionale Wandbewegungsstörungen als Zeichen einer myokardialen Ischämie oder eines Myokardinfarktes) und Klappenfunktion (z. B. höhergradige Mitralinsuffizienz als Ursache der Linksherzinsuffizienz)
- **Labordiagnostik:**
  - Zum Ausschluss eines Myokardinfarkts: Troponin I und T, CK, CK-MB, AST (GOT), LDH, Myoglobin
  - Zum Ausschluss eines akuten Nierenversagens/einer dekompensierten chronischen Niereninsuffizienz mit Volumenüberladung als Ursache des Lungenödems: Retentionswerte (Kreatinin, Harnstoff)
  - Beurteilung der respiratorischen Einschränkung (auch im Verlauf): Blutgasanalyse (pH-Wert, Partialdrücke von Sauerstoff und Kohlendioxid, Sauerstoffsättigung, Hydrogenkarbonatspiegel)

Kommentar

Definition: Unter einem Lungenödem versteht man den **Übertritt von Flüssigkeit** aus den Lungenkapillaren anfangs **in das Lungeninterstitium** (**interstitielles Lungenödem**), später auch **in den Alvolarraum** (**alveoläres Lungenödem**).

Ätiologie und Pathophysiologie: Häufigste Ursache eines Lungenödems ist eine **akute oder chronische Linksherzinsuffizienz**, die z. B. durch Myokardinfarkt, hypertensive Krise, Myokarditis, tachy- oder bradykarde Herzrhythmusstörungen oder dekompensierte Klappenerkrankungen entstanden sein kann. Durch die Linksherzinsuffizienz staut sich das Blut vor dem linken Ventrikel in den Lungenkreislauf zurück. Dies führt zu einem **Druckanstieg im Lungenkreislauf**. Übersteigt der hydrostatische Druck im pulmonalen Gefäßbett die entgegengerichteten Drücke (Gewebedruck, Alveolardruck, onkotischer Druck), dann kommt es zum Flüssigkeitsaustritt aus den Gefäßen in das Lungengewebe und im Verlauf in den Alveolarraum. Dadurch wird die **Diffusionstrecke für den Sauerstoff erhöht** und der Gasaustausch zwischen Alveolen und Kapillaren erschwert. Des Weiteren sinken Compliance und Vitalkapazität deutlich, der Atemwegswiderstand steigt. Das Vollbild des linksventrikulären Pumpversagens wird auch als kardiogener Schock bezeichnet. Seltener sind **nichtkardiale Ursachen** für ein Lungenödem verantwortlich:

→ Fall 6 Seite 6

- Abfall des onkotischen Drucks durch massive Überwässerung, z. B. bei akuter oder dekompensierter chronischer Niereninsuffizienz
- Erniedrigung des Alveolardrucks, z. B. als Postexpansionslungenödem nach Punktion eines großen Pleuraergusses
- Permeabilitätssteigerung der Lungenkapillaren bei allergischer Usache (anaphylaktischer Schock) oder toxischer Ursache (z. B. Reizgase, Magensaftaspiration).

Klinik: Man unterscheidet im Anfangsstadium das **interstitielle Lungenödem** mit **Tachypnoe**, **Dyspnoe**, **Husten** und initial meist noch unauffälligem Auskultationsbefund (evtl. sind diskrete trockene Rasselgeräusche im Sinne von Giemen hörbar, ggf. auch basale feinblasige feuchte Rasselgeräusche) vom fortgeschrittenen Stadium des **alveolären Lungenödems** mit **schwerster Dyspnoe, Zyanose, feuchten fein- bis grobblasigen Rasselgeräuschen** (evtl. auch ohne Stethoskop hörbar, „Distanzrasseln") und **schaumigem Sputum**. Bedingt durch die Dyspnoe kann es zu ausgeprägter Angst und Panik sowie zu Schmerzen, die die Symptomatik noch verstärken können, kommen.

Diagnostik: s. auch Antwort zur Frage 6.5. Häufig ergeben sich schon aus der **Anamnese** (z. B. bekannte Herzerkrankung, Rauchgasinhalation, Medikation) Hinweise auf die Ursache des Lungenödems. Bei der **Auskultation der Lunge** lassen sich ubiquitär **fein- bis mittelblasige Rasselgeräusche** feststellen. Weitere wichtige Basisuntersuchungen bestehen in der Erhebung der Vitalparameter **Blutdruck, Herzfrequenz** und **Sauerstoffsättigung**. Einerseits lässt sich hiermit die Ausprägung der respiratorischen Einschränkung abschätzen, andererseits lassen sich hierdurch bereits Auslöser des Lungenödems ableiten (z. B. Blutdruck sehr hoch → evtl. hypertensive Krise als Auslöser). Ein **12-Kanal-EKG** hilft ebenfalls bei der Ursachensuche, da hiermit der Herzrhythmus beurteilt werden kann und sich evtl. eine vorliegende akute myokardiale Ischämie feststellen lässt. Die **Labordiagnostik** sollte neben dem Blutbild und dem Elektrolytstatus auch die Marker einer akuten Myokardschädigung (Troponin I und T, CK, CK-MB, AST [GOT], LDH, Myoglobin) und die Retentionswerte (Kreatinin, Harnstoff) erfassen. Durch eine kapilläre Blutentnahme oder direkte arterielle Punktion (A. radialis, A. femoralis) wird Blut zur Durchführung einer **Blutgasanalyse** gewonnen. Mit ihr kann man das Ausmaß der respiratorischen Beeinträchtigung auch im Verlauf einschätzen. Im **Röntgenbild des Thorax** kann die Diagnose einer pulmonalen Stauung (verplumpte Hili, verstärkte interstitielle Zeichnung, sog. Kerley-B-Linien) oder eines alveolären Lungenödems (diffuse Verschattungen) gestellt werden (s. Abb. 6.1), des Weiteren können Herzgröße und Lungenparenchym beurteilt werden.

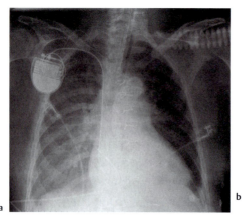 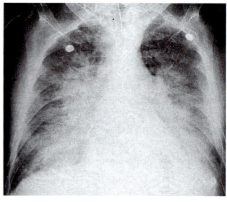

Abb. 6.1 Röntgenbild des Thorax (a.p.): a – Pulmonale Stauung (verplumpte Hili, verstärkte interstitielle Zeichnung mit generalisierter Transparenzminderung, Kerley-B-Linien in den Unterfeldern), b – Lungenödem (stark verplumpte Hili, alveoläre Verschattungen)

→ Fall 6 Seite 6

In der **Echokardiographie** werden die kardiale Pumpfunktion beurteilt sowie wesentliche Größen der Herzbinnenräume bestimmt; mit der Farbdopplerechokardiographie wird die Klappenfunktion dokumentiert.

Therapie: s. auch Antwort zur Frage 6.4. Als **Basistherapie** erfolgt zur initialen Senkung des pulmonalen hydrostatischen Druckes die **Oberkörperhochlagerung** und die **Tieflagerung der Beine**. Durch **Sauerstoffgabe über Maske** wird das Sauerstoffangebot erhöht. Beim kardial bedingten Lungenödem erfolgt eine medikamentöse **Senkung der kardialen Vorlast**. Hierzu eignet sich als direkter venöser Vasodilatator **Nitroglyzerin**, entweder als Spray oder auch als Dauerinfusion. Des Weiteren ist die Gabe eines **Schleifendiuretikums** (z. B. Furosemid) sinnvoll. Da die Patienten im Rahmen der Dyspnoe häufig auch unter einer ausgeprägten Angstsymptomatik und Schmerzen leiden, ist eine vorsichtige **Analgosedierung** zu empfehlen. Hierzu eignet sich insbesondere Morphin, da es als Nebeneffekt auch noch eine direkte pulmonale Vasodilatation bewirkt und somit auch die Therapie ergänzt.

Die **weitere Therapie** richtet sich im Wesentlichen **nach der Ursache**, z. B. Blutdrucksenkung bei hypertensiver Krise (z. B. mit Urapidil in 10 mg i. v. Bolus, s. auch Fall 13), Katecholamine bei kardiogenem Schock (s. Fall 25), Antiarrhythmika bei Herzrhythmusstörung, Dialyse bei Überwässerung im Rahmen einer Niereninsuffizienz, Revaskularisation bei Myokardinfarkt (s. Fall 21). Im Falle eines allergischen oder toxischen Lungenödems kann die hochdosierte Gabe von Glukokortikoiden (z. B. Prednisolon 250 mg i. v.) hilfreich sein. Sollte mit allen Maßnahmen keine wesentliche Besserung der Sauerstoffsättigung erzielt werden, kann ggf. eine **nichtinvasive Maskenbeatmung** im CPAP (**c**ontinious **p**ositive **a**irway **p**ressure)-Modus eingesetzt werden. Falls erforderlich muss durch eine Narkose und Intubation mit **maschineller Beatmung** (PEEP-Modus, **p**ositive **e**ndexspiratory **p**ressure) die suffiziente Oxygenierung sichergestellt werden.

 ZUSATZTHEMEN FÜR LERNGRUPPEN

Differenzialdiagnose der Dyspnoe

Therapie der Herzinsuffizienz

7 Plötzlicher Herztod durch Kammerflimmern

7.1 Beschreiben Sie das EKG des Patienten! Welche Diagnose stellen Sie?
- Keine QRS-Komplexe abgrenzbar → **Kammerflimmern**
- Diagnose: hyperdynamer **Herz-Kreislaufstillstand** durch Kammerflimmern

7.2 Was ist der wahrscheinlichste Auslöser hierfür?
- Meist ausgelöst durch **akuten Myokardinfarkt**
- Seltener durch: chronische KHK (Narben), Myokarditis, genetisch determinierte Herzrhythmuserkrankungen (Long-QT-Syndrom, Brugada-Syndrom)

7.3 Welche Maßnahmen führen Sie als nächstes durch?
- Wichtigste Maßnahme ist die schnellstmögliche **Defibrillation** (mit 360 Joule), um das Kammerflimmern wieder in einen geregelten Herzrhythmus zu überführen.
- **Fortsetzen von Herzdruckmassage und Beatmung** (Maskenbeatmung, ggf. auch Intubation)
- Weitere medikamentöse Therapie je nach Verlauf:
  - **Adrenalin-Gabe** (1 ml Adrenalin mit 9 ml Kochsalzlösung verdünnt alle 3–5 min i. v.)
  - Bei therapierefraktärem Kammerflimmern (Defibrillation erfolglos): Antiarrhythmikum, z. B. **Amiodaron** (300 mg i. v.) oder Xylocain (100 mg i. v.)

→ Zu den erweiterten Maßnahmen bei Reanimation (sog. Advanced Life Support [ALS]) s. auch Abb. 7.1)

→ Fall 7 Seite 7

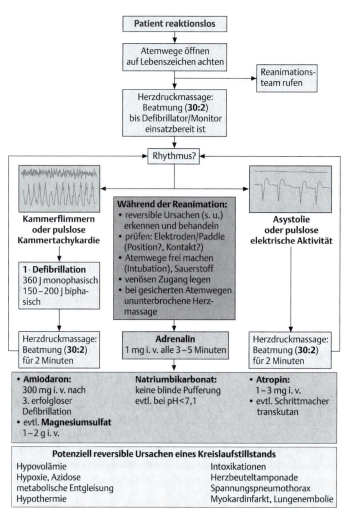

Abb. 7.1 ALS-Algorithmus bei Erwachsenen

7.4 Wie beurteilen Sie die Prognose des Patienten, und wovon ist diese im Wesentlichen abhängig?

- Ohne Wiederbelebungsmaßnahmen und Defibrillation verläuft diese Herzrhythmusstörung immer tödlich (sog. plötzlicher Herztod).
- Wesentliche Faktoren für ein Überleben sind neben einem schnellstmöglichen Beginn der Herz-Lungen-Wiederbelebung die **zeitnahe Defibrillation**.
- Die Chance zur erfolgreichen Durchbrechung des Kammerflimmerns durch Defibrillation sinkt mit jeder Minute Verzögerung um ca. 10 %.
- Unter optimalen Bedingungen mit schnellem Reanimationsbeginn und Frühdefibrillation können Überlebensraten von über 50 % erzielt werden.

Kommentar

Definition und Epidemiologie: Der plötzliche Herztod wird durch einen **ohne Vorzeichen auftretenden Herz-Kreislaufstillstand** definiert. In Deutschland versterben jährlich über 100 000 Menschen an plötzlichem Herztod.

Ätiologie: Ursache des plötzlichen Herztods sind meist die Herzrhythmusstörungen **Kammerflimmern** und **pulslose Kammertachykardie** (ventrikuläre Tachykardie, VT), die auf dem Boden einer **koronaren Herzerkrankung**

→ Fall 7 Seite 7

entstanden sind. Damit ist die koronare Herzkrankheit die bei weitem häufigste ursächliche Erkrankung, in deren Folge es zum plötzlichen Herztod kommt. Neben dem **akuten Myokardinfarkt** sind auch Patienten mit chronischer KHK gefährdet, da es im Bereich von älteren Infarktnarben zur Entstehung lebensbedrohlicher Herzrhythmusstörungen kommen kann. Andere Ursachen für solche Herzrhythmusstörungen sind dilatative Herzmuskelerkrankungen, hypertrophische Kardiomyopathien, genetisch determinierte Herzrhythmuserkrankungen (Long-QT-Syndrom, Brugada-Syndrom) oder auch Medikamentennebenwirkungen (proarrhythmogene Wirkung von Antiarrhythmika).

Pathophysiologie: Beim Kammerflimmern führen die Herzmuskelfasern keine koordinierten Kontraktionen mehr durch, sondern kontrahieren sich unkoordiniert mit Frequenzen weit **über 250/min**. Diese Kontraktionen führen zu keiner wesentlichen Auswurfleistung des Herzens, so dass die Situation hämodynamisch einem Herz-Kreislaufstillstand entspricht. Man spricht hier in Abgrenzung zum Herz-Kreislaufstillstand bei Asystolie oder elektromechanischer Dissoziation bzw. pulsloser elektrische Aktivität (hypodynamer Herz-Kreislaufstillstand) auch vom hyperdynamen Herz-Kreislaufstillstand.

Klinik: Aus **völligem Wohlbefinden** heraus kommt es zum **Kollaps mit Kreislauf- und nachfolgendem Atemstillstand**. Ohne sofortige Wiederbelebungsmaßnahmen führt dieser Zustand unweigerlich zum **Tod**.

Diagnostik: Der Herz-Kreislaufstillstand ist als primär klinische Diagnose durch das **Fehlen einer pulswirksamen Herzaktion**, gefolgt von einen **Stillstand der Atmung** definiert. Die zugrunde liegende Herzrhythmusstörung wird durch eine **EKG-Ableitung** festgestellt. Gelingt eine Stabilisierung des Patienten mit Wiedereinsetzen einer geordneten pulswirksamen Herzaktion, dann ist eine weitere **ursächliche Abklärung** durch **12-Kanal-EKG**, **Echokardiographie** und **Labordiagnostik** (Elektrolyte, CK, CK-MB, Troponin I und T, Myoglobin) durchzuführen. Besteht der Verdacht auf einen Myokardinfarkt oder konnte ein Myokardinfarkt als Auslöser nachgewiesen werden, sollte sich eine diagnostische **Herzkatheteruntersuchung** mit Koronarangiographie ggf. PTCA anschließen. Durch eine spezielle elektrophysiologische Untersuchung (Versuch der Induktion bedrohlicher Herzrhythmusstörungen im Herzkatheterlabor durch gezielte Stimulation) kann beim stabilisierten Patienten Aufschluss über die Gefährdung durch erneute Herzrhythmusstörungen erlangt werden und somit ggf. die Indikation zu weiterführenden Therapiemaßnahmen (z. B. ICD) gestellt werden.

Therapie: s. auch Antwort zur Frage 7.3. Die wesentliche Akuttherapie des Kammerflimmerns besteht in der schnellstmöglichen Applikation eines elektrischen Gleichstromschocks (**Defibrillation**). Die Zeit bis zur erfolgreichen Defibrillation mit Wiedereintritt von pulswirksamen Herzaktionen muss durch **Herzdruckmassage und Beatmung** überbrückt werden, um eine ausreichende Organperfusion zu gewährleisten. Zur Steigerung des peripheren Widerstands mit Erhöhung der diastolischen Koronarperfusion erfolgt die repetitive Gabe des Katecholamins **Adrenalin**. Sollte das Kammerflimmern durch wiederholte Defibrillationen nicht zu durchbrechen sein, dann kann durch die Gabe eines **Antiarrhythmikums** wie Amiodaron oder Xylocain die Chance auf eine erfolgreiche Defibrillation erhöht werden. Die weiteren Therapiemaßnahmen präklinisch wie klinisch orientieren sich an der vermuteten oder nachgewiesenen Ursache (z. B. Reperfusionstherapie bei akutem Myokardinfarkt).

Sollte das Ereignis überlebt werden und kein nachweisbarer und behebbarer Auslöser wie eine akute myokardiale Ischämie vorliegen, besteht ggf. die Möglichkeit zur Implantation eines **i**mplantierbaren **C**ardioverters/**D**efibrillators (ICD). Ein solcher ICD hat ähnlich wie ein konventioneller Herzschrittmacher eine Elektrode im rechten Ventrikel lokalisiert. Über diese Sensorelektrode erkennt das Gerät Kammerflimmern oder pulslose Kammertachykardien. Durch Abgabe eines Stromschocks wird der normale Herzrhythmus wieder hergestellt.

Prognose: **Ohne Therapie führt Kammerflimmern immer zum Tod.** Die Chance auf eine erfolgreiche Defibrillation fällt pro Minute Verzögerung um ca. 10 %. Durch eine rasche Herz-Lungen-Wiederbelebung kann die Organdurch-

→ Fall 7 Seite 7

blutung aufrechterhalten und die Zeit bis zur Defibrillation überbrückt werden.

Auf öffentlichen Plätzen und an vielfrequentierten Orten finden sich zunehmend leicht zu bedienende automatische Defibrillatoren (sog. automatische externe Defibrillatoren, AED). Nach Aufkleben der Elektroden durch einen geschulten Ersthelfer erkennen diese Geräte selbstständig, ob ein defibrillationswürdiger Herzrhythmus vorliegt und geben dann nach einer akustischen Warnung bei Bedarf einen Stromstoß ab. Hierdurch kann sehr rasch eine Defibrillation (sog. Frühdefibrillation oder Laiendefibrillation) gewährleistet werden. Diese Frühdefibrillation trägt entscheidend zur Verbesserung der Überlebensraten bei (> 50 % Überlebende).

 ZUSATZTHEMEN FÜR LERNGRUPPEN

Basismaßnahmen bei Herz-Kreislaufstillstand (ACB-Schema)

Abbruch von Reanimationsmaßnahmen

Elektrische Kardioversion (Indikationen)

Long-QT-Syndrom

Brugada-Syndrom

8 Akuter Verschluss einer Extremitätenarterien

8.1 Wie lautet Ihre Verdachtsdiagnose?
Akuter Verschluss der arteriellen Gefäßstrecke des Beines; Begründung: typische Befundkonstellation (6 „Ps" nach Pratt; s. Antwort zur Frage 8.2)

8.2 Wie nennt man die typischen Untersuchungsbefunde bei dieser Erkrankung?
6 „Ps" nach Pratt:
- **P**ain: Ruheschmerzen
- **P**ulselesness: keine Pulse tastbar
- **P**allor: Blässe der Haut
- **P**arästhesia: Sensibilitätsstörungen
- **P**aralysis: Lähmung
- **P**rostration: Schock

8.3 Was kommt als Ursache dieser Erkrankung in Betracht?
- Am ehesten akuter **embolischer Verschluss** entweder als **kardiale Embolie** (z. B. bei Vorhofflimmern, Myokardinfarkt, Endokarditis, künstlichen Herzklappen, paradoxe Embolie über ein persistierendes Foramen ovale) oder auch als **arterioarterielle Embolie** (Bauchaortenaneurysma, Poplitealaneurysma)
- Seltener lokale **Atherothrombose** (meist auf dem Boden einer vorbestehenden atherosklerotischen Plaque bei peripherer arterieller Verschlusskrankheit, selten bei Vaskulitiden, Aneurysma, Gefäßgrafts)
- Sehr selten durch direkte **Traumaeinwirkung** auf das Gefäß (dann häufig im Sinne einer Dissektion, z. B. als Komplikation bei Herzkatheteruntersuchung)

8.4 Welche Sofortmaßnahmen führen Sie durch?
- **Tieflagerung des Beines** zur Optimierung der (Rest-)Durchblutung
- Schaffung eines i. v.-Zugangs
- Antikoagulation mit **Heparin** (5000 IE i. v. als Bolus, dann Dauerinfusion beginnend mit 1000 IE/h unter Kontrolle der Gerinnungsparameter [Ziel-pTT 70–80 s])
- Ggf. **Schmerztherapie** (Opioidanalgetika, z. B. Morphin 5–10 mg i. v.)
- **Sofortige Klinikeinweisung**

8.5 Welche Therapiemöglichkeiten bestehen in der Klinik?
Therapieziel: schnellstmögliche Wiederherstellung der Perfusion
- **Interventionell als Ballonembolektomie nach Fogarty:** Eingehen mit einem Ballonkatheter proximal des Verschlusses, nach Passage der Verschlussstelle Extraktion des thromboembolischen Materials durch Rückzug des entfalteten Ballons (s. Abb. 8.1)
- **Offen chirurgisch** mit Eröffnung des Gefäßes, Abtragung des Thrombus/Embolus, ggf. Verschluss mit Erweiterungsplastik (Patch-

→ Fall 8 Seite 8

Plastik); alternativ bei nichtentfernbarem Thrombus oder zu langstreckigem Verschluss operative Anlage eines Umgehungskreislaufes (Bypass)
- Selten lokale Lyse mit Fibrinolytika (z. B. r-tPA) über einen arteriellen Katheter
- Bei sehr distal gelegenen Verschlüssen ggf. auch primärer Versuch einer perkutanen transluminalen Angioplastie (PTA)

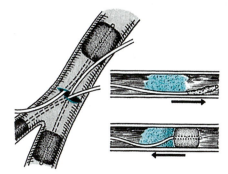

Abb. 8.1 *Prinzip der Embolektomie nach Fogarty mittels Ballonkatheter*

Kommentar

Definition: Bei einem akuten Verschluss einer Extremitätenarterie handelt es sich um eine **plötzliche Verlegung eines Gefäßlumens peripherer Arterien**. In der Folge kommt es zur Sauerstoffunterversorgung des abhängigen Versorgungsgebiets, d. h. zur Extremitätenischämie. Meist ist die untere Extremität betroffen.

Ätiologie und Pathophysiologie: Ursächlich liegt dem Verschluss meist eine **Embolie**, seltener eine lokale Thrombose oder eine lokale Gefäßverletzung zugrunde (s. Antwort zur Frage 8.3). Durch die arterielle Minderversorgung kommt es zunächst zu einer reversiblen Zellschädigung, die bei längerem Bestehen in einen Zelltod (Nekrose) mündet.

Klinik: Klinisch zeigen sich neben **akuten Schmerzen** eine zunehmende **Blässe** und **Kälte** der Haut, **nicht- oder schlechttastbare arterielle Pulse** sowie im weiteren Verlauf zunehmende **Sensibilitätsstörungen** und **Lähmungen** (sog. 6 Ps nach Pratt, s. Antwort zur Frage 8.2). Wird die Ischämie nicht innerhalb von ca. 4–6 Stunden behoben, kann es im weiteren Verlauf zu Kreislaufschock und – durch den fortschreitenden Gewebeuntergang – zum Verlust der Extremität kommen.

Diagnostik: Es handelt sich um eine **Notfallsituation**, die die **sofortige Krankenhauseinweisung** notwendig macht. Die Diagnose wird anhand der typischen Zeichen primär klinisch gestellt (6 „Ps", s. Antwort zur Frage 8.2). Als leicht verfügbare ergänzende Untersuchung steht klinisch noch die **cw-Dopplersonographie** zur Verfügung, mit dem der akustische Nachweis bzw. Ausschluss einer arteriellen Perfusion erbracht werden kann. Mithilfe der **arteriellen Angiographie** lässt sich der **Gefäßverschluss exakt lokalisieren** (s. Abb. 8.2). Da diese Untersuchung aber eine gewisse Zeit benötigt, wird auf sie aufgrund der dringlichen Therapienotwendigkeit meist verzichtet.

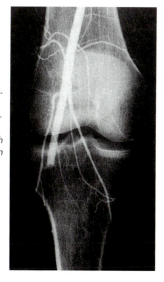

Abb. 8.2 *Arterielle Angiographie bei akutem embolischen Gefäßverschluss der A. poplitea. Es finden sich typische angiographische Zeichen des akuten Verschlusses: konvexbogiger Gefäßabbruch mit vollständigem Gefäßverschluss, keine Kollateralgefäße.*

Im weiteren Verlauf sollte nach möglichen Ursachen gesucht werden. Hierbei sind hilfreich: Labordiagnostik, 12-Kanal-EKG, ggf. transthorakale und transösophageale Echokardiographie, Sonographie der Aorta und Beinarterien.

→ Fall 8 Seite 8

Therapie: Es muss umgehend eine Therapie eingeleitet werden, um die Perfusion schnell wiederherzustellen und damit einen Extremitätenverlust zu vermeiden. **Erste Maßnahme** ist die Gabe von **Heparin**, um ein weiteres Wachstum des Thrombus zu verhindern (s. auch Antwort zur Frage 8.4). Im Weiteren erfolgt die optimale Therapie interventionell (mittels Ballonkatheter nach Fogarty) oder offen chirurgisch (s. Antwort zur Frage 8.5). Ersteres Verfahren ist v. a. bei sehr frischen kurzstreckigen Verschlüssen distal des Leistenbandes die Methode der Wahl, während das offene chirurgische Vorgehen sich v. a. für weit proximale Verschlüsse, bereits länger bestehende Ischämien sowie längerstreckigen Verschlüsse (z. B. auf dem Boden einer pAVK) eignet. So kann sehr rasch die Durchblutung wiederhergestellt werden. **Bei weit distal gelegenen Verschlüssen** kommt eventuell ein interventionelles Vorgehen mittels perkutaner transluminaler Angioplastie (**PTA**) oder eine **lokale Lysebehandlung** mit Fibrinolytika in Betracht. Bei sehr lange bestehendem Verschluss mit irreversibler Gewebeschädigung oder nichtmöglicher Revaskularisierung muss als Ultima Ratio die betroffene Extremität amputiert werden. Dies ist erforderlich, um systemische Folgen der ausgeprägten Nekrose mit Rhabdomyolyse und evtl. Superinfektion zu begrenzen.

Prognose: Die Prognose hängt entscheidend von einer raschen Diagnosestellung und Therapieeinleitung ab. Bei optimaler und zeitnaher Behandlung kann bei bis zu 90% der Patienten die Extremität gerettet werden. Bei fortgeschrittener Ischämie ist mit Amputationsraten von bis zu 30% zu rechnen, und die Krankenhaussterblichkeit liegt – bedingt durch die häufig vorliegende kardiovaskuläre Komorbidität – bei bis zu 20%.

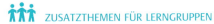

ZUSATZTHEMEN FÜR LERNGRUPPEN

Akuter Mesenterialinfarkt

Hirninfarkt

Therapie des Vorhofflimmerns

Chronischer Arterienverschluss

9 Periphere arterielle Verschlusskrankheit (pAVK)

9.1 Stellen Sie eine Verdachtsdiagnose, und geben Sie das klinische Krankheitsstadium an!
Periphere arterielle Verschlusskrankheit Stadium II (**Claudicatio intermittens**); Begründung: typische Klinik (unter muskulärer Belastung induzierter Schmerz in einer definierten Muskelgruppe, der im Ruhezustand wieder verschwindet)

9.2 Benennen Sie alle Stadien dieser Erkrankung!
Klinische Stadieneinteilung nach Fontaine (I–IV)
- **Stadium I:** asymptomatisches Stadium mit nachweisbaren Gefäßveränderungen
- **Stadium II:** Claudicatio intermittens (weitere Einteilung anhand der schmerzfreien Gehstrecke: a >200 m, b <200 m)
- **Stadium III:** Ruheschmerzen
- **Stadium IV:** zusätzlich Ulkus, Gangrän (s. Abb. 9.1)

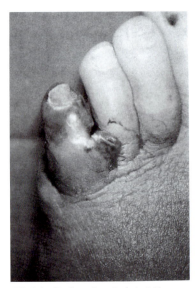

Abb. 9.1 *Trockene Gangrän bei pAVK*

→ Fall 9 Seite 9

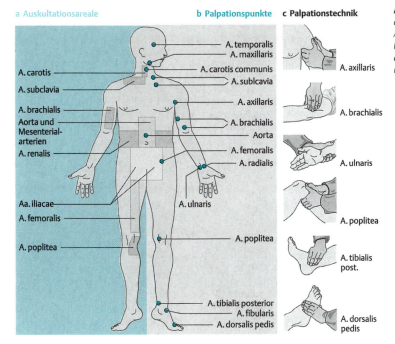

Abb. 9.2 Erhebung des Pulsstatus durch Auskultation (a) und Palpation (b und c) der peripheren Arterienpulse

9.3 Welche einfachen Untersuchungen können Ihnen in der Diagnostik rasch weiterhelfen?

- Erhebung des **Pulsstatus** an beiden Beinen: Leistenpuls, A. poplitea, A. dorsalis pedis, A. tibialis posterior (s. Abb. 9.2)
- Messung des systolischen Blutdrucks (**Dopplerverschlussdruck**) an beiden Oberarmen und beiden Knöcheln (s. Abb. 9.3); hieraus Berechnung des Knöchel-Arm-Indexes (Quotient aus höherem Verschlussdruck des Oberarmes und dem Verschlussdruck des rechten oder linken Knöchels); zur Interpretation s. Tab. 9.1
- **Inspektion** der Füße und Zehen (trophische Störungen)

Tab. 9.1 Interpretation des Knöchel-Arm-Index

Knöchel-Arm-Index	Interpretation
>1,3	nicht komprimierbar (z. B. Mediasklerose)
0,9–1,2	normal
0,75–0,9	leichte pAVK
0,5–0,75	mittelschwere pAVK
<0,5	schwere pAVK

9.4 Nach welchen Risikofaktoren forschen Sie bei diesem Patienten?

Nach Risikofaktoren für kardiovaskulären Erkrankungen: Nikotinabusus, Diabetes mellitus, arterielle Hypertonie, Hyperlipoproteinämie

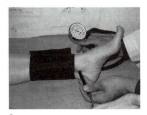
a

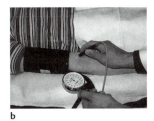
b

Abb. 9.3 Ermittlung des Dopplerverschlussdrucks (systolischen Blutdrucks) am Innenknöchel (A. tibialis posterior) und in der Ellenbeuge (A. brachialis) (Prinzip: Anlegen einer Blutdruckmanschette supramalleolär, Darstellung der A. tibialis posterior oder A. dorsalis pedis mittels Dopplersonde, Ablassen des Manometerdrucks nach suprasystolischer Stauung, das erste Strömungsgeräusch markiert den systolischen Blutdruck; als Vergleichswert wird analog der systolische Blutdruck der A. brachialis bestimmt)

→ Fall 9 Seite 9

9.5 Welche wesentlichen Begleiterkrankungen sind häufig vorzufinden?

Sehr häufige Komorbidität mit **koronarer Herzerkrankung** und **zerebrovaskulärer Atherosklerose**

9.6 Welche Therapiemöglichkeiten kennen Sie?

Die Therapie ist abhängig vom Krankheitsstadium: **In allen Stadien (I–IV)** ist die **Behandlung/Beseitigung von Risikofaktoren** wesentlich (z. B. durch Nikotinkarenz, Blutzuckereinstellung, Blutdruckeinstellung, Lipidtherapie). Dieses ist gleichzeitig die einzige notwendige Behandlung im **Stadium I**.

- **Stadium II:**
  - Strukturiertes Gehtraining (kann die Kollateraldurchblutung und damit die schmerzfreie Gehstrecke verbessern)
  - Thrombozytenaggregationshemmung (ASS 100 mg/d)
  - Bei stark eingeschränkter Gehstrecke Revaskularisation mittels interventioneller Therapie (Ballondilatation, ggf. mit Stentimplantation) oder Operation (Desobliteration, Patchplastik, Bypass)
- **Stadium III und IV:**
  - Revaskularisation mittels interventioneller Therapie (Ballondilatation, ggf. mit Stentimplantation) oder Operation (Desobliteration, Patchplastik, Bypass)
  - Amputation (Ultima Ratio)

Kommentar

Definition: Bei der peripheren arteriellen Verschlusskrankheit (pAVK) kommt es zu einer Stenosierung des Lumens peripherer Arterien und hierdurch zu einer relativen Minderdurchblutung. Meist ist die untere Extremität betroffen.

Einteilungen: Neben der **klinischen Stadieneinteilung nach Fontaine** (s. Antwort zur Frage 9.2) existieren eine **Einteilung anhand des Knöchel-Arm-Indexes** (s. Antwort zur Frage 9.3 und Tab. 9.1) und eine **Einteilung anhand der Lokalisation der Gefäßstenose** (s. Tab. 9.2). 90% der Fälle von pAVK manifestieren sich im Bereich der Becken-Bein-Arterien, wobei die Oberschenkeletage mit 50% am häufigsten betroffen ist. Die Schulter-Arm-Gefäße sind lediglich in 10% der Fälle betroffen.

Tab. 9.2 Einteilung der pAVK anhand der Lokalisation der Gefäßstenose

Typ	Lokalisation der Stenose	Schmerzlokalisation
Beckentyp	Aorta, A. iliaca	Gesäß, Hüfte, Oberschenkel
Oberschenkeltyp	A. femoralis, A. poplitea	Wade
Peripherer (akraler) Typ	Unterschenkel-/Fußarterien Unterarm-/Handarterien	Fußsohle, Zehen Hand, Finger
Schultergürtel-Arm-Typ	A. subclavia, A. brachialis	Oberarm, Unterarm

Ätiologie: Die Ursache der Gefäßstenosen ist in 90% der Fälle **arteriosklerotisch** bedingt. In der Pathogenese spielen hier die typischen Risikofaktoren für kardiovaskulären Erkrankungen eine zentrale Rolle: Nikotinabusus, Diabetes mellitus, Hyperlipidämie, arterielle Hypertonie. Nur in 10% der Fälle sind primär entzündliche Gefäßprozesse (Vaskulitiden) ursächlich.

Pathophysiologie und Klinik: Distal der Arterienstenose kommt es – zunächst unter erhöhter Belastung, später ggf. auch in Ruhe – zu einem Abfall des Perfusionsdrucks und damit der Durchblutung. Letztendlich resultiert ein **Sauerstoffmangel** im Gewebe. Die Symptome sind abhängig von der Ausprägung der Stenose und damit der Minderdurchblutung bzw. des Sauerstoffmangels. Anfangs führt dies zu Schmerzen bei vermehrtem Sauerstoffbedarf, also v. a. unter körperlicher Belastung. Diese Schmerzen verschwinden in Ruhe wieder. Man bezeichnet dies auch als **Claudicatio intermittens** („Schaufensterkrankheit"). Später reicht die Sauerstoffversorgung auch in Ruhe nicht mehr aus, es kommt zu **Ruheschmerzen** und **trophischen Störungen** (Ulkus, Gangrän).

Diagnostik: Die **Anamnese** gibt bereits wesentliche Hinweise auf die Erkrankung, z. B. vorhandene **Risikofaktoren** (s. Antwort zur Frage 9.4), **Begleiterkrankungen** (s. Antwort zur Frage 9.5) und **Beschreibung der Beschwerden** (z. B. belastungsabhängige Schmerzen, Ruheschmerz).

→ Fall 9 Seite 9

Weitere Hinweise können bereits durch einfache Untersuchungen gewonnen werden: An den **Beinen und Füßen** sollte nach **trophischen Störungen** gesucht werden. **Nicht- oder schlechttastbare Pulse** sind ein möglicher Hinweis auf eine davor gelegene Stenose. Finden sich **Strömungsgeräusche** bei der Auskultation (z. B. der A. femoralis, A. poplitea), können diese ebenfalls auf eine Stenose hindeuten. Diese Strömungsgeräusche können ggf. auch erst unter erhöhter Durchblutung nachweisbar sein; es empfiehlt sich daher auch eine Auskultation nach muskulärer Anstrengung (Kniebeugen, Zehenstände). Beschwerden können auch durch spezielle Provokationstests hervorgerufen werden (z. B. Ratschow-Test: Hierbei liegt der Patient bei der Prüfung der unteren Extremität auf dem Rücken, hat die Beine um 90° in der Hüfte nach oben abgebeugt und lässt die Füße möglichst so lange kreisen, bis Schmerzen auftreten.). Die Messung des Blutdrucks an beiden Armen und Knöcheln mittels **cw-Dopplersonographie** (Dopplerverschlussdrücke) ermöglicht die Berechnung des **Knöchel-Arm-Indexes** (s. Antwort zur Frage 9.3).

Standardisierte Gehtests auf dem Laufbandergometer bieten sich insbesondere zur Verlaufskontrolle an. Die **farbkodierte Duplexsonographie** (FKDS) oder invasive Verfahren wie die **direkte Angiographie** (s. Abb. 9.4) sind insbesondere zur Therapieplanung vor Interventionen oder Operationen sinnvoll.

Therapie: s. Antwort zur Frage 9.6.

Prognose: Die Langzeitprognose von Patienten mit pAVK wird v. a. durch die hohe **Komorbidität an koronarer Herzerkrankung (KHK) und zerebrovaskulärer Verschlusskrankheit** bestimmt: Im Stadium II haben etwa 50% der Patienten eine KHK, im Stadium III und IV nahezu 90%. Im Stadium der symptomatischen pAVK versterben 60% der Patienten an den Folgen der KHK, 10% an den Folgen von Schlaganfällen und nur weniger als 10% an direkten vaskulären Komplikationen der von der pAVK betroffenen Gefäße. Diese Zahlen unterstreichen die Notwendigkeit, bei pAVK-Patienten auch eine gründliche KHK-Diagnostik durchzuführen.

Die Amputationsrate liegt im Stadium II bei 2% in 5 Jahren; in den Stadien III und IV bei 12% in 3 Monaten. Die 1-Jahres-Letalität liegt in den Stadien III und IV bei 20%.

 ZUSATZTHEMEN FÜR LERNGRUPPEN

Akuter Verschluss einer Extremitätenarterie

Koronare Herzkrankheit (KHK)

Zerebrovaskuläre Verschlusskrankheit

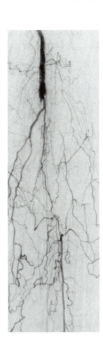

Abb. 9.4 *Direkte Angiographie: Verschlüsse der A. femoralis superficialis, A. poplitea, A. tibialis anterior/posterior mit Ausbildung von Kollateralkreisläufen*

→ Fall 9 Seite 9

10 Symptomatische Aortenstenose

10.1 Halten Sie ein Belastungs-EKG als nächste diagnostische Maßnahme für angebracht? Begründen Sie Ihre Entscheidung!

- Verdachtsdiagnose aufgrund der Beschwerden (Dyspnoe und Thoraxschmerzen unter Belastung) und des typischen Auskultationsbefundes (spindelförmiges hochfrequentes Systolikum, Punctum maximum über dem 2. ICR rechts parasternal, Fortleitung in beide Karotiden): **symptomatische Aortenstenose**
- Eine der **Kontraindikationen für Belastungs-EKG** (s. auch Fall 16) ist die **höhergradige (also schwere oder kritische) oder symptomatische Aortenstenose**. Bei der Patientin ist bislang nicht bekannt, welcher Schweregrad vorliegt, aufgrund der Beschwerdesymptomatik ist aber zunächst von einer symptomatischen Aortenstenose auszugehen. Daher ist ein Belastungs-EKG bei dieser Verdachtsdiagnose kontraindiziert!

10.2 Welche weiteren Untersuchungsmethoden sind Ihrer Ansicht nach indiziert?

- **Ruhe-EKG:**
  - Veränderungen bei schwerer Aortenstenose: Zeichen einer Linksherzhypertrophie (z. B. Linkstyp; Linksschenkelblock; Erregungsrückbildungsstörungen [ST-Streckenveränderungen] in Ableitungen I, aVL, V4–V6; positiver Sokolow-Lyon-Index: S in V1 + R in V5 oder V6 >3,5 mV)
  - Ausschluss von Herzinfarkt und Herzrhythmusstörungen
- **Transthorakale Echokardiographie:**
  - Diagnosesicherung durch Ermittlung von Veränderungen bei Aortenstenose: Linksherzhypertrophie; Aortenklappe verdickt/verkalkt/vermindert beweglich sowie mit reduzierter Öffnungsfläche und erhöhtem Druckgradienten (→ Ermittlung des Schweregrads der Aortenstenose s. Kommentar)
  - Beurteilung der Pumpfunktion und der anderen Herzklappen
- **Herzkatheteruntersuchung mit Koronarangiographie:**
  - Invasive Beurteilung des Schweregrads der Aortenstenose (Messung des transvalvulären Druckgradienten)
  - Ausschluss einer begleitenden KHK
  - OP-Vorbereitung

10.3 Welche Verhaltensregeln erläutern Sie der Patientin?

- Körperliche Schonung zur Vermeidung von Blutdruckspitzen
- Endokarditisprophylaxe bei bakteriämiegefährdeten Eingriffen und Situationen (s. Fall 3)

10.4 Benennen Sie mögliche Therapieoptionen!

- **Leichte bis mittelgradige Stenosen ohne Symptome:** Verlaufskontrolle (Klinik, Echokardiographie)
- **Vom Druckgradienten her schwere, aber klinisch asymptomatische Stenosen (selten):** sorgfältige Abwägung zwischen engmaschigen Kontrollen und primär operativem Vorgehen (in Abhängigkeit u. a. vom Gesamtzustand des Patienten, dem Ausmaß der Linksherzhypertrophie und der Pumpfunktion)
- **Symptomatische schwere/kritische Stenose:** operativer Aortenklappenersatz
- **Symptomatische schwere/kritische Stenose und fehlende OP-Fähigkeit:** als Überbrückungsmaßnahme in Einzelfällen ggf. Ballonvalvuloplastie mit Klappensprengung

Kommentar

Definition und Einteilung: Unter einer Aortenstenose versteht man die Einengung des linksventrikulären Ausflusstrakts im Bereich der Aortenklappe. Die Aortenstenose lässt sich anhand ihrer Lokalisation einteilen:

- Betrifft die Stenose direkt die Aortenklappe, spricht man von **valvulärer Aortenstenose** oder **Aortenklappenstenose**. Hierbei handelt es sich um die häufigste Form der Aortenstenose.

→ Fall 10 Seite 10

- Liegt die Stenose unterhalb der Aortenklappe, spricht man von **subvalvulärer Aortenstenose**. Ursache ist meist eine Septumverdickung im Bereich des linksventrikulären Ausflusstrakts bei hypertrophisch-obstruktiver Kardiomyopathie (HOCM) (s. Fall 36).
- Liegt die Stenose oberhalb der Aortenklappe, spricht man von **supravalvulärer Aortenstenose**. Sie tritt sehr selten auf und ist meist angeboren.

Im Folgenden wird nur auf die Aortenklappenstenose eingegangen.

Ätiologie: Ursache sind meist **degenerative Klappensklerosen**, des Weiteren kann sie als Komplikation des rheumatischen Fiebers oder der infektiösen Endokarditis entstehen. Seltener sind angeborene Klappenfehlbildungen wie eine biskupid angelegte Klappe (Verschmelzung der Kommissuren), die dann bereits in jüngerem Lebensalter zu einer symptomatischen Stenose führen kann.

Pathophysiologie und Klinik: Bei Aortenklappenstenose muss der durch die Stenose bedingte erhöhte Strömungswiderstand überwunden werden, um das Herzzeitvolumen aufrechtzuerhalten. Um den Widerstand zu überwinden, muss der Druck vor der Stenose (im linken Ventrikel) ansteigen. Nach der Stenose (in der Aorta) fällt er wieder ab. Es entwickelt sich ein **Druckgradient**, der von der verbleibenden Öffnungsfläche der Klappe abhängt. Da dieser Druckgradient meist langsam ansteigt, reagiert der linke Ventrikel auf die Druckbelastung mit einer konzentrischen Hypertrophie. Durch diesen Adaptationsvorgang werden über einen langen Zeitraum Herzzeitvolumen und das linksventrikuläre enddiastolische Volumen konstant gehalten. Die Patienten sind also **lange asymptomatisch**. Erst, wenn die Ausflussbahn auf ein Drittel ihres ursprünglichen Lumens (von $3\,cm^2$ auf $1\,cm^2$) eingeengt ist, kann das Herzminutenvolumen – **v. a. unter Belastung** – nicht mehr aufrechtgehalten werden. Die Aortenklappenstenose wird **symptomatisch**. Die Leitsymptome sind:

- **Angina pectoris** (bedingt durch eine relative myokardiale Minderperfusion aufgrund des hohen intrakardialen Drucks),
- **Dyspnoe** (ebenfalls bedingt durch die myokardiale Minderperfusion sowie ggf. eine zusätzliche Lungenstauung),
- **Schwindel** und **Synkopen** (beides bedingt durch eine relative zerebrale Minderperfusion).

Diagnostik: Bereits die **klinische Untersuchung** liefert wesentliche Hinweise: Typisch sind **Pulsus parvus et tardus** (langsam ansteigender Puls mit geringer Amplitude) und ein hebender und **nach links verlagerter Herzspitzenstoß**. In der Auskultation findet sich ein **spindelförmiges raues mittel- bis tieffrequentes Systolikum** mit Punctum maximum typischerweise über dem 2. ICR parasternal rechts und Fortleitung in die Karotiden. Der 2. Herzton kann paradox gespalten sein (Schluss der Pulmonalklappe vor der Aortenklappe) (s. Abb. 10.1).

Das **EKG** kann **Zeichen der Linksherzhypertrophie** aufweisen (s. Antwort zur Frage 10.2). Im **Röntgen-Thorax** finden sich häufig Linksherzverbreiterung und abgerundete Herzspitze (sog. aortal konfiguriertes Herz), teilweise ist der Kalk im Bereich der Aortenklappe sichtbar (s. Abb. 10.2).

Mithilfe der **Echokardiographie** lassen sich die sklerosierte und öffnungsbehinderte Klappe sowie die Linksherzhypertrophie darstellen. Mittels **Dopplerechokardiographie** lassen sich nichtinvasiv der **Druckgradient über der Aortenklappe** und die **Klappenöffnungsfläche** abschätzen. Mit diesen beiden Parametern wird der Schweregrad der Aortenklappenstenose bestimmt (s. Tab. 10.1). Mittels **Linksherzkatheter** wird invasiv der Druckgradient und die linksventrikuläre Funktion bestimmt. Des Weiteren können begleitende Erkrankungen wie andere

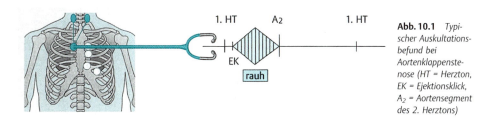

Abb. 10.1 Typischer Auskultationsbefund bei Aortenklappenstenose (HT = Herzton, EK = Ejektionsklick, A_2 = Aortensegment des 2. Herztons)

→ Fall 10 Seite 10

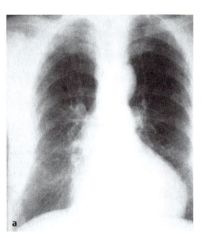 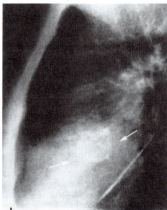

Abb. 10.2 Röntgen-Thorax bei Aortenklappenstenose: a – a.p.-Aufnahme: Linksherzverbreiterung und abgerundete Herzspitze (sog. aortal konfiguriertes Herz), b – seitliche Aufnahme: Verkalkungen der Aortenklappe (Pfeile)

Herzklappenfehler (z. B. begleitende Aortenklappeninsuffizienz, Mitralklappeninsuffizienz oder -stenose) oder eine koronare Herzerkrankung nachgewiesen oder ausgeschlossen werden.

Tab. 10.1 Schweregrade der Aortenklappenstenose (Anhaltswerte)

Schweregrad	Klappenöffnungsfläche (cm²)	Druckgradient (mmHg)
Keine Stenose	2,5–3,6	< 16
Leicht	1,5–2,0	< 50
Mittelgradig	1–1,5	50–75
Schwer	<1	> 75
Kritisch	< 0,75	> 100

Therapie: Beim **asymptomatischen Patienten mit leichter bis mittelgradiger Stenose** ist die Therapie primär konservativ und besteht im Wesentlichen aus **Verlaufskontrollen** und Einhaltung einer **Endokarditisprophylaxe**. Asymptomatische Patienten mit mindestens mittelgradigen Stenosen sollten **sportliche Aktivitäten und schwere körperliche Belastungen vermeiden** sowie regelmäßig (zunächst halbjährlich, ggf. später jährlich) klinisch und echokardiographisch kontrolliert werden, um einen wesentlichen Progress der Öffnungsfläche bzw. des Druckgradienten sowie eine eintretende Einschränkung der Pumpfunktion rechtzeitig zu erfassen und die Patienten rechtzeitig einer operativen Therapie zu zu führen.

Die optimale Therapie für **symptomatische Patienten mit schwerer oder kritischer Stenose** oder **asymptomatische Patienten mit kritischen Stenosen oder rascher Progredienz** stellt der chirurgische **Aortenklappenersatz** dar. Es stehen mechanische und biologische Ersatzklappen zur Verfügung. Mechanische Ersatzklappen weisen eine höhere Haltbarkeit auf, erfordern aber eine lebenslange orale Antikoagulation mit Kumarinderivaten. Im Gegensatz dazu sind biologische Ersatzklappen kürzer haltbar, eine langfristige orale Antikoagulation ist hier jedoch nicht erforderlich. Die Entscheidung ist individuell unter Berücksichtigung von Patientenalter, Begleiterkrankungen, Compliance und Wünschen zu treffen. So werden jüngere Patienten (< 65 Jahren) in der Regel mit mechanischen Ersatzklappen versorgt (Notwendigkeit von Reoperationen max. 0,5 % pro Jahr). Sehr alte Patienten (>80 Jahre) mit hohem Blutungsrisiko unter Antikoagulation erhalten eher biologische Ersatzklappen. Auch junge Patientinnen mit Kinderwunsch sollten aufgrund der Kontraindikation für Kumarinderivate in der Schwangerschaft nach ausführlicher Beratung eine biologische Ersatzklappe erhalten.

Als Alternativverfahren beim nichtoperationsfähigen Patienten steht die **Ballonvalvuloplastie** zur Verfügung. Hierbei wird interventionell mithilfe eines Ballonkatheters die Aortenklappe aufgesprengt. Hohe Komplikationsraten (Embolien, höhergradige Insuffizienzen) und schlechte mittelfristige Ergebnisse (50 % Restenosen nach 6 Monaten) lassen dieses Verfahren jedoch ausschließlich für palliative Situationen oder als Überbrückungsmaßnahme in Einzelfällen zur Anwendung kommen.

→ Fall 10 Seite 10

Prognose: Patienten mit asymptomatischer Stenose haben eine gute Prognose; die Lebenserwartung ist kaum eingeschränkt. Treten die typischen Symptome (s. oben) auf, verschlechtert sich die Prognose rapide: Die mittlere Überlebensrate beträgt dann ca. 2 Jahre. Eine Operation ist dann dringend indiziert. Die Frühletalität innerhalb der ersten postoperativen 30 Tage liegt bei elektiver Operation bei ca. 5 %, bei bereits reduzierter Pumpfunktion und manifester Herzinsuffizienz jedoch deutlich höher. Nach erfolgreichem Herzklappenersatz ist die Langzeitprognose gut, die 10-Jahresüberlebensrate liegt bei etwa 70 %.

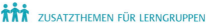

ZUSATZTHEMEN FÜR LERNGRUPPEN

Rheumatisches Fieber

Sub- und supravalvuläre Aortenstenosen

Endokarditisprophylaxe

Auskultationsbefunde von verschiedenen Herzklappenfehlern (z. B. Mitralstenose, Mitralinsuffizienz)

11 Lungenembolie

11.1 Befunden Sie das EKG!
- Tachykarder Sinusrhythmus
- SI-QIII-Typ (Sagittaltyp, McGinn-White-Syndrom)
- R-Verlust in V1–V4, deutliche R-Reduktion in V5
- Präterminal negatives T in V1–V4
- P in Ableitung II grenzwertig hoch (ca. 0,25 mV, P-pulmonale?)
- Keine Herzrhythmusstörungen im Beobachtungsintervall

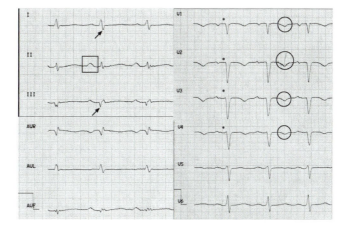

Abb. 11.1 EKG des Patienten: Pfeile markieren das S in I und das Q in III als Zeichen des Sagittaltyps; * R-Verlust in V1–V4; durch Kreise sind die negativen T-Wellen markiert. Das Rechteck markiert die prominente P-Welle in II

11.2 Welche Verdachtsdiagnose haben Sie, an welche wichtige Differenzialdiagnose denken Sie?
- Verdachtsdiagnose: chronisch-rezidivierende **Lungenembolie** mit jetzt akuter Embolie; Begründung: Wadenschmerzen in der Vorgeschichte als Hinweis auf eine Beinvenenthrombose, Atemnot, Tachykardie, Zeichen der Rechtsherzbelastung im EKG (s. Antwort zur Frage 11.1)
- Differenzialdiagnose: koronare Herzkrankheit mit nicht mehr frischem Vorderwandinfarkt; Begründung: Thoraxschmerzen, passende EKG-Veränderungen (R-Verlust und T-Negativierungen über der Vorderwand im EKG), dann Synkope evtl. durch maligne Herzrhythmusstörungen (Kammertachykardie?)

→ Fall 11 Seite 11

11.3 Was für weitere Untersuchungen halten Sie für sinnvoll?

- **Echokardiographie:** Darstellung von Wandbewegungsstörungen, Pumpfunktion, Rechtsherzbelastung
- **Röntgen-Thorax:** Beurteilung von Herzgröße, Stauung?, Infiltrat?
- **Labor:** Troponin I/T, CK, CK-MB, D-Dimere
- **Ggf. Lungenventilations-/Lungenperfusionsszintigrafie:** Nachweis ventilierter, aber nicht perfundierter Bereiche?
- **CT-Thorax mit Kontrastmittelgabe (CT-Angiographie, Angio-CT):** direkter Nachweis des thrombotischen Lungenarterienverschlusses möglich

11.4 Welche therapeutischen Maßnahmen ergreifen Sie aufgrund Ihrer Verdachtsdiagnose?

- Umgehende Überwachung von Herzrhythmus, Blutdruck, Sauerstoffsättigung
- Sauerstoffgabe (4–8 l/min) über Maske
- Immobilisation
- Schaffung eines i. v.-Zugangs
- Gabe von Heparin (5000–10000 IE i. v. im Bolus)
- Transport in die nächstgeeignete Klinik in Notarztbegleitung

Kommentar

Definition: Eine Lungenembolie entsteht durch die embolische Verschleppung meist thrombotischen Materials in die Lungenarterien.

Ätiologie und Pathophysiologie: Häufigster **Ursprungsort** des Embolus ist eine **Thrombose im Bereich der tiefen Beinvenen**. Risikofaktoren für die Entstehung sind u. a. Immobilisierung (Bettruhe, längere Flugreisen), Rechtsherzinsuffizienz, Trauma (v. a. Becken, Beine), Operation, orale Kontrazeptiva und angeborene Gerinnungsstörungen.

Pathogenetisch entstehen Thromben durch venöse Stase, Gefäßwandschädigung und Aktivierung der Blutgerinnung. Lösen sich Thrombusanteile (= Embolus) und gelangen in die Lungenstrombahn, führt dies zu einer **akuten Obstruktion** eines Teils des pulmonalarteriellen Gefäßbetts. Es kommt zur akuten Zunahme des Lungengefäßwiderstandes mit Anstieg des pulmonalarteriellen Drucks auf über 30–40 mmHg. Die Folge sind eine **akute Rechtsherzbelastung** (akutes Cor pulmonale) bis hin zum akuten Rechtsherzversagen. Gleichzeitig kommt es durch die verminderte linksventrikuläre Füllung zum Abfall des Herzzeitvolumens mit **Vorwärtsversagen**, bei einer ausgedehnten Lungenembolie bis hin zum Schock. Da Anteile der Lunge zwar belüftet, aber nicht perfundiert sind, kommt es zu einer verminderten Oxygenierung des Blutes. Es resultiert eine – vom Ausmaß der Lungenembolie abhängige – Hypoxämie. Im weiteren Verlauf ist auch die arterielle Blutversorgung des Lungengewebes beeinträchtigt, so dass sich ein Lungeninfarkt ausbilden kann. Hier kann sich dann auch eine Lungenentzündung entwickeln (sog. Infarktpneumonie).

Klinik: Je nach Ausmaß der Embolie variiert das klinische Erscheinungsbild zwischen nahezu **asymptomatischen Verläufen bis hin zum akuten Cor pulmonale mit Herz-Kreislaufstillstand**. Typische Symptome und ihre Häufigkeit sind in der Übersicht 11.1 wiedergegeben. Zeichen einer tiefen Beinvenenthrombose (z. B. Schwellung des Beines, Druckschmerz der Muskulatur) liegen in 25 % aller Fälle vor. Die Mehrzahl letaler Embolien verläuft chronisch-rezidivierend in Schüben mit zunächst unspezifischen Zeichen wie Schwindelanfällen, rezidivierenden Synkopen, unklarem Fieber und Tachykardie.

Übersicht 11.1 Klinische Zeichen der Lungenembolie

- Dyspnoe (90 %)
- Tachykardie (90 %)
- Thoraxschmerzen (70 %)
- Angst, Beklemmungsgefühl (60 %)
- Husten (50 %)
- Schweißausbruch (30 %)
- Synkope (15 %)
- Hämoptysen (10 %)
- Schock (10 %)

Diagnostik: Wesentlich ist es, als Arzt an die Möglichkeit einer Lungenembolie zu denken und eine entsprechende Diagnostik sowie ggf. eine adäquate Therapie einzuleiten. Typisch ist ein **unauffälliger Auskultationsbefund** bei deutlicher **Dyspnoe** und **Hypoxämie**. Dieses kann sich jedoch bei Ausbildung eines Lungeninfarktes mit ggf. Infarktpneumonie ändern, hier treten dann – bedingt durch die Infiltratbildung – Rasselgeräusche auf. Neben dem **Basismonitoring** (Blutdruck, Herzfrequenz, Sauerstoffsättigung) sollte eine der ersten Maßnahmen die Durchführung eines **EKG** sein. Hier können in ca. 50 % der Fälle Hinweise für eine Lungenembolie gefunden werden (s. Übersicht 11.2).

Übersicht 11.2 EKG-Zeichen bei Lungenembolie (v. a. verwertbar bei neuem Auftreten im Vergleich zum Vor-EKG)

- Sinustachykardie (90 %)
- SI-QIII- oder SI-SII-SIII-Lagetyp (Sagittaltyp) (10 %)
- Inkompletter Rechtsschenkelblock (10 %)
- ST-Hebung in Ableitung III (20 %)
- T-Negativierungen V1–V3 (20 %)
- P-pulmonale (P-Wellenhöhe > 0, 25 mV in Ableitung II) (10 %)
- Herzrhythmusstörungen (Extrasystolen, Vorhofflimmern) (selten)

In der **Echokardiographie** können **Zeichen der akuten Rechtsherzbelastung** erkannt (Vergrößerung und Wandbewegungsstörungen des rechten Ventrikels, Trikuspidalinsuffizienz, paradoxe Bewegung des interventrikulären Septums) und selten direkt Embolie in rechtem Herz oder Pulmonalarterie nachgewiesen werden (s. Abb. 11.2). Weiterhin können wesentliche Differenzialdiagnosen ausgeschlossen werden (z. B. Aortendissektion, Perikarditis, akute Mitralklappeninsuffizienz).

Die Labordiagnostik liefert insbesondere mit der Bestimmung der **D-Dimere** (Fibrinogen-Fibrin-Spaltprodukte) einen sehr sensitiven Hinweis für eine Gerinnungsaktivierung bei Thrombose (ein negativer D-Dimer-Wert schließt eine Lungenembolie nahezu aus). Im **Röntgenbild des Thorax** finden sich selten Hinweise auf eine Lungenembolie; diese sind zudem noch unspezifisch (z. B. Zwerchfellhochstand oder Winkelerguss auf der Embolieseite, Infiltrate unterschiedlicher Morphologie, Rechtsherzvergrößerung, Dystelektasen). Es eignet sich daher v. a. zum differenzialdiagnostischen **Ausschluss anderer pulmonaler Erkrankungen**. Mittels **Kompressions- und farbkodierter Duplexsonographie der Beinvenen** kann eine Thrombose als Ursache der Embolie nachgewiesen werden. Die nuklearmedizinische **Lungenperfusionsszintigraphie** mit technetiummarkiertem Albumin kann indirekt die Perfusionsausfälle im Lungenarteriensystem darstellen; ergänzend sollte eine **Ventilationsszintigraphie** eine durch fehlende Ventilation bedingte Minderperfusion ausschließen. Optimales bildgebendes Verfahren ist die Schnittbilddiagnostik der Lunge (CT, ggf. auch MRT) mit intravasaler Kontrastmittelgabe (**CT-Angiographie**). Hier gelingt die Gefäßdarstellung bis hin zu den Subseg-

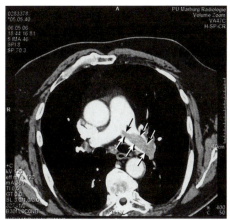

Abb. 11.3 *CT-Angiographie bei Lungenembolie: großer Embolus in der linken A. pulmonalis (Pfeile)*

mentarterien. Ein embolischer Verschluss kann hier direkt nachgewiesen werden (s. Abb. 11.3).

Therapie: Die wesentlichen Therapieziele sind: **Verhinderung eines Embolierezidivs** und – bei Vorliegen schwerer Lungenembolien – ggf. **Versuch der Rekanalisation** der verschlossenen

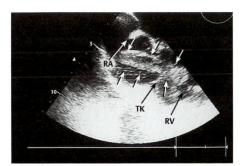

Abb. 11.2 *Echokardiographischer Nachweis eines Embolus (Pfeile), der vom rechten Vorhof (RA) über die Trikuspidalklappe (TK) in den rechten Ventrikel (RV) reicht*

→ Fall 11 Seite 11

Lungenstrombahn zur Druckentlastung des rechten Herzens.

Patienten mit klinisch manifester Lungenembolie sollten zunächst immer immobilisiert werden. Grundlage der medikamentösen Therapie ist eine **therapeutische Heparin-Behandlung** (5000–10000 IE i.v. als Bolus, dann 20000–30000 IE/24h, Ziel-PTT 60s) zur Verhinderung eines weiteren Thrombuswachstums und rezidivierender Embolien. Überlappend erfolgt die Einstellung auf ein **orales Antikoagulans** (**Kumadinderivat**) zur Sekundärprophylaxe (Ziel-INR 2,0–3,0). Je nach Risikokonstellation wird diese Behandlung für mindestens sechs Monate (bei Lungenembolie infolge einer Thrombose, die durch einen vorübergehenden Risikozustand wie Immobilisation oder größere Knochen-/Gelenkoperation ausgelöst wurde), bei persistierenden Risikofaktoren (z.B. Tumorerkrankung, angeborene Gerinnungsstörungen [z.B. APC-Resistenz]) auch zeitlich unbegrenzt fortgeführt.

Bei massiver Lungenembolie mit deutlicher hämodynamischer Beeinträchtigung und Hypoxämie sollte eine **thrombolytische Therapie mit Fibrinolytika** durchgeführt werden, um Letalität und langfristige Prognose zu verbessern. Durch eine systemische Fibrinolyse z.B. mit tPA (Actilyse) kann dies gelingen. Bei absoluten Kontraindikationen (z.B. Schlaganfall in den letzten 6 Monaten, spontane intrakranielle Blutung, große Operation in den letzten 4 Wochen) können ggf. **Katheterverfahren mit mechanischer Fragmentation des Embolus** zum Einsatz kommen.

Bei Versagen der konservativen Therapie kann als Ultima Ratio die **operative Embolektomie** unter Einsatz der Herz-Lungen-Maschine erfolgen (Letalität 50%). Im Falle eines Herzstillstandes im Rahmen einer Lungenembolie sollten **Reanimationsmaßnahmen über einen längeren Zeitraum** durchgeführt werden, da es hier ebenfalls zu einer mechanischen Fragmentation des Embolus kommen kann. Prognostisch günstige Verläufe nach längerer (>60 min) Reanimation sind bekannt. Gegebenenfalls kann auch unter Reanimation bei Verdacht auf Lungenembolie eine systemische Thrombolyse durchgeführt werden (dies wird nicht durch das Indikationsspektrum der Fibrinolytika abgedeckt und ist als sog. Heilversuch [Einsatzes eines Medikamentes außerhalb des zugelassenen Anwendungsbereiches] zu bewerten).

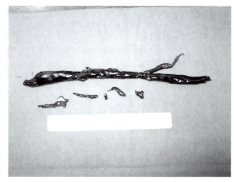

Abb. 11.4 *Operationspräparat: Embolus nach Embolektomie bei Lungenembolie*

Prognose: Die Prognose der Lungenembolie hängt vom Schweregrad ab: Während kleinere Embolien unter adäquater Therapie meist ohne langfristige Folgen ablaufen, liegt die **Letalität bei unbehandelter Lungenembolie bei mindestens 30%** und steigt bei massiver Lungenembolie auch unter maximaler Therapie auf über 50% an.

ZUSATZTHEMEN FÜR LERNGRUPPEN

- Schweregradeinteilung der Lungenembolie
- Thromboseprophylaxe
- Heparininduzierte Thrombozytopenie
- Weitere Kontraindikationen für eine systemische Lysetherapie

→ Fall 11 Seite 11

12 Arterielle Hypertonie

12.1 Welche wesentlichen Ursachen einer arteriellen Hypertonie kennen Sie?
- Essenzielle oder primäre Hypertonie (90%): keine Ursache nachweisbar
- Sekundäre Hypertonie (10%) (s. auch Fall 20):
  - Renal: renoparenchymatös (z. B. Glomerulonephritis), renovaskulär (z. B. Nierenarterienstenose)
  - Endokrin: Hyperthyreose, Conn-Syndrom (primärer Hyperaldosteronismus), Phäochromozytom, Cushing-Syndrom, Akromegalie
  - Mechanisch: Aortenisthmusstenose

12.2 Welche wesentlichen Langzeitschäden können bei arterieller Hypertonie entstehen?
Die arterielle Hypertonie ist eine der wichtigsten Ursachen der **Atherosklerose**, deren Folge v. a. kardiovaskuläre, zerebrovaskuläre und renale Erkrankungen sind.
- Herz: (Linksherz-)Hypertrophie, diastolische Dysfunktion, koronare Mikroangiopathie, im Verlauf systolische Funktionsstörung, Cor hypertensivum, Endstadium **Herzinsuffizienz** aufgrund von sog. hypertensiver Herzerkrankung (s. Fall 24)
- Gehirn: **Schlaganfall** durch Atherosklerose der Hirngefäße mit konsekutiver Ischämie und (lakunären) Hirninfarkten oder durch zerebrale Massenblutung
- Nieren: hypertensive Nephropathie mit Mikroalbuminurie, später Nephrosklerose und ggf. Schrumpfnierenbildung mit **Niereninsuffizienz**
- Gefäße: Atherosklerose, Bauchaortenaneurysma
- Auge: hypertensive Retinopathie

12.3 Welche weiteren Untersuchungen sind daher bei Ihrer Verdachtsdiagnose angebracht?
- **Blutdruckmessung an beiden Armen:** Seitendifferenz? (bei Seitendifferenz ist das Vorliegen einer Stenose an der A. subclavia möglich [an der Seite mit niedrigerem Blutdruck])
- **Pulsstatus:** Differenz Arme und Beine? (bei Aortenisthmusstenose liegt eine Hypertonie der oberen Körperhälfte vor, während an den Beinen Blutdruck und Puls erniedrigt oder abgeschwächt sind)
- **Spiegelung des Augenhintergrundes:** Ausschluss von Augenschäden (Fundus hypertonicus?)
- **Labor:**
  - Harnstatus mit Test auf Mikroalbuminurie: Ausschluss von Nierenschäden
  - Nierenwerte (Harnstoff, Kreatinin): Ausschluss von Nierenfunktionsstörung
  - Leberwerte: Screening auf Lebererkrankungen
  - Elektrolyte: Hinweis auf sekundäre Hypertonie? (z. B. Hypokaliämie bei Hyperaldosteronismus)
  - Blutzucker, Lipidwerte: Evaluation weiterer kardiovaskulärer Risikofaktoren
  - Blutbild
- **Weiterer Ausschluss sekundärer Ursachen der arteriellen Hypertonie:** Katecholamine im Sammelurin (Phäochromozytom?), Dexamethason-Kurztest (Cushing-Syndrom?), TSH (Hyperthyreose?), ggf. Renin und Aldosteron (Conn-Syndrom, Nierenarterienstenose?)
- **EKG:** Zeichen der Linksherzhypertrophie (z. B. P-sinistroatriale, ST-Streckensenkungen, positiver Sokolow-Lyon-Index [Summe aus V1 und R in V5 oder V6 > 3,5 mV])? Herzrhythmusstörungen?
- **Echokardiographie:** Linksherzhypertrophie? Andere pathologische Befunde, z. B. Herzklappenfehler, Wandbewegungsstörungen?
- **Farbkodierte Duplexsonographie (FKDS) der Nieren:** Ausschluss einer Nierenarterienstenose

12.4 Benennen Sie Stadien der arteriellen Hypertonie anhand der Höhe des Blutdrucks! Welches Stadium liegt bei dem Patienten vor?
Leitlinie der WHO (World Health Organisation) und ISH (International Society for Hypertension):
- Optimal: < 120/80 mmHg
- Normal: < 130/85 mmHg
- Hoch normal: 130–139/85–89 mmHg
- Stadium I: 140–159/90–99 mmHg
- Stadium II: 160–179/100–109 mmHg
- Stadium III: ≥ 180/110 mmHg
- Isolierte systolische Hypertonie: < 140/< 90 mmHg

→ Fall 12 Seite 12

Bei dem Patienten liegt Stadium III vor, da wiederholte Messungen Blutdruckwerte ≥ 180/110 mmHg ergaben.

12.5 Nennen Sie wesentliche Therapieziele bei arterieller Hypertonie! Nennen Sie nichtmedikamentöse und medikamentöse Maßnahmen zur Therapie der arteriellen Hypertonie!
Therapieziel: dauerhafte Blutdrucksenkung in den normalen bis optimalen Bereich (s. Antwort zur Frage 12.4) zur Senkung der kardiovaskulären, zerebrovaskulären und renalen Morbidität; Reduktion weiterer kardiovaskulärer Risikofaktoren wie Diabetes mellitus oder Fettstoffwechselstörungen

- **Nichtmedikamentöse Maßnahmen:** ggf. Änderung des Lebensstils (Nikotinverzicht, Gewichtsreduktion, regelmäßiges Ausdauertraining [5 × 30 min/Woche, Zielpuls: 170/min – Lebensalter], Reduktion von Kochsalz- und Alkoholverbrauch, Stressabbau)
- **Medikamentöse Maßnahmen:** verschiedene Wirkstoffe stehen in Abhängigkeit von Wirksamkeit, Verträglichkeit, Begleit- und Folgeerkrankungen (z. B. Diabetes mellitus), Risikofaktoren (z. B. Alter >65 Jahre) zur Verfügung. Bei Nichtansprechen auf einen Wirkstoff (Monotherapie) können die Wirkstoffe miteinander kombiniert werden (bis zu Fünffach-Kombinationen):
  - **Betablocker** (Syn. Betarezeptorantagonisten), z. B. Metoprolol 1 × 47,5–190 mg/d oder Carvedilol 1–2 × 6,25–25 mg/d
  - **Diuretika**, z. B. Hydrochlorothiazid 1 × 25 mg/d und/oder Torasemid 1 × 5–10 mg/d
  - **Kalziumantagonisten**, z. B. Amlodipin 1 × 5–10 mg/d Lercanidipin 1 × 10–20 mg/d
  - **ACE-Hemmer**, z. B. Ramipril 1 × 2,5–10 mg/d oder Enalapril 1 × 2,5–20 mg/d
  - **AT-II-Antagonisten** (Syn. AT_1-Rezeptorantagonisten), z. B. Lorsartan 1 × 25–100 mg/d oder Valsartan 1 × 50–100 mg/d
  - **Zentrale Sympatholytika**, z. B. Clonidin 2–3 × 75–300 mg/d oder Moxonidin 1–2 × 0,2–0,3 mg/d
  - **Direkte Vasodilatantien**, z. B. Dihydralazin 2 × 12,5–25 mg/d

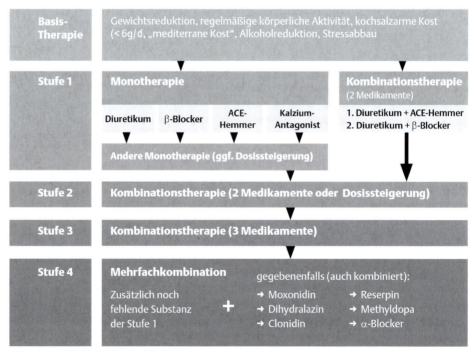

Abb. 12.1 *Stufentherapie bei arterieller Hypertonie*

Kommentar

Definition und Einteilung: Bei wiederholt gemessenen Blutdruckwerten **oberhalb von 135/ 85 mmHg bei Selbstmessung oder 140/ 90 mmHg bei Praxismessungen** spricht man vom Vorliegen einer arteriellen Hypertonie. Die Einteilung in Schweregrade erfolgt gemäß den Empfehlungen der WHO und ISH (s. Antwort zur Frage 12.4).

Ätiologie und Pathophysiologie: s. auch Antwort zur Frage 12.1. Bei der sehr häufigen **essenziellen (primären) Hypertonie** (90% der Fälle) handelt es sich um ein multifaktorielles Geschehen, bei dem zahlreiche genetische und Umweltfaktoren interagieren. Die Veranlagung wird vererbt. Durch den Einfluss anderer Faktoren wie Übergewicht, zu hohem Kochsalz- und Alkoholkonsum, Bewegungsmangel und Stress kommt es zur Manifestation des erhöhten Blutdrucks. Pathophysiologisch bewirken diese Faktoren eine Zunahme des **intravasalen Blutvolumens**, das über verschiedene Gegenregulationen zur einer **Vasokonstriktion** der Widerstandsgefäße und folglich Erhöhung des Blutdrucks führt. Häufig ist die arterielle Hypertonie **Bestandteil des metabolischen Syndroms** (Adipositas, Diabetes mellitus Typ II, Hyperlipidämie, arterielle Hypertonie).

Bei den **sekundären Hypertonieformen** lässt sich der pathophysiologische Auslösemechanismus genau definieren. So kommt es bei einer **Nierenarterienstenose** bedingt durch die glomeruläre Hypoperfusion zu einer Aktivierung des Renin-Angiotensin-Aldosteron-Systems (RAAS) mit der Folge einer Vasokonstriktion und Wasserretention (s. auch Fall 20). Beim **Conn-Syndrom** erfolgt durch die maximal erhöhte Aldosteronproduktion eine starke Wasser- und Salzrückresorption in der Niere, was die Blutdruckerhöhung bedingt.

Klinik: Klinische Beschwerden können über einen langen Zeitraum **fehlen** oder sind **unspezifisch**. Häufig treten **Kopfschmerzen** (v. a. frühmorgens), **Schwindel**, **Ohrensausen**, **Herzklopfen**, **Nervosität**, **Belastungsdyspnoe** und **Nasenbluten** auf. Zur Symptomatik bei akuter krisenhafter Blutdruckentgleisung s. Fall 13.

Komplikationen: Die arterielle Hypertonie ist eine der wichtigsten primären **Ursachen der Atherosklerose**, deren Folge Schlaganfall, koronare Herzkrankheit (KHK) – v. a. im Synergismus mit Diabetes mellitus, Fettstoffwechselstörungen und/oder Nikotinkonsum –, Linksherzhypertrophie, Herz- und Niereninsuffizienz sein können (s. auch Antwort zur Frage 12.2).

Diagnostik: s. auch Antwort zur Frage 12.3. Die Diagnose einer arteriellen Hypertonie wird durch **wiederholte Blutdruckmessungen** gestellt, die als Patientenselbstmessungen oder auch Praxismessungen erfolgen können. Eine weitere Diagnosemöglichkeit – z. B. bei wiederholten Blutdruckwerten im Grenzbereich oder wechselnd normalen und erhöhten Blutdruckwerten – bietet die **ambulante Langzeitblutdruckmessung über 24 Stunden** sowie eine Messung des Blutdrucks unter kontrollierter Belastung im Rahmen einer Ergometeruntersuchung.

Insbesondere bei jüngeren Patienten und plötzlich aufgetretenen sehr hohen Blutdruckwerten sollten weitere Untersuchungen zum **Ausschluss einer sekundären Hypertonieursache** erfolgen: farbkodierte Duplexsonographie (FKDS) der Nieren (renovaskulärer Hochdruck), Sonografie von Nieren und Nebennieren (Morphologie der Nieren als Hinweis auf eine renoparenchymatöse Erkrankung; Suche nach Raumforderungen im Bereich der Nebennieren als Hinweis auf hormonproduzierende Tumoren), Katecholamine im Sammelurin (Phäochromozytom) und diverse Blutuntersuchungen mit Bestimmung z. B. von Aldosteron und Renin (Hyperaldosteronismus) sowie Dexamethason-Kurztest (Morbus Cushing).

Zur Erfassung von evtl. Endorganschäden sind des Weiteren indiziert: **augenärztliche Untersuchung**, **Untersuchung des Urins** und **Echokardiographie**.

Weil die arterielle Hypertonie ein wichtiger Risikofaktor für die Manifestation von kardiovaskulären Erkrankungen ist, ist es wichtig, das **komplette Risikoprofil für kardiovaskuläre Erkrankungen** durch Anamnese (Rauchen, familiäre Belastung) und weiterführende Untersu-

→ Fall 12 Seite 12

chungen (Bodymass-Index, Lipid-, Blutzuckerwerte) zu erfassen.

Therapie: s. auch Antwort zur Frage 12.5. Grundlage der Therapie ist eine **Modifikation des Lebensstils** mit gesunder und ausgewogener Ernährung, ggf. **Gewichtsreduktion** (jedes kg Gewichtsreduktion senkt den Blutdruck um ca. 2,5 mmHg systolisch und ca. 1,5 mmHg diastolisch), regelmäßiger körperlicher Aktivität und ggf. Aufgabe eines Nikotinkonsums. Bei **sekundären Hypertonieformen** sollte die Therapie **kausal** ausgerichtet sein. Hier gelingt durch eine Behebung der Grundursache meist eine Normalisierung des Blutdrucks. Bei lange bestehenden Hochdruckformen kann es allerdings schon zu einer Fixierung des Blutdrucks gekommen sein, häufig durch eine renoparenchymatöse Schädigung. In diesen Fällen ist dann genau wie bei der primären Hypertonie eine **langfristige medikamentöse Blutdruckeinstellung** notwendig. Häufig verwendete Substanzgruppen sind Betablocker, ACE-Hemmer, Diuretika, AT-II-Antagonisten, Kalziumantagonisten. Die Auswahl geschieht unter Berücksichtigung evtl. Begleiterkrankungen (s. Tab. 12.1), möglicherweise vorhandener Folgeerkrankungen und individueller Verträglichkeit. Eine Monotherapie ist selten ausreichend, meist sind **Kombinationstherapien** bis hin zu Fünffach-Kombinationen notwendig (s. Abb. 12.1).

Prognose: Mittlerweile wurde nachgewiesen, dass eine dauerhafte gute Hypertonietherapie zu einer signifikanten und **nachhaltigen Risikoreduktion für kardiovaskuläre Komplikationen** führt (40 % weniger Schlaganfälle, 25 % weniger Myokardinfarkte, 50 % weniger Linksherzinsuffizienzen und 20 % weniger Todesfälle an Schlaganfall und Myokardinfarkt).

 ZUSATZTHEMEN FÜR LERNGRUPPEN

Therapie der hypertensiven Krise

Wirkungsmechanismus und (unerwünschte) Wirkungen der Antihypertonika

Pathophysiologie der verschiedenen sekundären arteriellen Hypertonieformen

Kausale Therapie sekundärer Hypertonien

Arterielle Hypotonie

Tab. 12.1 Auswahl von antihypertensiven Medikamenten Anwendung je nach Begleiterkrankung

Begleiterkrankung	Diuretika	β-Blocker	ACE-Hemmer	Kalzium-Antagon.	AT-II-Antagon.
keine	++	++	++	+	+
Adipositas	(+)	+	++	+	+
Diabetes mellitus	(+)	+	++	(+)	+
Hyperlipidämie	(+)	(+)	+	+	?
Hyperurikämie	(+)	+	++	(+)	?
Herzinsuffizienz	++	++	++	(+)	++
KHK	+	++	+	(+)	+
Asthma/COPD	+	–	+	+	+
Periphere art. Verschlusskrankheit	+	(+)	+	++	+
Niereninsuffizienz	++	+	++	+	+
Migräne	(+)	++	(+)	+	?

13 Hypertensiver Notfall

13.1 Benennen Sie den wesentlichen Befund des EKG!

Zeichen der Linksherzhypertrophie:
- P-sinistroatriale (Syn. P-mitrale, P-sinistrocardiale): gekerbte und verbreiterte P-Welle in Ableitung II und in V_1 bis V_3
- Positiver Sokolow-Lyon-Index (Summe aus S in V_1 und R in V_5 oder V_6 > 3,5 mV): auffällig hohes R in Ableitungen I, aVL, V_4 und V_5
- Negative T-Wellen in I, II, aVL, V_3–V_6

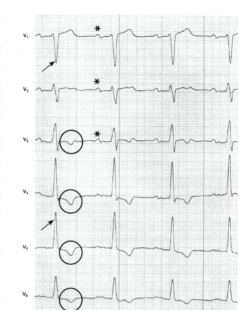

Abb. 13.1 EKG des Patienten: Zeichen der Linksherzhypertrophie (* = P-sinistroatriale); Pfeile markieren S in V_1 und R in V_5 (Sokolow-Lyon-Index); Kreise markieren die negativen T-Wellen

13.2 Wie erklären Sie sich Dyspnoe, Kopfschmerzen und Sehstörung des Patienten?
Bei dem Patienten liegt ein **hypertensiver Notfall** mit **kritischem Blutdruckanstieg** (RR 280/120 mmHg) und vitaler Gefährdung durch **Organschäden** vor:
- Das Symptom Dyspnoe entsteht durch eine Minderdurchblutung des Myokards aufgrund des hohen Drucks im linken Ventrikel (relative Koronarinsuffizienz) sowie durch eine verminderte Auswurfleistung des linken Ventrikels bedingt durch die sehr hohe Nachlast.
- Die Symptome Kopfschmerzen und Sehstörungen entstehen durch eine akute Hochdruckenzephalopathie.

13.3 Welche weiteren Komplikationen können auftreten?
- Intrakranielle Blutung
- Retinale Blutungen
- Akute Linksherzinsuffizienz
- Lungenödem
- Instabile Angina pectoris
- Myokardinfarkt
- Akute Aortendissektion

13.4 Mit welchen Medikamenten können Sie eine initiale Therapie beginnen? Nennen Sie mindestens 4 Substanzgruppen und jeweils Beispiele!
- Direkte Vasodilatantien, z. B. Nitroglyzerin 0,8–1,2 mg sublingual
- Kalziumantagonisten, z. B. Nifedipin 5–10 mg oder Nitrendipin 10 mg sublingual
- Zentrale Sympatholytika, z. B. Clonidin 0,075 mg s.c. oder i. v.
- Alpha-1-Antagonisten: z. B. Urapidil 25–50 mg i. v.

→ Fall 13 Seite 13

Kommentar

Definition: Ein **hypertensiver Notfall** liegt vor, wenn es zu einem kritischen Blutdruckanstieg mit **akuter vitaler Gefährdung durch Organschäden** kommt. Es handelt sich hierbei immer um eine Notfallsituation mit sofortiger Behandlungsnotwendigkeit. Neben der adäquaten Erstversorgung vor Ort ist eine stationäre Einweisung zur Weiterbehandlung, Diagnostik von Komplikationen und Überwachung notwendig.

Hiervon abzugrenzen ist die **hypertensive Entgleisung** mit erhöhten Blutdruckwerten **ohne akute vitale Gefährdung**, die prinzipiell auch ambulant behandelt werden kann.

Ätiologie: Warum es beim einzelnen Patienten zu krisenhaften Blutdruckanstiegen kommt, lässt sich in den meisten Fällen nicht klären. Selten liegt eine vergessene Medikamenteneinnahme oder eine akute Stresssituation zugrunde. Meist ist jedoch kein konkreter Auslöser eruierbar.

Pathophysiologie und Klinik: Durch den **erhöhten intravaskulären Druck** kommt es zum akuten Organschaden. Am **Gehirn** kann es zur Ausbildung eines **Hirnödems** mit entsprechender Beeinträchtigung der Hirnfunktion (Kopfschmerzen, Schwindel, Sehstörungen) kommen (sog. hypertensive Enzephalopathie, Hochdruckenzephalopathie); bei sehr hohen Blutdruckwerten und/oder vorgeschädigten Gefäßen kann sich ein Gefäßeinriss mit **hypertensiver Massenblutung** ausbilden. Die enorm erhöhte Nachlast kann sowohl beim vorgeschädigten als auch am gesunden **Herzen** zu einer akuten Linksherzinsuffizienz mit Vorwärtsversagen (**kardiogener Schock**) und Rückwärtsversagen (**Lungenödem**) führen. Durch die stark erhöhte Wandspannung kann eine relative Koronarinsuffizienz mit Ausbildung von Angina pectoris und kleineren subendokardialen Ischämien entstehen. Das klinische Erscheinungsbild variiert je nach dem hauptsächlich betroffenen Organsystem (s. Übersicht 13.1).

Übersicht 13.1   Klinik des hypertensiven Notfalls

Bei Hochdruckenzephalopathie:
- Kopfschmerzen
- Übelkeit, Erbrechen
- Sehstörungen
- Vigilanzminderung, Somnolenz
- Krämpfe

Bei kardialer Schädigung:
- Angina pectoris
- Dyspnoe
- Lungenödem

Diagnostik: Die Diagnose ergibt sich aus dem Erheben der Befunde: **stark erhöhter Blutdruck in Kombination mit den klinischen Zeichen des Organschadens**. Im **EKG** können sich bei langjähriger arterieller Hypertonie Zeichen der Linksherzhypertrophie (z.B. P-sinistroatriale, ST-Streckensenkungen, positiver Sokolow-Lyon-Index [Summe aus S in V1 und R in V5 oder V6 > 3,5 mV]) finden, im **Röntgen-Thorax** eine Herzvergrößerung oder Zeichen der Linksherzinsuffizienz (Lungenödem). Bei ausgeprägter neurologischer Symptomatik sollte mittels kranialer Computertomographie (**CCT**) eine intrazerebrale Blutung ausgeschlossen werden.

Therapie: Beim hypertensiven Notfall ist eine **schnellstmögliche Blutdrucksenkung** anzustreben, um Organschäden zu vermeiden. Allerdings ist eine zu rasche Senkung auf „normale" Werte zu vermeiden, da dies von den Patienten meist sehr schlecht toleriert wird (Übelkeit, Erbrechen, Kollaps). Angestrebt wird eine Senkung des systolischen Wertes um etwa 20% in der ersten Stunde. Hierfür geeignete Medikamente s. Antwort zur Frage 13.4. Mittel der ersten Wahl ist **Nitroglyzerin**, da es mittels sublingualer Applikation sofort gegeben werden kann und einen raschen Wirkungseintritt aufweist. Ähnliches gilt auch für die orale Gabe eines Kalziumantagonisten (z.B. Nitrendipin 10 mg sublingual). Nahezu immer ist aber auch die intravenöse Gabe eines Medikamentes zur effektiven Therapie notwendig. Bewährt hat sich hier präklinisch die Anwendung von Urapidil in fraktionierten Bolusgaben von 12,5 mg, alternativ kann auch ein Betablocker (z.B. Metoprolol 5 mg fraktioniert i.v.) oder ein Kalziumantagonist (z.B. Verapamil 5 mg fraktioniert i.v.) gegeben werden. Bei Linksherzinsuffizienz mit Lungenödem ist zusätzlich die intravenöse Gabe eines Schleifendiuretikums (z. B. Furosemid 40–80 mg) sinnvoll. Der Patient sollte – wenn noch nicht geschehen – **in Notarztbegleitung in ein Krankenhaus** gebracht und möglichst zunächst auf der Intensivstation behandelt werden. Hier sollte die bereits ambulant begonnene Medikamentengabe als Infusion unter engmaschiger Blutdruckkontrolle fortgesetzt werden. In der Klinik werden bei persistierend hohen Blutdruckwerten meist mehrere Antihypertensiva als Dauerinfusion (über Perfusoren) gegeben. Zur Anwendung kommen z. B. Clonidin (ca. 9 µg/h), Nitroglyzerin (1–6 mg/h), Urapidil (9–30 mg/h), Dihydralazin (1,5–7,5 mg/h) und Nitroprussid (1–30 mg/h). Im Verlauf erfolgt eine Wiedereinstellung oder Umstellung auf eine orale Dauertherapie.

Prognose: **Der hypertensive Notfall ist ein potenziell lebensbedrohliches Krankheitsbild.** Eine rechtzeitige Blutdrucksenkung kann vor den dramatischen Folgen wie Hirnmassenblutung und Lungenödem schützen. Ansonsten hängt die Prognose stark vom Gesamtzustand des Patienten und der Art der Komplikation ab.

ZUSATZTHEMEN FÜR LERNGRUPPEN

Wirkweise und (unerwünschte) Wirkungen der Medikamente, die beim hypertensiven Notfall eingesetzt werden

Hypertensiver Notfall in der Spätschwangerschaft

14 Aortendissektion (Aneurysma dissecans aortae)

14.1 Wie lautet Ihre Verdachtsdiagnose? Welche Differenzialdiagnose ziehen Sie in Erwägung?
- Verdachtsdiagnose: **Aortendissektion**; Begründung: typischer Risikofaktor (arterielle Hypertonie), typische Klinik (aus dem Wohlbefinden heraus sehr starke thorakale Schmerzen, die sich nach kaudal ausbreiten [hier in Lumbal- und Glutealregion], Schock), Auskultationsbefund (Diastolikum) passt zu einer (akuten) Aorteninsuffizienz bedingt durch die Aortendissektion
- Differenzialdiagnose: **Myokardinfarkt**; Begründung: Risikofaktor (arterielle Hypertonie), Klinik (thorakaler Schmerz, Schock)

14.2 Welche weitere körperliche Untersuchungsmaßnahme ist sinnvoll?
Erheben des Pulsstatus (A. carotis, A. radialis, A. femoralis): mögliches Fehlen peripherer Pulse durch eine Verlegung der Abgänge

14.3 Welche Einteilungsformen dieser Erkrankung kennen Sie?
Einteilungen richtet sich nach der Ausdehnung der Dissektion in Bezug auf die Aorta
- **DeBakey-Klassifikation:**
  - Typ I: Aorta ascendens, Aortenbogen und Aorta descendens
  - Typ II: nur Aorta ascendens
  - Typ III: nur Aorta descendens distal des Abgangs der linken A. subclavia
- **Stanford-Klassifikation:**
  - Typ A: Aorta ascendens und/oder Aortenbogen (entspricht DeBakey I und II)
  - Typ B: Aorta descendens (entspricht DeBakey III)

Stanford	Typ A	Typ A	Typ B
De Bakey	Typ I	Typ II	Typ III

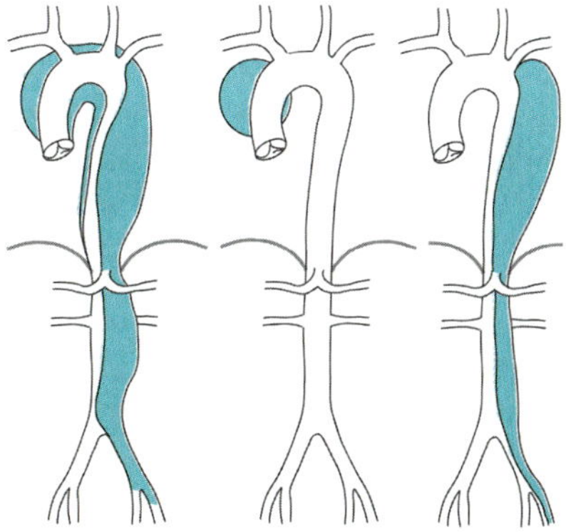

Abb. 14.1 *Klassifikation der Aortendissektion nach Stanford und DeBakey*

→ Fall 14 Seite 14

! 14.4 Wie ist die Prognose dieser Erkrankung?
- Patienten mit Dissektion Typ A nach Stanford (Einbeziehung der Aorta ascendens): unbehandelt nahezu immer letal; unter optimaler chirurgischer Therapie immer noch ca. 30 % Letalität
- 10-Jahre-Überlebensrate aller operierten Patienten: ca. 40 %

Kommentar

Definition und Einteilung: Bei der Aortendissektion kommt es beginnend durch einen **Einriss der Gefäßwandintima** der Aorta zu einer Einblutung in die Aortenwand mit Abtrennung der Intima von der Media und/oder Adventia. Hierdurch bildet sich ein **falsches Lumen**, welches sich im Verlauf der Aorta ausdehnen und evtl. auch durch einen erneuten Intimaeinriss wieder Anschluss an das echte Lumen finden kann (s. auch Fall 33).

Die Einteilung erfolgt je nach Ausdehnung der Dissektion entsprechend der **Klassifikationen nach DeBakey oder Stanford** (s. Antwort zur Frage 14.3 und Abb. 14.1).

Ätiologie und Pathophysiologie: Auslöser der Dissektion ist letztlich der Intimaeinriss, wobei eine **vorbestehende Schädigung der Media** – z. B. als Mediadegeneration oder zystische Medianekrose – die Ausbildung des subintimalen Hämatoms begünstigt. Ein wesentlicher **Risikofaktor** für solche Mediaschädigungen ist langjähriger **Bluthochdruck**. Weitere prädisponierende Faktoren sind angeborene Bindegewebeerkrankungen wie Ehler-Danlos- oder Marfansyndrom. Durch die Ausbreitung der Dissektion nach distal und/oder proximal kann es zur **Kompression von Gefäßabgängen** durch das Dissekat kommen, deren Folge dann eine Minderperfusion in den abhängigen Arealen ist und die wesentliche Symptome bestimmt. Bei Dissektionen mit Einbeziehung der Aorta ascendens unmittelbar nach Abgang aus dem Herzen kann es zu Dilatationen im Bereich der Aortenklappe mit konsekutiver Aorteninsuffizienz kommen. Des Weiteren können Einblutungen in den Herzbeutel mit Ausbildung eines Perikardergusses, schlimmstenfalls auch einer Perikardtamponade auftreten.

Klinik: Klinisch zeigt sich meist ein **akut einsetzender Thoraxschmerz**, der typischerweise nach dorsal zwischen die Schulterblätter ausstrahlt. Weitere häufige Symptome s. Übersicht 14.1.

Übersicht 14.1 Mögliche Symptome des dissezierenden Aortenaneurysmas

- Akuter Thoraxschmerz
- Ausstrahlender Schmerz nach Interskapular
- Rückenschmerzen
- Synkope
- Akute Herzinsuffizienz (Lungenödem mit Atemnot, Husten und evtl. Zyanose)
- Schlaganfall (Hemiparese, Sensibilitätsstörungen, Aphasie)
- Extremitätenischämie (Ruheschmerzen, fehlende Pulse, blasse Haut, Sensibilitätsstörungen, Lähmungen)
- Perikarderguss, -tamponade (Halsvenenstauung, Leberkapselschmerz, Schwäche, Atemnot, Blutdruckabfall, Tachykardie, kardiogener Schock)
- Akuter Myokardinfarkt (langanhaltender Thoraxschmerz, vegetative Begleitsymptomatik)
- Mesenterialinfarkt (3 Stadien: Bauchschmerz – beschwerdefreies Intervall – akutes Abdomen)
- Paraparese
- Akute Aorteninsuffizienz mit diastolischen Herzgeräusch
- Linksseitiger Pleuraerguss (evtl. Atemnot)

Diagnostik: Wesentlichster diagnostischer Faktor ist es, an die Möglichkeit einer Aortendissektion zu denken. Aufgrund der **führenden Symptomatik der Thoraxschmerzen** ist die wesentliche Differenzialdiagnose und gleichzeitig häufigste Fehldiagnose der Myokardinfarkt. Die Abgrenzung wird weiter dadurch erschwert, dass ein Myokardinfarkt im Rahmen der Aortendissektion bei Verlegung eines Koronarostiums auch als Komplikation auftreten kann. Zum direkten Nachweis der Dissektion geeignet sind folgende Verfahren: **transösophageale Echokardiographie** (**TEE**), **Magnetresonanztomographie** (**MRT**), **Computertomographie mit Kontrastmittelgabe** (**CT-Angiographie**) und die **Aortographie**. Als einfachste und am schnellsten verfügbare Methode weist das TEE eine Sensitivität und Spezifität von deutlich über 95 % auf und kann als „Bedside"-Untersuchung auch beim instabilen Patienten auf der Intensivstation erfolgen. Bei klinisch stabilen Patienten, nicht eindeutigem TEE-Befund oder Nichtverfügbarkeit des TEE kann die Schnittbilddiagnostik (MRT oder CT) zur Diagnose herangezogen werden (Sensitivität und Spezi-

→ Fall 14 Seite 14

fität liegen hier im Bereich über 98%.) (s. Abb. 14.2). Eine **Oberbauchsonographie** kann ggf. diagnostisch ergänzend sinnvoll sein, um die Ausdehnung einer Dissektion nach kaudal zu erfassen (s. Abb. 14.3).

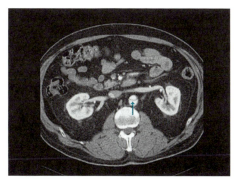

Abb. 14.2 *CT-Thorax (axial): Darstellung der Aortendissektion auf Höhe der Aorta abdominalis (Der Pfeil markiert die Dissektionsmembran.)*

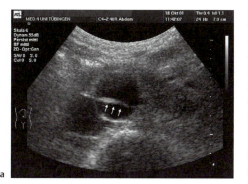

a

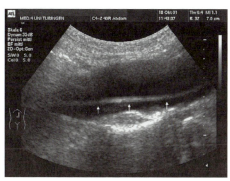

b

Abb. 14.3 *Sonographie: a – Querschnitt Oberbauch: Die Pfeile markieren die querverlaufende Dissektionsmembran in der abdominellen Aorta. b – Längsschnitt Oberbauch: Die Pfeile markieren die Dissektionsmembran über die gesamte Länge der abdominellen Aorta.*

Andere diagnostische Verfahren können allenfalls indirekte und ergänzende Hinweise liefern, z.B. Röntgen-Thorax: Aortenverbreitung, Pleuraerguss; TTE: Aorteninsuffizienz, Perikarderguss; EKG: ST-Streckenhebungen bei Einbeziehung eines Koronarostiums.

Therapie: Akute Dissektionen mit Einbeziehung der Aorta ascendens (**DeBakey I und II** oder **Stanford A**; 60% der Fälle) sind **chirurgische Notfälle** und bedürfen einer umgehenden operativen Versorgung. Diese erfolgt durch einen Ersatz des betroffenen Segmentes durch eine **Kunststoffprothese**, je nach Lokalisation mit Reimplantation der Gefäßabgänge und ggf. Ersatz der Aortenklappe.

Ist nur die Aorta descendens betroffen (**De Bakey III** oder **Stanford B**; 40% der Fälle), ist die **Therapie primär konservativ**. Lediglich bei Komplikationen wie Verlegung der Nieren- oder Mesenterialgefäße erfolgt ein operatives Vorgehen. Medikamentöse Therapiegrundlage ist die Senkung des Blutdruckes auf systolische Werte von maximal 100–110 mmHg zur Reduktion der Wandspannung (auf der Intensivstation primär intravenös, z.B. Urapidil über Perfusor 2–12 mg/h). Des Weiteren sollte eine suffiziente Analgesie erfolgen (meist mit Opioidanalgetika wie Morphin 2–5 mg/h als Dauerinfusion oder Piritramid 3,25–7,5 mg i.v. als Bolus alle 4–6 h).

Prognose: Die Prognose dieser Erkrankung ist schlecht und hängt vom möglichst frühen Zeitpunkt der Diagnosestellung und unmittelbaren Therapieeinleitung ab. Wesentliche Todesursachen bei Aortendissektion sind Perikardtamponade, akute Aorteninsuffizienz, Myokardinfarkt und hämorrhagischer Schock bei Aortenruptur. **Unbehandelt überleben lediglich 50% der Patienten die ersten 48 Stunden, innerhalb von 2 Wochen versterben über 80%.** Bei Dissektionen von Typ Stanford A versterben selbst unter optimaler chirurgischer Therapie über 30% der Patienten.

ZUSATZTHEMEN FÜR LERNGRUPPEN
Aortenaneurysma (Aneurysma verum aortae)
Perikardtamponade (Klinik, Diagnostik, Therapie)
Aorteninsuffizienz (Klinik, Diagnostik, Therapie)

→ Fall 14 Seite 14

15 Perikarderguss

15.1 Befunden Sie das EKG!
- **Periphere Niedervoltage:** QRS-Amplituden ≤ 0,7 mV (7 mm) in den Extremitätenableitungen
- **Elektrischer Alternans:** Änderung der elektrischen Herzachse (erkennbar an den wechselnden Amplituden des QRS-Komplexes v. a. in den Brustwandableitungen)

15.2 Was ist Ihrer Ansicht nach die wahrscheinlichste Ursache des Symptomkomplexes?
Symptomkomplex aus oberer Einflussstauung, Schock (Herzfrequenz deutlich oberhalb des systolischen Blutdrucks), Dyspnoe spricht
- am ehesten für: **Perikarderguss** mit evtl. beginnender Perikardtamponade (hierfür spricht auch die periphere Niedervoltage im EKG);
- differenzialdiagnostisch kommt in Frage: akutes Rechtsherzversagen, z. B. bei Lungenembolie (Objektivierung z. B. durch Blutgasanalyse) oder Myokardinfarkt (hiergegen spricht das bis auf die Niedervoltage unauffällige EKG).

15.3 Mit welcher Untersuchung kommen Sie am schnellsten diagnostisch voran?
Echokardiographie:
- Darstellung des Perikardergusses
- Beurteilung der Rechtsherzbelastung und der linksventrikulären Pumpfunktion und damit der hämodynamischen Auswirkungen
- Abklärung wesentlicher Differenzialdiagnosen (z. B. Wandbewegungsstörungen bei Myokardinfarkt, Herzklappenfehler)

15.4 Welche Diagnose stellen Sie? Welche Allgemeinmaßnahmen sind sinnvoll?
- **Diagnose:** Perikarderguss (s. Abb. 15.1)
- **Allgemeinmaßnahmen:**
  - Monitorüberwachung von Herzrhythmus, engmaschige Blutdrucküberwachung, um rechtzeitig Komplikationen (kardiogener Schock) zu erkennen
  - Großzügige Volumengabe, z. B. 500 ml kristalloide Lösung rasch als Bolus i. v., dann weiter ca. 100 ml/h i. v. unter Kontrolle des Blutdrucks und der respiratorischen Situation (Ziel: Erhöhung der Vorlast, um den Druck im rechten Herzen zu erhöhen und so der Kompression von außen durch den Perikarderguss entgegenzuwirken)
  - Nichtsteroidale Antiphlogistika (z. B. Diclofenac 3 × 50–100 mg/d) und Kolchizin (1 g/d) können bei kleineren Ergüssen zu einer Rückbildung führen

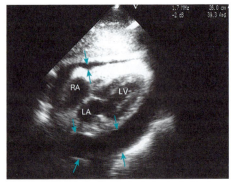

Abb. 15.1 Echokardiographie der Patientin: Perikarderguss (Pfeile) (RA = rechter Vorhof, LA = linker Vorhof, LV = linker Ventrikel)

15.5 Was schlagen Sie als Notfall-Therapie vor?
Bei zunehmender Flüssigkeitsansammlung im Perikard und damit drohender oder manifester Perikardtamponade sofort **Perikardpunktion:**
- Eingehen von subxiphoidal mittels Seldingertechnik (Punktion mit Hohlnadel, Vorschie-

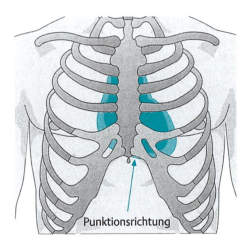

Abb. 15.2 Punktionsrichtung bei Perikardpunktion

→ Fall 15 Seite 15

ben eines langen Führungsdrahtes in den Perikardraum, hierüber Einlage eines sog. Pigtail-Katheters und Abziehen des Ergusses)
- Ggf. Instillation von Medikamenten intraperikardial

15.6 Sehen Sie einen Zusammenhang der aktuellen Erkrankung mit dem Mammakarzinom?
- Häufige Ursachen eines Perikardergusses: Perikarditis, Myokardinfarkt, Herzoperation, Autoimmunerkrankungen (z. B. Lupus erythematodes, Sarkoidose, rheumatisches Fieber), Thoraxtrauma, Medikamente (z. B. Minoxidil, Sulfasalazin), Urämie, Polyserositis, Malignome (Bronchial-, **Mammakarzinom**, Lymphom), Bestrahlung des Mediastinums, AIDS, iatrogen (PTCA, Schrittmacheranlage)
- Ursache in diesem Fall könnte auch eine **Metastasierung** des Tumorleidens sein.

Kommentar

Definition: Unter einem Perikarderguss versteht man eine **vermehrte Flüssigkeitsansammlung im Perikard**. Kommt es durch diese Flüssigkeitsansammlung zu einer hämodynamischen Beeinträchtigung des Patienten, spricht man von einer Perikardtamponade.

Ätiologie: s. Antwort zur Frage 15.6.

Pathophysiologie: Je nach Geschwindigkeit der Ergussbildung kommt es mehr oder weniger schnell zur **Behinderung der Ventrikelfüllung**. Aufgrund des niedrigen Drucks im kleinen Kreislauf behindert der steigende perikardiale Druck primär die Füllung von rechtem Vorhof und rechtem Ventrikel. Es kommt so zu einem Anstieg des zentralvenösen Drucks. Durch die mangelnde rechtsventrikuläre Füllung kommt es im Verlauf zu einem Abfall der linksventrikulären Vorlast mit Hypotonie und kompensatorischer Tachykardie. Im weiteren Verlauf kann sich ein kardiogener Schock entwickeln.

Klinik: Der Blutrückstau vor dem rechten Herzen führt zu einer **zunehmenden Venenstauung** (sichtbare Halsvenenstauung, Leberkapselschmerz durch Leberstauung) sowie durch den Abfall der linksventrikulären Vorlast zu einem Low-Output-Syndrom mit **Schwäche**, **Atemnot**, **Blutdruckabfall** und **Tachykardie** bis hin zum **kardiogenen Schock**. Die Symptomatik variiert sehr und ist abhängig von der Grunderkrankung und der Schnelligkeit der Ergussentwicklung. Während bei rascher Ergussentwicklung bereits Ergussmengen von 300–400 ml zu deutlicher hämodynamischer Beeinträchtigung führen, werden bei chronischen Ergüssen durchaus mehrere 1000 ml Volumen toleriert. Daher gibt es asymptomatische Patienten mit Zufallsbefund Perikarderguss, aber auch Patienten mit akuter Lebensgefahr durch kardiogenen Schock.

Diagnostik: Indirekte Hinweise finden sich bereits in der körperlichen Untersuchung: **Halsvenenstauung, leise Herztöne** und **Tachykardie** weisen auf die hämodynamische Beeinträchtigung hin. Im **EKG** zeigt sich häufig eine **periphere Niedervoltage** mit **niedrigen QRS-Amplituden (≤ 0,7 mV) in den Extremitätenableitungen**. Selten, aber typisch ist ein **elektrischer Alternans**, bei dem die elektrische Herzachse sich – durch eine von Schlag zu Schlag wechselnde Herzlage – ändert. Je nach Ursache können sich auch weitere Zeichen im EKG finden (ST-Streckenhebungen in [fast] allen Ableitungen bei Perikarditis (s. Fall 43); ST-Streckenhebungen in einigen benachbarten Ableitungen bei Myokardinfarkt). Das **Röntgenbild des Thorax** kann durch einen **verbreiterten Herzschatten** auf einen größeren Erguss hinweisen („Dreiecks-„ oder „Bocksbeutelform") (s. Abb. 15.3).

Mittels **Echokardiographie** kann schnell und einfach der **Erguss nachgewiesen**, die Beeinträchtigung von linkem und rechtem Ventrikel beurteilt und Differenzialdiagnosen und weitere Ursachen ausgeschlossen werden (s. Antwort zur Frage 15.3).

Bei kleineren, hämodynamisch nicht bedeutsamen Perikardergüssen steht die **Ursachensuche** im Vordergrund. Gegebenenfalls kann eine

→ Fall 15 Seite 15

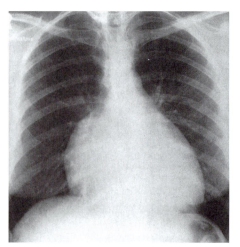

Abb. 15.3 *Röntgen-Thorax (a.p.) bei Perikarderguss: Herz nach beiden Seiten, besonders nach rechts, verbreitert*

diagnostische Perikardpunktion mit Gewinnung und Untersuchung von Ergussflüssigkeit oder Perikardgewebe weiterhelfen.

Therapie: Bei identifizierter Ursache erfolgt eine kausale Therapie (z. B. Dialyse bei Urämie; Absetzen evtl. auslösender Medikamente; Antibiotikatherapie bei infektiöser Genese). Symptomatisch lassen sich kleinere Ergüsse mit nichtsteroidalen Antiphlogistika und ggf. **Kolchizin** behandeln (s. Antwort zur Frage 15.4). Bei drohender oder manifester Perikardtamponade erfolgt die **therapeutische Perikardpunktion** zur sofortigen Entlastung (s. Antwort zur Frage 15.5). Je nach Ursache kann über einen solchen Zugang auch eine intraperikardiale Medikamentengabe erfolgen (z. B. Zytostatikagabe bei malignem Erguss). Bei chronisch-rezidivierenden Ergüssen kann interventionell oder chirurgisch eine **Perikardfensterung** zum Peritonealraum geschaffen werden. So kann kontinuierlich eine innere Drainage ermöglicht werden.

Prognose: Eine Perikardtamponade verläuft ohne umgehende Punktion letal. Die langfristige Prognose wird v. a. durch die Grunderkrankung bestimmt.

 ZUSATZTHEMEN FÜR LERNGRUPPEN

Perikarditis

Echokardiographie (Prinzip, Methoden)

Therapie des kardiogenen Schocks

16 Koronare Herzkrankheit (KHK)

16.1 Welche Verdachtsdiagnose stellen Sie?
Koronare Herzkrankheit (KHK); Begründung: belastungsabhängige retrosternale Schmerzen mit typischer Ausstrahlung (in Hals, Nackenmuskulatur und Unterkiefer) im Sinne einer Angina pectoris, Risikofaktoren in der Anamnese für KHK (männliches Geschlecht, Nikotinabusus, Vater erlitt Myokardinfarkt)

16.2 Nennen Sie mindestens 5 wesentliche Risikofaktoren für Ihre Verdachtsdiagnose!
Ursache der KHK ist die Arteriosklerose, die sich an den Koronararterien manifestiert hat. Risikofaktoren für die Arteriosklerose sind:
- Zigarettenrauchen
- Arterielle Hypertonie
- Diabetes mellitus
- Fettstoffwechselstörung
- Familiäre Belastung (Verwandte 1. Grades)
- Männliches Geschlecht

16.3 Welche diagnostischen Maßnahmen veranlassen Sie, um Ihre Verdachtsdiagnose abzuklären? Welche Befunde erwarten Sie jeweils bei Ihrer Verdachtsdiagnose?
- **Ruhe-EKG:** bei stabiler Angina pectoris meist normal, jedoch vor Belastungstest (Belastungs-EKG, Perfusionsmyokardszintigraphie, Stress-Echokardiographie) zum Ausschluss verschiedener Herzkrankheiten (z. B. akuter Myokardinfarkt) erforderlich
- **Labordiagnostik:**
  – Bestimmung von Myoglobin, CK, CK-MB, Troponin I und T, LDH, AST (GOT) zum Ausschluss eines akuten Myokardinfarkts
  – Bestimmung der Lipidwerte (Gesamt-Cholesterin, HDL-Cholesterin, LDL-Cholesterin, Triglyzeride) zum Ausschluss einer Fettstoffwechselstörung (als Risikofaktor für KHK)

→ Fall 16 Seite 16

- Bestimmung der Blutglukose zum Ausschluss eines Diabetes mellitus (als Risikofaktor für KHK)
- **Belastungs-EKG:** nichtinvasives/preiswertes Verfahren in der Primärdiagnostik; ein Verdacht auf KHK besteht bei horizontaler oder deszendierender ST-Streckensenkung >0,1 mV in den Extremitätenableitungen oder >0,2 mV in den Brustwandableitungen oder ST-Streckenhebung >0,1 mV
- **Perfusionsmyokardszintigraphie:** bei unklaren Belastungs-EKG-Befunden; sensitiveres/spezifischeres Verfahren als Belastungs-EKG; Verdacht auf KHK besteht bei Perfusionsausfällen unter Belastung
- **Stress-Echokardiographie:** Sensitivität/Spezifität entsprechen Perfusionsmyokardszintigraphie; Verdacht auf KHK bei Wandbewegungsstörungen unter Belastung
- **Kardiale Kernspintomographie (Kardio-MRT):** aufwändige, relativ teure Untersuchungsmethode, die (noch) nicht breit verfügbar ist (hierfür sind sehr leistungsfähige MRT notwendig); Beurteilung von Koronararterien und kardialer Perfusion; bei KHK Darstellung von Stenosen ein oder mehrerer Koronararterien und/oder ihrer Äste.
- **Herzkatheteruntersuchung mit Koronarangiographie:** Goldstandard in der Diagnostik, jedoch invasiv; Durchführung bei pathologischen Befunden in den Belastungstests (Belastungs-EKG, Perfusionsmyokardszintigraphie, Stress-Echokardiographie); bei KHK Darstellung von Stenosen ein oder mehrerer Koronararterien und/oder ihrer Äste

16.4 Nennen Sie mindestens 4 Kontraindikationen für ein Belastungs-EKG!
- Bekannte Hauptstammstenose der linken Koronararterie
- Akuter Myokardinfarkt
- Floride Endokarditis, akute Myokarditis
- Dekompensierte Herzinsuffizienz (NYHA III und IV)
- Höhergradige Aortenstenose
- Aortenaneurysma
- Unkontrollierbare arterielle Hypertonie
- Frische Thrombose oder Embolie

16.5 Beschreiben Sie den EKG-Befund! Welche Schlüsse ziehen Sie hieraus?
- **EKG-Befund:** zunehmende deszendierende ST-Streckensenkungen in der Ableitung III
- **Fazit:** signifikant, da >0,1 mV in den Extremitätenableitungen (in den Brustwandableitungen liegt die Grenze bei 0,2 mV) → Nachweis einer Belastungskoronarischämie inferolateral; hiermit Bestätigung der Verdachtsdiagnose KHK

16.6 Nennen Sie mindestens 5 Abbruchkriterien für ein Belastungs-EKG! Müssen Sie bei dem Patienten das Belastungs-EKG abbrechen?
- Zunehmende Angina pectoris
- Zunehmende inadäquate Dyspnoe
- Erreichen der maximalen (220 minus Lebensalter) oder submaximalen (200 minus Lebensalter) Herzfrequenz
- Muskuläre Erschöpfung
- ST-Streckensenkungen > 0,1 mV in den Extremitätenableitungen und > 0,2 mV in den Brustwandableitungen (s. Abb. 16.2)
- Blutdruckabfall oder mangelnder Blutdruckanstieg
- Überschießender Blutdruckanstieg

Bei dem Patienten muss das Belastungs-EKG abgebrochen werden, da sich bei ihm zunehmend eine Angina pectoris entwickelt und signifikante ST-Streckensenkungen (>0,1 mV in den Extremitätenableitungen und > 0,2 mV in den Brustwandableitungen) auftreten.

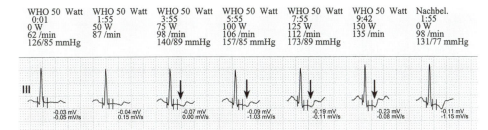

Abb. 16.1 *EKG unter Ergometerbelastung (exemplarisch ist Ableitung III dargestellt. Vergleichbare Befunde in II, avF, V_5, V_6)*

→ Fall 16 Seite 16

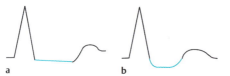

Abb. 16.2 Pathologische ST-Streckensenkungen (a – deszendierend, b – horizontal ≥ 0,2 mV)

Kommentar

Definition: Als koronare Herzkrankheit (KHK) bezeichnet man die **arteriosklerotisch bedingte Einengung der großen epikardialen Koronararterien**. Hierdurch kommt es zur **unzureichenden Versorgung des Myokards mit Blut und damit Sauerstoff und Substraten** (sog. Myokardischämie) und somit zu einem Missverhältnis von myokardialem Sauerstoffbedarf und -angebot.

Ätiologie und Pathophysiologie: Zu den wichtigsten Risikofaktoren der Arteriosklerose s. Antwort zur Frage 16.2. Die koronare Makroangiopathie, d. h. die Manifestation der **Arteriosklerose an den großen Koronararterien**, führt zu einer Verengung (Stenose) oder einem Verschluss einer oder mehrerer Koronararterien.
Der **myokardiale Sauerstoffbedarf** ergibt sich aus den Faktoren Herzfrequenz, systolischer Blutdruck, myokardiale Wandspannung und Kontraktilität. Das **Sauerstoffangebot** hängt vom Durchmesser der Koronararterien, dem Perfusionsdruck, der Kollateraldurchblutung sowie der Herzfrequenz und der Diastolendauer ab. Ein Missverhältnis zwischen Sauerstoffbedarf und -angebot manifestiert sich im Symptom der **Angina pectoris** (s. unten). Weitere Ursachen für die Manifestation einer Angina pectoris sind z. B. Spasmen der Koronararterien, Herzrhythmusstörungen, erhöhter Sauerstoffbedarf durch gesteigerte Herzfrequenz (z. B. bei körperlicher Arbeit, Fieber, Hyperthyreose), erniedrigtes Sauerstoffangebot (z. B. Anämie, Aufenthalt in der Höhe), sehr niedriger Blutdruck.

Klinik: Leitsymptom der KHK ist die **Angina pectoris** (Stenokardie). Hierunter versteht man einen **kardial bedingten Thoraxschmerz**. Die Differenzierung zu anderen Ursachen thorakaler Schmerzen kann sehr schwierig sein. Typisch ist ein **Druck- oder Engegefühl retrosternal**. Häufig schildern die Patienten auch ein Gefühl, als ob eine schwere Last auf den Brustkorb drückt oder ein enger Gürtel die Brust einschnürt. Eine Abhängigkeit der Schmerzen von Atemlage oder Bewegung besteht meist nicht. Provoziert werden die Beschwerden durch physische oder psychische Belastung, Kälte oder voluminöse Mahlzeiten. Häufig besteht eine **Ausstrahlung der Schmerzempfindung**, z. B. in Epigastrium, Schulter, Nacken, Unterkiefer oder Arme (s. Abb. 16.2).

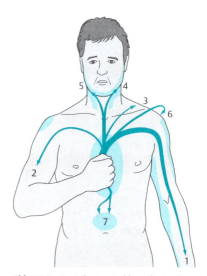

Abb. 16.3 Typische Ausstrahlung der Beschwerden bei Angina pectoris in den linken (1) oder rechten (2) Arm, die linke Schulter (3), den Hals oder Unterkiefer (4 + 5), den Rücken (6) oder den Oberbauch (7; v. a. bei Hinterwandischämie)

Der Begriff der **stabilen Angina pectoris** beschreibt eine Schmerzsymptomatik, die immer auf gleichem Belastungsniveau auftritt und sich in Ruhe und/oder unter Medikamentengabe (Nitroglyzerin) wieder zurückbildet. Sie wird von der Canadian Cardiovascular Society (CCS) in vier Schweregrade eingeteilt (s. Tab. 16.1). Im Gegensatz hierzu versteht man unter einer **instabilen Angina pectoris** jede Ruhe-Angina, jede erstmalig aufgetretene Angina sowie eine Angina mit Zunahme an Häufigkeit oder Intensität der Beschwerden. Diese Differenzierung ist wichtig, da die instabile Angina pectoris häufig einen Übergang in einen akuten Myokardinfarkt zeigt.

Tab. 16.1 Schweregradeinteilung der Angina pectoris nach dem CCS-System

Schweregrad	Angina-pectoris-Beschwerden
1	Unter stärkster Belastung
2	Unter starker Belastung (Bergaufgehen, Treppensteigen)
3	Bei geringer Belastung (Gehen in der Ebene)
4	In Ruhe

Diagnostik: s. auch Antwort zur Frage 16.3. Durch **eine genaue Anamneseerhebung** (z. B. Lage/Ausstrahlung/Auslöser der Schmerzen) und gründliche körperliche Untersuchung gelingt es oft bereits, den Thoraxschmerz einer eher kardialen oder eher extrakardialen Ursache zuzuordnen. Anamnestische Hinweise auf eine eher kardiale oder extrakardiale Genese sind in Tab. 16.2 zusammengefasst.

Tab. 16.2 Anamnestische Differenzierung kardialer von nichtkardialen Brustschmerzen

	Kardial	Extrakardial
Qualität	▪ Engegefühl ▪ Dumpfer Druck, Beklemmung ▪ Besserung durch Nitroglyzerin	▪ Hell, stichartig ▪ Einschießend ▪ Oberflächlich
Lokalisation	▪ Retrosternal ▪ Links-/rechtsthorakal ▪ Ausstrahlung: Arm, Schulter, Kiefer, Oberbauch, Hals	▪ Variabel ▪ Oft genau lokalisierbar (Punkt)
Auslöser	▪ Belastung (physisch/psychisch) ▪ Kälte ▪ Postprandial	▪ Berührung, Druck ▪ Lage, Bewegung ▪ Schlucken ▪ Atmung
Dauer	▪ Minuten, selten > 20 min	▪ Variabel ▪ Sekunden bis Stunden

Auffälligkeiten im **Ruhe-EKG** können bei einigen Patienten bereits die Diagnose sichern (z. B. Hinweise auf akuten Myokardinfarkt, abgelaufenen Myokardinfarkt).

Die **Labordiagnostik** konzentriert sich einerseits auf den Ausschluss eines akuten Myokardinfarkts. Des Weiteren können mit den Lipidwerten und dem Blutzucker wesentliche kardiovaskuläre Risikofaktoren beurteilt werden. Zur weiteren Abklärung sollte sich eine **Belastungsuntersuchung** anschließen. Hierfür stehen **Belastungs-EKG**, **Perfusionsmyokardszintigraphie** oder **Stress-Echokardiographie** zur Verfügung. Das Belastungs-EKG (Laufband- oder Fahrradergometrie) ist – wenn keine Kontraindikationen vorliegen (s. Antwort zur Frage 16.4) – der erste Schritt in der KHK-Stufendiagnostik, da es ein preiswertes und genaues Verfahren ist. Wichtig ist die Beachtung der Abbruchkriterien (s. Antwort zur Frage 16.6). Diese sind unabdingbar: Einerseits sollte die Belastungsstufe erreicht werden, bei der eine belastungsinduzierte Durchblutungsstörung des Myokards (Ischämie) mit hinreichender Sicherheit induziert oder ausgeschlossen werden kann, andererseits darf dabei der Patient nicht gefährdet werden. Bei unklaren Befunden im Belastungs-EKG kommen die Perfusionsmyokardszintigraphie und/oder die Stress-Echokardiographie zum Einsatz. Bei diesen Verfahren kann die Belastung auch medikamentös induziert werden, so dass sie auch für Patienten geeignet ist, bei denen die Laufband- oder Fahrradergometrie aufgrund eingeschränkter Mobilität nicht möglich ist.

Die Indikation zur Durchführung von kardialer Kernspintomographie (Kardio-MRT) oder Herzkatheteruntersuchung mit Koronarangiographie ergibt sich, wenn aufgrund von Belastungsuntersuchungen der Verdacht auf eine koronare Herzkrankheit erhärtet wurde oder nicht hinreichend ausgeschlossen werden konnte. Mit diesen beiden Verfahren lassen sich Koronararterienstenosen oder -verschlüsse direkt nachweisen. Mit der nichtinvasiven **kardialen Kernspintomographie** lassen sich myokardiale Perfusion und Morphologie der Koronararterien darstellen. Diese Technik ist derzeit aber noch in der Entwicklung. Goldstandard in der Diagnostik bleibt daher weiterhin die **Koronarangiographie**, bei der über einen Herzkatheter Kontrastmittel in die Koronararterien eingebracht wird und so dann unter Durchleuchtung die großen epikardialen Koronargefäße dargestellt werden können.

Therapie: Die Ursache der KHK ist die koronare Arteriosklerose, so dass Risikofaktoren für diese – soweit möglich – beseitigt werden müssen

→ Fall 16 Seite 16

(z. B. nicht Rauchen, ggf. Einstellung einer Hyperlipoproteinämie, eines Diabetes mellitus, einer arteriellen Hypertonie). Die wesentlichen **Medikamente** für die Dauertherapie der KHK mit stabiler Angina-pectoris-Symptomatik sind in Tab. 16.3 wiedergegeben. Im Falle eines akuten Angina-pectoris-Anfalls stellt insbesondere die Einnahme eines schnell wirksamen sublingualen Nitroglyzerin-Präparats (z. B. Nitrolingual-Spray 2 Hub = 0,8 mg sublingual) eine adäquate Therapiemöglichkeit dar. Die Entscheidung zur Durchführung einer **revaskularisierenden Therapie** (PTCA mit Stentimplantation oder operative Verfahren wie ACVB-Operation [aortokoronarer Venen-Bypass; s. Abb. 16.3]) hängt vom Beschwerdebild, dem Ansprechen auf Medikamente und dem Koronarbefund ab. Im Allgemeinen ist davon auszugehen, dass Stenosen ab einem Grad von 70 % zur einer (belastungsabhängigen) myokardialen Minderperfusion führen. Konnte in der Diagnostik eine Minderperfusion in dem entsprechenden Versorgungsgebiet nachgewiesen werden, besteht die Indikation zur PTCA. Eine ACVB-Operation ist insbesondere bei einer koronaren Dreigefäßerkrankung (alle 3 großen epikardialen Gefäße oder deren Äste betroffen) sowie beim Vorliegen einer Hauptstammstenose indiziert.

Tab. 16.3 Medikamente zur Therapie der KHK mit stabiler Angina-pectoris-Symptomatik

Wirkstoffgruppe	Mechanismus	Prognoseverbesserung
Acetylsalicylsäure	Prophylaxe einer Koronarthrombose	Ja
Betablocker	Senkung des myokardialen Sauerstoffbedarfs	Ja[1]
Nitrate	Venöse Vasodilatation (Vorlastsenkung)	Nein
Kalziumantagonisten	Nachlastsenkung	Nein[2]
ACE-Hemmer oder AT-II-Antagonisten	Hemmung des Renin-Angiotensin-Aldosteron-Systems, Nachlastsenkung	Ja[3]
HMG-CoA-Reduktasehemmer	Senkung des LDL-Cholesterins	Ja[4]

[1] Nach Myokardinfarkt
[2] Kurzwirksame Kalziumantagonisten können sogar prognostisch ungünstig sein. Reservemittel bei Betablockerunverträglichkeit.
[3] Bei linksventrikulärer Dysfunktion
[4] Ziel-LDL bei KHK-Patienten <100 mg/dl

Prognose: Der Verlauf einer KHK mit stabiler Angina-pectoris-Symptomatik hängt von verschiedenen Faktoren ab, z. B.: von der

- **Anzahl der betroffenen großen Gefäße** (jährliche Letalität bei 1 Gefäß 3–4 %, 2 Gefäßen 6–8 %, 3 Gefäßen 10–13 %; Hauptstammstenose der linken Koronararterie >30 %),
- **linksventrikulären Funktion** (schlechtere Prognose bei Linksherzinsuffizienz),
- **Kontrolle der Risikofaktoren** (deutliche Prognoseverbesserung bei Aufgabe des Rauchens, Gewichtsabnahme, gut eingestelltem Blutdruck, guter Blutzuckereinstellung, LDL-Cholesterin <100 mg/dl).

ZUSATZTHEMEN FÜR LERNGRUPPEN

Instabile Angina pectoris und Myokardinfarkt

Sonderformen der Angina pectoris (Prinzmetal-Angina, Walking-through-Angina)

Nitrattherapie (Nebenwirkungen, Besonderheiten)

Anatomie der Koronararterien

Physiologie der Koronardurchblutung

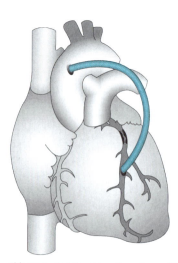

Abb. 16.4 Aortokoronarer Venen-Bypass (ACVB) (Über ein Veneninterponat wird das Koronargefäß distal der Stenose mit der Aorta verbunden.)

→ Fall 16 Seite 16

17 Transitorisch ischämische Attacken (TIA) bei Karotisstenose

17.1 Erläutern Sie kurz die Gefäßversorgung des Gehirns!

- Vorderes Versorgungssystem: A. carotis communis – A. carotis interna – Circulus arteriosus
- Hinteres Versorgungssystem: A. vertebralis – A. basilaris (unpaares Gefäß) – Circulus arteriosus
- Circulus arteriosus: Abgang der A. cerebri anterior, A. cerebri media und A. cerebri posterior

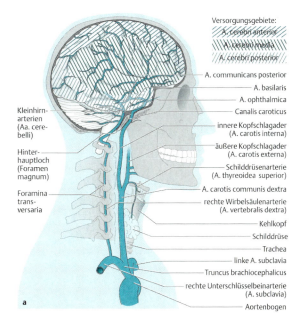

Abb. 17.1 Verlauf der großen zuführenden Hirnarterien (A. carotis interna und A. vertebralis) sowie Versorgungsgebiete der Großhirnarterien im Bereich der rechten Großhirnhemisphäre (in der Ansicht von rechts)

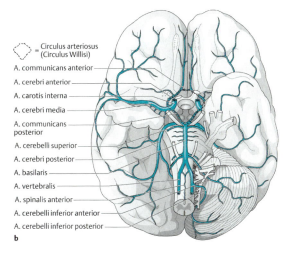

Abb. 17.2 Arterien der Hirnbasis

→ Fall 17 Seite 17

17.2 Wie lautet Ihre Verdachtsdiagnose? Welche Differenzialdiagnose ziehen Sie in Erwägung?

- Verdachtsdiagnose: rezidivierende Durchblutungsstörungen (**transitorisch ischämische Attacke, TIA**) in der linken Hirnhemisphäre bei Karotisstenose links; Begründung: neurologische Symptomatik (passagere Störungen der Motorik links und der Sprache, die sich innerhalb kurzer Zeit wieder komplett zurückbildet), Auskultationsbefund (Strömungsgeräusch deutet auf eine linksseitige Stenose der A. carotis hin)
- Differenzialdiagnose: **Hirnblutung**; Begründung: neurologische Symptomatik (jedoch ist eine komplett reversible neurologische Symptomatik hierfür eher untypisch; eher progrediente Symptome)

17.3 Senken Sie den Blutdruck? Begründen Sie Ihre Entscheidung!

Nein; Begründung:
- Hypertensive Blutdruckwerte finden sich häufig bei Patienten mit zerebralen Ischämien.
- Bei hämodynamisch wirksamen Stenosen der hirnversorgenden Gefäße wird evtl. über den erhöhten systemischen Blutdruck eine Restperfusion poststenotisch sichergestellt.
- Vorsichtige Blutdrucksenkung (z. B. Urapidil 5 mg i. v. als Bolus, Verapamil 1 mg i. v. als Bolus) allenfalls bei sehr hohen Werten >200/110 mmHg oder kardialer Funktionsstörung (Dyspnoe, Angina pectoris) durch den hohen Blutdruck.

17.4 Welche Untersuchungen sind als nächste sinnvoll?

- Wichtig – v. a. bei anhaltenden oder progredienten neurologischen Ausfällen – ist der rasche **Ausschluss einer intrakraniellen Blutung mittels CT** (breiter verfügbar, schneller) **oder MRT** (zeigt auch frische Ischämien).
- **Untersuchung der Halsgefäße** mit Dopplersonographie, farbkodierter Duplex-Sonographie (FKDS), CT- oder MR-Angiographie zum Nachweis und Schweregradbeurteilung evtl. Stenosen
- Konventionelle direkte Angiographie nur bei Hinweisen auf höhergradige Stenosen in den nichtinvasiven Verfahren und geplanter Therapie
- Kardiale Diagnostik (Echokardiographie, ggf. transösophageale Echokardiographie, EKG, Langzeit-EKG) zum Ausschluss einer kardialen Emboliequelle

Kommentar

Definition: Als **transitorisch ischämische Attacke** (**TIA**) bezeichnet man passagere zerebrale Minderdurchblutungen mit neurologischen Ausfällen, die sich innerhalb von 24 Stunden komplett zurückbilden.

Bilden sich die neurologischen Ausfälle nicht, unzureichend oder erst nach einer Dauer von mehr als 24 Stunden zurück und liegt eine zerebrale Minderdurchblutung vor, spricht man von einem kompletten **Hirninfarkt (complete stroke)**. Ein Hirninfarkt ist in 80 % der Fälle Ursache eines Schlaganfalls, Hirnblutungen in 20 % der Fälle.

Ätiologie und Pathophysiologie: Als besonders ischämieempfindliches Organ reagiert das Gehirn bereits auf kleinere Minderdurchblutungen (Ischämien) mit einem neuronalen Funktionsverlust. Ursachen für Ischämien können sein: Gefäßstenosen und -verschlüsse durch ortsständige arterielle Thrombosen oder Embolien, seltener auch entzündliche Gefäßprozesse (Vaskulitiden). Besteht die Minderdurchblutung nur für kurze Zeit, dann kann sich die Funktion wieder völlig erholen. Allerdings finden sich bei einer Vielzahl von Patienten mit abgelaufener TIA in entsprechenden Untersuchungsverfahren (z. B. MRT) nachweisbare Läsionen.

Klinik: Die Symptomatik ist abhängig vom betroffenen Hirnareal. Häufig treten auf:
- Lähmung der kontralateralen Körperhälfte (z. B. rechtsseitige **Hemiparese** bei Ischämie im Versorgungsgebiet der linken A. cerebri media),
- **Sensibilitätsstörungen** der kontralateralen Körperhälfte,

- Sprachstörungen (**Aphasien**), falls die sprachdominante (meist die linke) Hemisphäre betroffen ist,
- kurzzeitige einseitige Blindheit (**Amaurosis fugax**) bei Ischämie der A. centralis retina.

Diagnostik: s. auch Antwort zur Frage 17.4. Bei akut aufgetretenen neurologischen Ausfällen muss zuerst zwischen den beiden Ursachen **Hirnischämie** und **Hirnblutung** unterschieden werden, da sich die Therapie unterscheidet. Dies gelingt mittels **Computertomographie des Kopfes** (CCT, CT-Schädel), wo sich die Blutung bereits in der Frühphase hyperdens (s. Abb. 17.3), eine Ischämie jedoch erst – wenn überhaupt – nach 12–24 Stunden hypodens darstellt (s. Abb. 17.4). Ein Ischämienachweis ist für die Therapie nicht zwingend erforderlich. Wichtig ist, dass andere Ursachen – insbesondere die intrazerebrale Blutung – ausgeschlossen werden, daher ist eine CT ausreichend.

Gegebenenfalls kann auch eine **MRT des Kopfes** als erste Untersuchung durchgeführt werden, da hier auch kleinere Ischämien bereits in der Frühphase erkannt werden können.

Nach Ausschluss einer Hirnblutung muss im weiteren Verlauf nach der **Ursache der Ischämie** gesucht werden: Zur Suche nach einer potenziellen kardialen Emboliequelle dient die **Echokardiographie**, ggf. auch als transösophageale Echokardiographie (kardialer Thrombus?, Hinweis für offenes Foramen ovale?). Im **Langzeit-EKG** können evtl. vorhandene Herzrhythmusstörungen (z. B. intermittierendes Vorhofflimmern) erkannt werden. Eine **Doppleruntersuchung der Halsgefäße** sowie der intrakraniellen Gefäße kann eine Stenose in diesem Bereich aufdecken. Zur genauen Quantifizierung des Schweregrades z. B. einer Karotisstenose sind dann **weitere bildgebende Verfahren** notwendig (CT- oder MR-Angiographie, direkte Angiographie) (s. Abb. 17.5).

Therapie: Die Therapie richtet sich nach der nachgewiesenen oder vermuteten Ursache der TIA. Bei **kardialer Embolie**, z. B. bei Vorhof- oder Ventrikelthrombus oder bei Vorhofflimmern, sollte eine **Antikoagulation** – initial mit Heparin, überlappend mit einem oralen Kumarinderivat (Ziel-INR 2–3) – erfolgen. Bei reversiblen Ursachen handelt es sich um eine zeitlich begrenzte Behandlung (z. B. bei passagerem Vorhofflimmern bis etwa 4 Wochen nach Restitu-

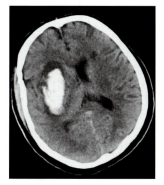

Abb. 17.3 *CT-Schädel (nativ = ohne Kontrastmittel): Hirnblutung rechts im Stammganglienbereich (Eine Blutung stellt sich schon sehr früh nach ihrem Auftreten hyperdens, d. h. dichter [heller] als normales Hirngewebe, dar.)*

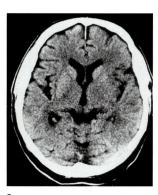
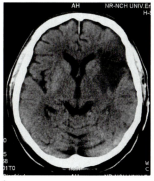

a b

Abb. 17.4 *CT-Schädel (nativ = ohne Kontrastmittel): a – Nahezu unauffälliges CT bei Patient mit Hemiparese und Aphasie, die bei CT-Aufnahme seit etwa einer Stunde bestanden; es finden sich jedoch sog. Infarktfrühzeichen wie verstrichene Hirnfurchen (hier im Mediastromgebiet links) und verwaschene Grenzen der Stammganglien (hier links im Vergleich zu rechts); b – CT desselben Patienten einige Stunden nach der ersten Aufnahme mit jetzt deutlich demarkiertem Hirninfarkt im vorher vermuteten Infarktareal (Mediastromgebiet links). (Ein Hirninfarkt stellt sich erst etliche Stunden nach seinem Auftreten hypodens, d. h. weniger dicht [dunkler] als normales Hirngewebe, dar.)*

→ Fall 17 Seite 17

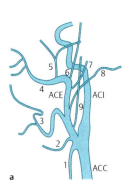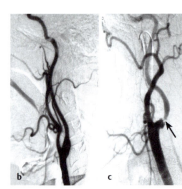

Abb. 17.5 a – Anatomie der extrakraniellen A. carotis (ACC = A. carotis communis, ACI = A. carotis interna, ACE = A. carotis externa, 1 = A. thryroidea superior, 2 = A. lingualis, 3 = A. facialis, 4 = A. maxillaris, 5 = A. meningea media, 6 = A. temporalis superficialis, 7 = A. auricularis posterior, 8 = A. occipitalis, 9 = A. pharyngea ascendens)
b – Angiographie Normalbefund
c – Angiographie: Hochgradige zirkuläre arteriosklerotische Stenose der A. carotis interna an typischer Stelle (Pfeil)

tion des Sinusrhythmus), während bei weiterbestehenden Ursachen (z. B. bei permanentem Vorhofflimmern) die Antikoagulation zeitlich unbegrenzt erfolgt.

Bei **Karotisstenose mit mehr als 70 %iger Einengung** des Gefäßlumens sollte das Vorgehen **operativ** (Thrombendateriektomie, TEA; s. Abb. 17.6) oder **interventionell** (PTCA, Stent) sein.

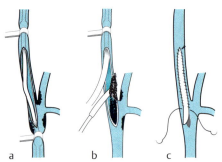

Abb. 17.6 Thrombendarteriektomie (TEA) mit Patchplastik (a – Passagere intraoperative Einlage eines intraluminalen Shunts in die A. carotis interna zur Sicherstellung der Hirndurchblutung, b – Ausschälen des stenosierenden Intimazylinders unter Anhebung des intraluminalen Shunts, c – Aufbringen des Patches)

Lässt sich keine eindeutige Ursache für die TIA finden oder liegt der Stenosegrad der A. carotis unter 70 %, ist durch die Einnahme eines **Thrombozytenaggregationshemmers** (z. B. Acetylsalicylsäure 50–325 mg/d) eine Prognoseverbesserung zu erzielen. Wesentlich ist auch die **Behandlung von kardiovaskulären Risikofaktoren**, hierzu gehören ggf. Gewichtsreduktion, Blutdruckeinstellung, Blutzuckereinstellung, Behandlung einer Fettstoffwechselstörung.

Prognose: Nach einer TIA besteht ein deutlich erhöhtes Risiko, im weiteren Verlauf einen Schlaganfall zu erleiden (40 % der Patienten innerhalb von 4 Jahren, die Hälfte davon in den ersten 3 Monaten). Dieses Risiko ist bei Patienten mit bestimmten Ursachen (z. B. kardiale Emboliequelle, Karotisstenose) deutlich erhöht. Bei **symptomatischer Karotisstenose über 70 %** beträgt das jährliche Schlaganfallrisiko 10 % und wird durch eine Operation der Stenose auf 3–4 % gesenkt.

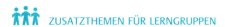 ZUSATZTHEMEN FÜR LERNGRUPPEN

Therapie der Hirnblutung

Therapie des Hirninfarkts

18 Raynaud-Syndrom

18.1 Wie lautet ihre Verdachtsdiagnose?
Raynaud-Syndrom; Begründung: typische Klinik (anfallsweise auftretende schmerzhafte Verfärbungen der Finger mit den typischen 3 Phasen [Blässe, Zyanose, Rötung] begleitet von starken Schmerzen und ausgelöst v. a. durch Kälte)

18.2 Nennen Sie 4 mögliche Ursachen für diese Erkrankung!
- Kollagenosen (z. B. Sklerodermie)
- Vaskulitiden (z. B. Thrombangiitis obliterans)
- Vibrationsschäden
- Periphere arterielle Verschlusserkrankung
- Medikamente und Drogen (z. B. Betablocker, Ergotamine, Kokain, Hormonpräparate, Nikotin)
- Hämatologisch-onkologische Erkrankungen (z. B. Kryoglobulinämie, Paraproteinämie, Thrombozytose)

18.3 Welche diagnostischen Maßnahmen führen Sie durch?
- Provokation der Symptomatik mittels Kälteexposition
- Ausschluss eines sekundären Raynaud-Syndroms:
- **Labor:** Entzündungsparameter, Autoantikörper (ANA, ANCA, Rheumafaktor), Eiweiß- und Immunelektrophorese, Blutbild, Kälteagglutinine, Kryoglobuline
- **Kapillarmikroskopie** (s. Abb. 18.1)
- Ggf. Gefäßdarstellung der Arm- und Handarterien (MR-Angiographie, konventionelle Angiographie)

18.4 Welche Verhaltensempfehlungen geben Sie Ihrer Patientin?
- Vermeidung von Kälteexposition, Tragen von Handschuhen
- Absolute Nikotinkarenz
- Evtl. Auslassversuch des oralen Kontrazeptivums

18.5 Nennen Sie symptomatische medikamentöse Therapieoptionen!
- Nitroglyzerin-Salbe lokal
- Kurzwirksame Kalziumantagonisten (z. B. Nifedipin 3 ×10 mg/d p.o.)
- ACE-Hemmer (z. B. Captopril 3 × 25 mg/d p.o.) oder AT-II-Antagonisten (z. B. Lorsartan 50 mg/d p.o.)

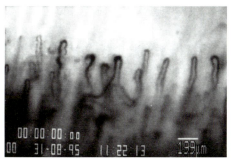 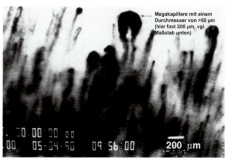

Abb. 18.1 *Kapillarmikroskopie: a – Normalbefund (haarnadelförmig konfigurierte Nagelfalzkapillaren in gleichmäßiger Anordnung), b – Typischer Befund bei Sklerodermie (Veränderung der Nagelfalzkapillaren mit verminderter Anzahl von Kapillaren und Ausbildung sog. Riesen- oder Megakapillaren)*

Kommentar

Definition und Klinik: Beim Raynaud-Syndrom kommt es – meist ausgelöst durch Kälte oder emotionalen Stress – zu **anfallsweise auftretenden schmerzhaften Verfärbungen der Finger** einer oder beider Hände. Die typische Abfolge besteht aus den drei Phasen **Blässe**, **Zyanose** und anschließend **Rötung** und ist von starken **Schmerzen** begleitet.

Ätiologie: Man unterscheidet das
- **sekundäre** Raynaud-Syndrom bei vorhandener Grunderkrankung (s. Antwort zur Frage 18.2), bei dem Hände und auch Füße meist asymmetrisch befallen sind, kein typischer Auslöser vorliegt und trophische Hautstörungen (z. B. Ulkus) auftreten,
- vom **primären** Raynaud-Syndrom. Beim primären Raynaud-Syndrom sind typischerweise beide Hände symmetrisch befallen, außerdem liegt ein Auslöser (Kälte, emotionaler Stress) vor, es treten keine trophischen Hautstörungen auf und über mehr als zwei Jahre kann keine auslösende Grundkrankheit nachgewiesen werden. Meist sind junge Frauen betroffen.

Pathophysiologie: Dem Raynaud-Syndrom liegt eine **übersteigerte Reaktivität der Gefäße** auf Reize, insbesondere Kältereize, zu Grunde. Es wird eine inadäquate und überschießende **Vasokonstriktion** ausgelöst, die zunächst die Arteriolen betrifft (Blässe). Durch eine Paralyse der Venolen sammelt sich das sauerstoffarme venöse Blut in den dilatierten Venolen und wird nur verzögert abtransportiert. Dies führt zur Zyanose. Die Rötung wird dann durch eine Hyperämie infolge reaktiver arteriolärer Vasodilatation ausgelöst.

Diagnostik: s. auch Antwort zur Frage 18.3. Wesentliches Ziel der Diagnostik ist der **Ausschluss einer Grunderkrankung** und somit eines sekundären Raynaud-Syndroms. Faktoren, die hierauf hinweisen, s. Übersicht 18.1. Neben einer gründlichen körperlichen Untersuchung kann hier die **Labordiagnostik** wertvolle Hinweise liefern (Entzündungsparameter, Autoantikörper, Eiweiß- und Immunelektrophorese, Blutbild, Kälteagglutinine, Kryoglobuline). Die **Kapillarmikroskopie der Nagelfalz** bietet einen guten Einblick in die Morphologie der kleinsten Gefäße und bietet bei bestimmten Erkrankungen, z. B. der Sklerodermie, nahezu pathognomonische Befunde (sog. Riesen- oder Megakapillaren, s. Abb. 18.1). Je nach Ergebnis dieser Untersuchungen können sich weitere spezifische Untersuchungsmethoden (z. B. Haut- oder Organbiopsie, Knochenmarkpunktion) anschließen.

Übersicht 18.1 Hinweise für sekundäres Raynaud-Syndrom

- Erstmanifestation im Alter über 40 Jahren
- Männliches Geschlecht
- Schwere Schmerzattacken mit trophischen Hauterscheinungen (Ulzerationen)
- Asymmetrische Attacken
- Laborwerte mit Hinweis auf Vaskulitis oder Kollagenose
- Ischämien proximal der Finger oder Zehen

Therapie: Wesentlich ist bei sekundärem Raynaud-Phänomen die Therapie der Grunderkrankung (z. B. immunsuppressive Therapie bei Kollagenosen oder Vaskulitiden, Chemotherapie bei hämtologisch-onkologischen Erkrankungen). Die Basis der Behandlung des primären Raynaud-Syndroms besteht in einer **Vermeidung der auslösenden Umstände** durch eine bestmögliche Kälteexpositionsprophylaxe (z. B. Tragen von Handschuhen, Nutzen von Taschenwärmer und Gelsohlen). Bekannte Faktoren mit auslösendem oder verschlechterndem Einfluss wie Nikotinkonsum oder bestimmte Medikamente (z. B. Betablocker) sind zu meiden. Das Auftragen einer **Nitroglyzerin-Salbe** auf die betroffenen Akren vor Kälteexposition kann über den vasodilatatorischen Effekt lindernd wirken. Sollten diese Maßnahmen nicht zu einer ausreichenden Erleichterung führen, dann kann ein Therapieversuch mit einem **Kalziumantagonisten** (z. B. Nifedipin) in ansteigender, der individuellen Toleranz angepassten Dosis erfolgen. Ein Teil der Patienten profitiert von einer Behandlung mit **ACE-Hemmern** und **AT-II-Antagonisten** (s. Antwort zur Frage 18.5).

Prognose: Beim sekundären Raynaud-Syndrom bestimmt die Grunderkrankung die Prognose. Das primäre Raynaud-Syndrom kann einen individuell sehr belastenden Zustand darstellen, der aber in der Regel zu keinen bleibenden Schäden an den Akren führt.

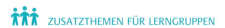 ZUSATZTHEMEN FÜR LERNGRUPPEN

Thrombangiitis obliterans

Sklerodermie

19 Dilatative Kardiomyopathie (DCM)

19.1 Welche Verdachtsdiagnose stellen Sie?
Dilatative Kardiomyopathie; Begründung:
- **Anamnese:** Nikotinabusus (Risikofaktor für KHK → KHK kann eine Ursache der Kardiomyopathie sein), Alkoholabusus kann Ursache der Kardiomyopathie sein (s. auch Antwort zur Frage 19.5)
- **Klinik:** Zeichen der Linksherzinsuffizienz (Rückwärtsversagen mit belastungsabhängiger Atemnot sowie Vorwärtsversagen mit Schwindel und Synkope)
- **Echokardiographiebefund:** Dilatation und Einschränkung der Pumpfunktion des linken Ventrikels, Mitralklappeninsuffizienz

! 19.2 Welche potenziellen Ursachen haben Schwindel und Synkope bei diesem Patienten?
Folgende Ursachen kommen in Frage:
- **Maligne ventrikuläre Herzrhythmusstörungen** bedingt durch Umbauvorgänge im Herzmuskel und erhöhte mechanische Wandspannung
- **Linksherzversagen mit Vorwärtsversagen** aufgrund der geringen Pumpleistung mit zerebraler Minderperfusion

19.3 Welches Herzgeräusch erwarten Sie bei der Auskultation?
Herzgeräusch bei Mitralinsuffizienz: hochfrequentes bandförmiges Holosystolikum mit Fortleitung in die Axilla (s. Abb. 37.1)

19.4 Welche weiteren Untersuchungen sind sinnvoll?
- **Ruhe-EKG:** Ausschluss/Nachweis von Herzrhythmusstörungen
- **Langzeit-EKG:** Ausschluss/Nachweis von Herzrhythmusstörungen
- **Herzkatheteruntersuchung** mit Koronarangiographie zum Ausschluss/Nachweis einer KHK als Ursache der Kardiomyopathie
  - als Linksherzkatheter Quantifizierung von Herzklappenfehlern, Bestimmung der Pumpfunktion möglich
  - ggf. mit **Endomyokardbiopsie** mit histologischer Untersuchung des Biopsats: Ursachensuche (z. B. Ausschluss einer erregerbedingten Myokarditis)
  - ggf. als Rechtsherzkatheter zur Bestimmung der Druckwerte im Lungenkreislauf (Quantifizierung der evtl. vorhandenen sekundären pulmonalen Hypertonie; Bestimmung des pulmonalkapillären Verschlussdruckes als Maß für den linksventrikulären enddiastolischen Druck)

19.5 Nennen Sie mindestens 5 Ursachen für diese Erkrankung!
- **Primär** (keine nachweisbare Ursache): idiopathische Kardiomyopathie
- **Sekundär** (spezifische Ursachen):
  - Ischämisch bei KHK
  - Valvulär bei fortgeschrittenen Herzklappenfehlern
  - Hypertensiv bei fortgeschrittener hypertensiver Herzerkrankung
  - Alkoholtoxisch
  - Medikamentös-toxisch z. B. durch Antidepressiva, Lithium, anthrazyklinhaltige Chemotherapeutika (Doxorubicin, Bleomycin, 5-FU), antiretrovirale Medikamente
  - Schwermetalle (Kobalt, Quecksilber)
  - Drogen (Kokain, Amphetamine)
  - Elektrolytverschiebungen (Hypokalziämie, Hypophosphatämie)
  - Infektiös durch Viren (z. B. Coxsackie-, Zytomegalie-, Epstein-Barr-Virus), Bakterien (Salmonella typhi, Corynebacterium diphtheriae, Brucella), parasitär (z. B. Toxoplasma gondii, Trypanosoma)
  - Autoimmunerkrankungen (systemischer Lupus erythematodes, Sklerodermie)
  - Endokrinologische Störungen (Hyper- und Hypothyreose, Wachstumshormonmangel/-überschuss, Phäochromozytom)
  - Neuromuskuläre Erkrankungen (Muskeldystrophien, Myotonien)
  - Speicherkrankheiten (Amyloidose, Hämochromatose)

→ Fall 19 Seite 19

Kommentar

Definition: Die dilatative Kardiomyopathie (DCM) ist durch eine **Dilatation und Einschränkung der Pumpfunktion** eines oder beider Ventrikel definiert. Meist in der linke Ventrikel betroffen.

Ätiologie und Pathophysiologie: Durch verschiedene Schädigungen (s. Antwort zur Frage 19.5) werden Umbauvorgänge in der Herzmuskulatur induziert, die zu einer Dilatation des Myokards führen kann. Die Dilatation des linken Ventrikels bedingt eine Einschränkung der Kontraktionsfähigkeit und damit der Pumpleistung des linken Ventrikels, die zur **Linksherzsuffizienz mit Vorwärts- und Rückwärtsversagen** führen kann. Durch die Dilatation des linken Ventrikels kann es auch zur Erweiterung des Mitralklappenrings kommen, so dass die Mitralklappe nicht mehr dicht schließt (**relative Mitralklappeninsuffizienz**). Diese kann die Linksherzinsuffizienz noch verstärken. Durch die Umbauvorgänge am Herzmuskel und die erhöhte mechanische Wandspannung steigt die Autonomiebereitschaft des Myokards, und es treten häufig supraventrikuläre und ventrikuläre **Herzrhythmusstörungen** auf.

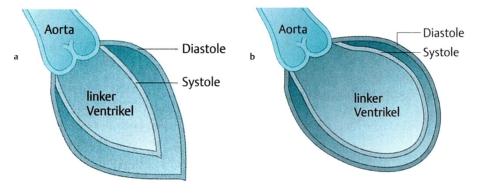

Abb. 36.1 a – Normaler linker Ventrikel mit gleichmäßiger Kontraktion aller Kammeranteile in Systole und Diastole, b – Dilatative Kardiomyopathie mit diffuser Ventrikeldilatation, welche zu Kontraktionsstörungen führt.

Klinik: Die Erkrankung kann **längere Zeit asymptomatisch** verlaufen. Häufig manifestiert sie sich dann unter dem Bild einer **Links- oder Globalherzinsuffizienz mit Dyspnoe und Ödemen** (s. Fall 32). Manchmal manifestiert sich die Erkrankung durch den plötzlichen Herztod.

Diagnostik: s. auch Antwort zur Frage 19.4. Die Anamnese mit Belastungsdyspnoe sowie ggf. Schwindel und Synkopen weist auf eine Linksherzinsuffizienz hin. Bei der Auskultation lassen sich evtl. fein- bis mittelblasige feuchte Rasselgeräusche als Hinweis auf ein Lungenödem sowie bei Mitralklappeninsuffizienz ein hochfrequentes bandförmiges Holosystolikum mit Fortleitung in die Axilla finden (s. Antwort zur Frage 19.3). Mithilfe der **Echokardiographie** lassen sich Dilatation und Pumpfunktionseinschränkung des Herzens nachweisen. Des Weiteren können begleitende Faktoren wie Herzklappenfehler dargestellt werden. **EKG** und insbesondere **Langzeit-EKG** (über bis zu 72 Stunden) können Herzrhythmusstörungen aufdecken, so dass sich Therapieempfehlungen ableiten lassen (s. unten). Behebbare Ursachen der dilatativen Kardiomyopathie müssen durch Anamnese (z. B. Medikamenteneinnahme, Alkoholabusus, Infektion) und geeignete Untersuchungen ausgeschlossen werden: Mittels **Herzkatheteruntersuchung mit Koronarangiographie** sollte eine ischämische Ursache (KHK) ausgeschlossen werden. Gegebenenfalls kann in diesem Rahmen auch eine **Endomyokardbiopsie** erfolgen. Durch histologische, immunhistochemische, virologische und Autoimmun-Aufarbeitung der Biopsate kann in manchen Fällen die Ursache der Kardiomyopathie festgestellt werden.

→ Fall 19 Seite 19

Therapie: Grundlage der Behandlung ist die **Ausschaltung aller potenziell ursächlichen und schädlichen Noxen**. Dazu gehören absolute Alkoholkarenz sowie Verzicht auf sämtliche potenziell kardiotoxische Medikamente. Des Weiteren erfolgt eine **symptomatische medikamentöse Therapie der Herzinsuffizienz** (ACE-Hemmer, Angiotensin-II-Antagonisten, Betablocker, Diuretika, Spironolacton, Digitalis; s. Fall 32). Bei hochgradig reduzierter Pumpfunktion, insbesondere bei begleitendem Vorhofflimmern, sollte zur Thromboembolieprophylaxe eine dauerhafte **Antikoagulation** durchgeführt werden. Bei Patienten mit hochgradig eingeschränkter Pumpleistung und Linksschenkelblock im EKG mit breitem QRS-Komplex kann mittels eines speziellen Schrittmachersystems (biventrikulärer Schrittmacher, sog. **kardiale Resynchronisationstherapie = CRT**) eine Verbesserung der Pumpleistung und der Symptome der Herzinsuffizienz erreicht werden. Beim Nachweis potenziell lebensbedrohlicher Herzrhythmusstörungen und linksventrikulärer Pumpfunktion <30% oder bei überlebtem plötzlichem Herztod stellt die **Implantation eines implantierbaren Kardioverter-Defibrillators (ICD)** eine prognoseverbessernde Therapie dar. Im Falle einer nichtbeherrschbaren terminalen Herzinsuffizienz können geeignete Patienten ggf. einen temporären mechanischen Herzersatz oder – als Ultima Ratio – einer **Herztransplantation** erhalten.

Prognose: Der Verlauf ist abhängig vom Schweregrad der Herzinsuffizienz. Eine sekundäre dilatative Kardiomyopahtie mit behebbarer Ursache hat eine günstigere Prognose als die primäre dilatative Kardiomyopathie oder sekundäre dilatative Kardiomyopathie ohne behebbare Ursache. Die **10-Jahresüberlebensrate liegt bei ca. 10–20%**, die jährliche Sterberate bei 10%.

ZUSATZTHEMEN FÜR LERNGRUPPEN

Vorhofflimmern (Ursache, Komplikationen, Therapie)

Medikamentöse Therapie ventrikulärer Herzrhythmusstörungen

Weitere Kardiomyopathieformen

20 Nierenarterienstenose (Renovaskuläre Hypertonie)

20.1 Benennen Sie mindestens 5 Ursachen der sekundären Hypertonie!
- Renoparenchymatöse Hypertonie (durch parenchymatöse Erkrankungen der Niere, z.B. Glomerulonephritis)
- Renovaskuläre Hypertonie (Nierenarterienstenose)
- Conn-Syndrom (primärer Hyperaldosteronismus, primär erhöhte Aldosteronproduktion in der Nebennierenrinde [meist bei Adenom, Hyperplasie])
- Phäochromozytom (katecholaminproduzierender Tumor des Nebennierenmarks)
- Cushing-Syndrom (klinische Folgen eines chronischen Glukokortikoidüberschusses)
- Akromegalie (Krankheitsbild bei Überschuss von Wachstumshormon [STH] nach Abschluss des Längenwachstums)
- Aortenisthmusstenose

20.2 Welche Ursache ist bei der Patientin am wahrscheinlichsten? Begründen Sie dies!
Nierenarterienstenose (**renovaskuläre Hypertonie**); Begründung: jüngere weibliche Patientin, hoher diastolischer Blutdruckwert, rasche Progression, fehlende nächtliche Blutdrucksenkung

20.3 Erläutern Sie den pathophysiologischen Hintergrund dieser Hypertonieform!
Sog. Goldblattmechanismus (benannt nach dem Erstbeschreiber Harry Goldblatt):
- Bei Nierenarterienstenose fällt der Perfusionsdrucks in den Glomerula ab.
- Hierdurch wird das Renin-Angiotensin-Aldosteron-System (RAAS) aktiviert; es kommt zu verstärkter Bildung von Angiotensin II und Ausschüttung von Aldosteron.
- Angiotensin II führt zur Vasokonstriktion, Aldosteron bedingt eine Natrium- und Wasser-

→ Fall 20 Seite 20

retention; beides führt zum Blutdruckanstieg.

20.4 Welche Untersuchungen sind zur weiteren Abklärung sinnvoll?

- **Bestimmung der Renin- und Aldosteronaktivität im Plasma** (*cave:* Abnahme nach mindestens 30-minütiger Ruhephase)
- **Farbkodierte Duplexsonographie der Nierenarterien (FKDS):** Nachweis ein- und beidseitiger Nierenarterienstenosen möglich
- **MR- oder CT-Angiographie:** bei nichteindeutigem FKDS-Befund sinnvoll
- **Arteriographie der A. renalis:** sinnvoll bei nachgewiesener Stenose und geplanter (am besten gleichzeitiger) therapeutischer Intervention (s. Kommentar)

Kommentar

Definition und Ätiologie: Die Nierenarterienstenose (Syn. renovaskuläre Hypertonie) ist für **ca. 1% aller Hypertonieerkrankungen** verantwortlich. Man unterscheidet die **atherosklerotische** Stenose (80% der Fälle, höheres Lebensalter, meist Männer, im Abgang von der Aorta gelegene [ostiale] Stenose) von der **fibromuskulären Dysplasie** (20% der Fälle, jüngere Patienten, meist Frauen, oft bilateral, meist im medialen Anteil der A. renalis).

Pathophysiologie: Eine Nierenarterienstenose mit über 60%-iger Lumeneinengung führt zu einem **glomerulären Perfusionsabfall**, der mit einer **Aktivierung des Renin-Angiotensin-Aldosteron-Systems (RAAS)** beantwortet wird (sog. Goldblattmechanismus, s. Antwort zur Frage 20.3). In der Folge kommt es zu einer Erhöhung des Blutdrucks, der aber wegen der Nierenarterienstenose zu keiner Verbesserung des Perfusionsdruckes der betroffenen Niere führt. Dies führt zu einer **dauerhaften Aktivierung des RAAS** mit exzessiver systemischer Blutdruckerhöhung.

Klinik: Insbesondere bei jüngeren Patienten mit hohen diastolischen Blutdruckwerten, neu aufgetretenem oder schwer einstellbarem Hochdruck und fehlender nächtlicher Blutdrucksenkung sollte an eine Nierenarterienstenose gedacht werden (Prävalenz in solchen Subgruppen 10–45%).

Diagnostik: In etwa 30% der Fälle lässt sich ein **paraumbilikal** oder in der **Flanke** lokalisiertes **Strömungsgeräusch** auskultieren. Die **Labordiagnostik** kann mit einer **Hypokaliämie** (bedingt durch den relativen Hyperaldosteronismus) oder – insbesondere bei bilateraler Stenose – mit einer **Kreatinin-Erhöhung** bei ischämischer Nephropathie Hinweise liefern. Bei etwa 50–80% der Patienten lässt sich eine **erhöhte Plasmareninaktivität** nachweisen. Vor Bestimmung der Plasmareninaktivität muss der Patient eine mindestens 30-minütige Ruhepause einhalten, damit die Ergebnisse nicht falsch-positiv ausfallen. Als initiales bildgebendes Verfahren eignet sich die **farbkodierte Duplexsonographie (FKDS) der Nieren**. Dieses Untersuchungsverfahren ist sehr sensitiv und sichert in vielen Fällen meist die Diagnose. Die Genauigkeit der Methode hängt allerdings stark von der Erfahrung des Untersuchers ab. Weitere nichtinvasive Untersuchungsverfahren sind die **Magnetresonanz (MR)- und Computertomographie (CT)-Angiographie**, mit der eine direkte Darstellung der Stenose möglich ist. Durch die technischen Verbesserungen der letzten Jahre haben Sensitivität und Spezifität dieser Verfahren stark zugenommen. Goldstandard stellt aber weiterhin die direkte **Arteriographie der Nierenarterien** dar, die aber aufgrund der relativen Invasivität in der Regel nur noch vor einer geplanten Intervention (s. unten) durchgeführt wird.

Therapie: Grundsätzlich stehen als Therapieoptionen die medikamentöse, interventionelle und die chirurgische Behandlung zur Verfügung.

Jüngere Patienten mit fibromuskulärer Dysplasie profitieren am ehesten von einem **interventionellen Vorgehen** mit Ballondilatation (perkutaner transluminaler Angioplastie, PTA) und ggf. Stentimplantation. Die Langzeitergebnisse sind gut, und der Medikamentenbedarf dieser Patienten sinkt deutlich. **Patienten < 60 Jahre mit ostialer arteriosklerotischer Stenose** profitieren am meisten von einer chirurgischen Behandlung (Thrombarteriektomie,

→ Fall 20 Seite 20

aortorenaler Bypass). **Patienten > 60 Jahre mit ostialer arteriosklerotischer Stenose** zeigen deutliche schlechtere Ergebnisse bei der PTA und hohe Rezidivraten. Auch von einem operativen Vorgehen profitieren diese Patienten meist nicht, da der hohe Blutdruck durch eine bleibende Schädigung der Nieren oft schon renoparenchymatös fixiert ist. Hier ist oft keine kausale Behandlung mehr sinnvoll, es erfolgt lediglich die **medikamentöse Blutdrucksenkung**. Es eignen sich alle antihypertensiven Medikamente, die in der Regel als Kombinationstherapie eingesetzt werden müssen (s. Fall 12). Hemmstoffe des RAAS wie ACE-Hemmer und AT-II-Antagonisten sind zwar die vom Pathomechanismus her geeignetsten Substanzen, eine Monotherapie ist aber meist nicht ausreichend. Bei Vorliegen einer beidseitigen Nierenarterienstenose oder bei Einzelniere kann es unter der Gabe von ACE-Hemmern und AT-II-Antagonisten zur kritischen Minderdurchblutung der Niere mit Nierenfunktionsverschlechterung kommen. Hier sind diese Präparate kontraindiziert.

Prognose: Bei fibromuskulärer Dysplasie führt die Beseitigung der Stenose meist zu einer Blutdrucknormalisierung oder zumindest einer deutlichen Reduktion des Medikamentenbedarfs. Bei atherosklerotischen Stenosen gelingt dies nur in 20% der Fälle. Wesentlich für die Langzeitprognose bezüglich kardiovaskulärer Erkrankungen ist die konsequente medikamentöse Blutdrucksenkung.

 ZUSATZTHEMEN FÜR LERNGRUPPEN

Klinik, Diagnostik und Therapie weiterer sekundärer Hypertonieformen

21 Akuter Vorderwandinfarkt

21.1 Welche Befunde können Sie im 12-Kanal-EKG des Patienten erheben? Welche Diagnose stellen Sie?
- **Befunde im 12-Kanal-EKG:** Sinusrhythmus; Linkstyp; deutliche ST-Streckenhebungen I, II, aVL, V1–V6
- **Diagnose:** akuter Vorderwandinfarkt

21.2 Wie sieht die optimale Therapie aus?
- Monitorüberwachung von Herzrhythmus und Herzfrequenz
- Basistherapie (s. Fall 1): Sauerstoff, Acetylsalicylsäure, Heparin, ggf. Analgesie mit Opioidanalgetikum und Sedierung mit Benzodiazepin, Nitroglyzerin-Spray, ggf. Betablocker
- Schnellstmögliche Wiedereröffnung des Gefäßes durch Reperfusionstherapie (innerhalb der ersten 6 Stunden):
  - Systemische Lysetherapie
  - Akut-PTCA/Stent

21.3 Nennen Sie mindestens 4 Akutkomplikationen, die bei diesem Patienten auftreten können!
- **Herzrhythmusstörungen:** ventrikuläre Extrasystolie, ventrikuläre Tachykardien, Kammerflimmern, Vorhofflimmern, Sinusbradykardien, AV-Blockierungen
- **Linksherzinsuffizienz:** Rückwärtsversagen mit Lungenödem, Vorwärtsversagen mit kardiogenem Schock
- Herzwandruptur mit Perikarderguss und evtl. Perikardtamponade
- Ventrikelseptumruptur
- Papillarmuskelnekrose oder -abriss mit akuter Mitralinsuffizienz

21.4 Nennen Sie mindestens 5 Spätkomplikationen, die bei diesem Patienten auftreten können!
- Herzwandaneurysma
- Arterielle Embolie
- Perikarditis epistenocardiaca
- Postmyokardinfarktsyndrom (Dressler-Syndrom)
- Herzrhythmusstörungen
- Herzinsuffizienz
- Reinfarkt

21.5 Welche Medikamente (4 Gruppen) verbessern langfristig die Prognose des Patienten?
- Thrombozytenaggregationshemmer (z. B. Acetylsalicylsäure 100 mg/d)
- Betablocker (z. B. Metoprolol 50–200 mg/d)

→ Fall 21 Seite 21

- ACE-Hemmer (z. B. Ramipril 2,5–10 mg/d) oder AT-II-Antagonist (z. B. Losartan 12,5–100 mg/d)
- HMG-CoA-Reduktase-Hemmer, sog. Statin (z. B. Simvastatin 10–80 mg/d)

Kommentar

Definition: Beim akuten Myokardinfarkt kommt es durch den plötzlichen **Verschluss einer Koronararterie** zur konsekutiven Minderdurchblutung und damit Absterben von Myokardgewebe. Man unterscheidet zwischen **Myokardinfarkt ohne ST-Streckenhebung** (nichttransmuraler Infarkt, NSTEMI = non-ST-elevation myocardial infarction] und **Myokardinfarkt mit ST-Streckenhebung** (transmuraler Infarkt, STEMI = ST-elevation myocardial infarction).

Pathophysiologie: Die Hauptursache des akuten Myokardinfarkts ist die **koronare Herzerkrankung** (KHK), die sich infolge einer Atherosklerose an den Koronararterien manifestiert hat. Es bilden sich in der Gefäßwand sog. atherosklerotische **Plaques**. Durch einen Einriss an der Oberfläche einer solchen Plaque kommt es zur Einblutung mit Aktivierung des Gerinnungssystems mit Thrombozytenaggregation und Bildung eines gefäßverschließenden Thrombus (**Koronarthrombose**). Durch die plötzliche Reduktion der Blutversorgung kommt es zum Zelluntergang, der mit Dauer des Gefäßverschlusses fortschreitet und nach 6–8 Stunden nahezu vollständig ist (s. auch Fall 1).

Klinik: Leitsymptom ist der **langanhaltende Brustschmerz** (**Angina pectoris**), der typischerweise in den linken Arm ausstrahlt und **durch körperliche Schonung und Nitroglyzeringabe nicht nachlässt**. Eine **vegetative Begleitsymptomatik** mit Angst, Unruhe, Übelkeit, Erbrechen und Schweißausbruch ist häufig. Bereits in der Frühphase können alle Arten bradykarder und tachykarder **Herzrhythmusstörungen** auftreten und teilweise auch die Symptomatik dominieren.

Diagnostik: Die Diagnose Myokardinfarkt kann gestellt werden, wenn bei entsprechender **klinischer Symptomatik** das **12-Kanal-EKG** entsprechende Veränderungen (monophasische schulterförmige **ST-Streckenhebungen in be**nachbarten Ableitungen) aufweist (s. Abb. 21 a) und/oder **herzspezifische Labormarker** (**Troponin I oder Troponin T**) **erhöht** sind. Weniger spezifisch und sensitiv sind die Labormarker CK, CK-MB, Myoglobin, AST (GOT) und LDH (s. auch Fall 39). Sie eignen sich jedoch aufgrund ihres unterschiedlichen zeitlichen Auftretens im Blut zur Verlaufsbeurteilung sowie zum Erkennen länger (mehrere Tage) zurückliegender Infarktereignisse (sog. subakuter Myokardinfarkt).

In der **Echokardiographie** kann sehr früh eine **Wandbewegungsstörung im Infarktareal** erfasst werden, außerdem können andere morphologische Auffälligkeiten (z. B. der Herzklappen) sowie Komplikationen (z. B. Perikarderguss, Ventrikelseptumruptur) dargestellt werden. Der Goldstandard in der Diagnostik ist die Herzkatheteruntersuchung mit **Koronarangiographie**, bei der die Koronargefäße direkt unter Durchleuchtung mittels Kontrastmittel dargestellt und Stenosen sowie Verschlüsse identifiziert und lokalisiert werden können (s. Abb. 21.1).

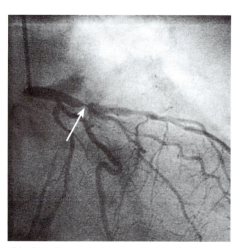

Abb. 21.1 Koronarangiographie: Hochgradige Stenose des R. interventricularis anterior (RIVA)

Therapie: Zur **Basistherapie** s. Fall 1. Ziel der Therapie beim akuten Myokardinfarkt ist die **schnellstmögliche Wiederherstellung der Myo-**

karddurchblutung. Je früher dies gelingt, desto günstiger ist die Prognose. Eine kausale Therapieoption ist die intravenöse Behandlung mit einem fibrinspezifischen Fibrinolytikum (**systemische Lyse**), die ggf. auch schon präklinisch erfolgen kann und in 60–70 % der Fälle zu einer Wiedereröffnung des verschlossenen Koronargefäßes führt.

Bei Verfügbarkeit kann auch akut eine **Herzkatheteruntersuchung** mit Koronarangiographie durchgeführt werden, die die genaue Lokalisationsdiagnostik von Gefäßstenosen oder -verschlüssen erlaubt. Durch eine perkutane transluminale Koronarangioplastie (**PTCA**) kann dann durch Ballondilatation und/oder Implantation einer Gefäßstütze (Stent) eine geeignete Engstelle aufgedehnt oder ein Verschluss wiedereröffnet werden (s. Abb. 21.2b). Die systemische Lyse und die PTCA sind nicht als konkurrierende Verfahren anzusehen, sondern finden zunehmend auch ergänzend Anwendung (rescue-PTCA: PTCA nach erfolgloser Lyse, facilitated PCI: PTCA nach erfolgreicher Lyse zur Sicherung des Therapieerfolges).

Mehrere Medikamente verbessern bei lebenslanger Einnahme die kurz- und langfristige Prognose der koronaren Herzerkrankung (s. Antwort zu Frage 21.5).

Prognose: **30 %** aller Patienten mit akutem Myokardinfarkt **versterben auch heute noch vor Erreichen eines Krankenhauses**, ein Großteil hiervon an malignen Herzrhythmusstörungen wie Kammerflimmern. Die weitere Prognose hängt stark von Infarktlokalisation und -größe, Grad der Pumpfunktionseinschränkung sowie der Anzahl der betroffenen Gefäße ab. Die **5-Jahres-Überlebensrate** aller Infarktpatienten liegt jedoch bei nicht mehr als **30 %**. Eine wesentliche Prognoseverbesserung wird durch die frühestmögliche Wiedereröffnung des verschlossenen Gefäßes erreicht, wobei die besten Ergebnisse durch eine **Reperfusionstherapie innerhalb der ersten 6–8 Stunden** nach Auftreten des Myokardinfarkts erzielt werden.

ZUSATZTHEMEN FÜR LERNGRUPPEN

Basistherapie bei akutem Myokardinfarkt

Differenzialdiagnosen des akuten Myokardinfarkts

Postmyokardinfarktsyndrom (Dressler-Syndrom)

Risikofaktoren für die koronare Herzkrankheit

Indikationen und Kontraindikationen zur systemischen Lyse

Medikamentenfreisetzende Stents

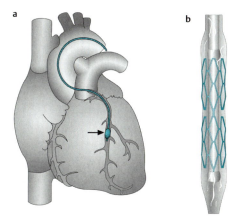

Abb. 21.2 *Perkutane transluminale Koronarangioplastie (PTCA): a – Einführen eines Ballonkatheters über einen speziellen Führungsdraht in die verengte Herzkranzarterie; durch Aufblasen des Ballons wird die Gefäßverengung beseitigt und ein ungestörter Blutfluss ermöglicht. b – Um eine erneute Gefäßverengung zu vermeiden, wird häufig ein Stent eingelegt.*

→ Fall 21 Seite 21

22 Myokarditis

22.1 Wie lautet Ihre Verdachtsdiagnose? Begründen Sie diese!
Akute Linksherzinsuffizienz infolge einer Myokarditis; Begründung: Zeichen der akuten Linksherzinsuffizienz mit Rückwärtsversagen (feinblasige Rasselgeräusche deuten auf eine Lungenstauung hin, periphere Ödeme) und Vorwärtsversagen (Hypotonie, Schwäche); Erhöhung der Marker einer akuten Myokardschädigung (Troponin I, CK-MB) sowie akute Entzündungszeichen (CRP ↑) und grippeähnliche Symptome (Husten, subfebrile Temperaturen)

22.2 Wie entstehen 3. und 4. Herzton, und wie nennt man ihr gemeinsames Auftreten?
- 3. und 4. Herzton sind **diastolische ventrikuläre Füllungstöne**; sie treten v. a. bei Herzinsuffizienz mit erhöhten Ventrikeldrücken auf:
  - **3. Herzton**: normal bei Jugendlichen; sonst Ausdruck einer Volumenüberladung des Ventrikels mit plötzlichem Stop der passiven Füllung in der Relaxationsphase („diastolic overload")
  - **4. Herzton**: leiser Vorhofton vor dem 1. Herzton; entsteht durch erhöhten Füllungsdruck des Ventrikels bei aktiver Vorhofkontraktion.
- Ihr gemeinsames Auftreten wird auch als **Galopprhythmus** bezeichnet.

22.3 Welche weiteren Untersuchungen schlagen Sie vor?
- **EKG**:
  - Beurteilung des Herzrhythmus (evtl. Tachy- oder Bradykardie, Extrasystolen)
  - Erregungsausbreitungs- und Erregungsrückbildungsstörungen (z. B. ST-Streckensenkung, T-Negativierung) als Zeichen der myokardialen Schädigung
- **Röntgen-Thorax**:
  - Beurteilung von Herzgröße (Dilatation des linken Ventrikels?)
  - Lungenstauung als Zeichen des kardialen Pumpversagens?
  - Ausschluss: primär pulmonale Erkrankungen (z. B. Pneumonie)
- **Echokardiographie**:
  - Beurteilung von Herzgröße (Herzdilatation?)
  - Beurteilung der Pumpfunktion (Kontraktionsstörungen?)
  - Beurteilung der Herzklappenfunktion

22.4 Nennen Sie mögliche Ursachen dieser Erkrankung!
- Idiopathisch
- Infektiös
  - **Viren**, z. B. Coxsackie-B-, Echo-, Epstein-Barr-, Zytomegalie-, Influenza-A-, Influenza-B-, Adenoviren
  - **Bakterien**, z. B. Corynebacterium diphtheriae, Mycobacterium tuberculosis, Salmonellen, Streptokokken, Staphylokokken
  - **Spirochäten**: Treponema pallidum, Borrelien
  - **Pilze**, z. B. Candida, Histoplasmen, Apergillen
  - **Protozoen**, z. B. Trypanosoma cruzi, Toxoplasmen, Plasmodien
  - **Helminthen**, z. B. Trichinen, Echinococcus, Schistosomen
  - **Parasiten**, z. B. Rickettsien
- Nichtinfektiös:
  - **Kardiotoxische Substanzen**, z. B. Katecholamine, Anthrazykline, Kokain, Schwermetalle
  - **Hypersensitivitätsreaktion**, z. B. auf Antibiotika, Diuretika, Lithium, Insektengifte
- **Systemische Erkrankungen**, z. B. Kollagenose, Sarkoidose, Kawasaki-Erkrankung, Hypereosinophilie, Morbus Wegener

Kommentar

Definition: Eine **entzündliche Schädigung des Herzmuskels** wird als Myokarditis bezeichnet. Die formale Einteilung erfolgt anhand **histologischer Kriterien** (sog. Dallas-Klassifikation).

Ätiologie und Pathophysiologie: Es gibt viele Ursachen (s. Antwort zur Frage 22.4), die zu einer Schädigung des Herzmuskels führen können. Hierbei kann es sich handeln um:

→ Fall 22 Seite 22

- eine **direkte Schädigung** der Herzmuskelzellen durch die Erreger (z. B. Coxsackie-Virus),
- eine **Vaskulitis infolge der erregerbedingten Schädigung** (z. B. Rickettsien) mit sekundärer Muskelschädigung
- oder eine **primär nichterregerbedingte** Schädigung (sekundäre Autoimmunreaktionen, Toxine).

Die Schädigung der Muskelzellen führt je nach Ausdehnung zu einer mehr oder weniger starken Funktionsbeeinträchtigung des Herzens mit Einschränkung der Pumpfunktion.

Klinik: Je nach Ausbreitung der Entzündung im Myokard können **klinisch inapparente Verläufe** (häufig) bis hin zu **schwerst symptomatischen Verläufen** (selten) mit Herzinsuffizienz, kardiogenem Schock und letalem Ausgang auftreten. Kardiale Symptome wie Abgeschlagenheit, Schwäche, Palpitationen und Dyspnoe treten häufig etwa 1–2 Wochen nach einem grippalen Infekt auf.

Diagnostik: Anhand von Anamnese (vorausgegangener Infekt) und Klinik (grippeähnliche Symptome, Zeichen der Linksherzinsuffizienz, Herzrhythmusstörungen) lässt sich die Verdachtsdiagnose stellen. Die Basisdiagnostik zum Nachweis der myokardialen Schädigung umfasst **EKG**, **Labordiagnostik** (Troponin I und T, CK, CK-MB, AST [GOT], LDH, Myoglobin, Blutbild, CRP), **Röntgenaufnahme des Thorax** und **Echokardiographie** (v. a. Beurteilung von Größe und Pumpfunktion des linken Ventrikels) (s. auch Antwort zur Frage 22.3). Bei milden Verläufen sind fast keine morphologischen Schädigungen nachweisbar; dagegen sind bei fulminanten Verläufen die Marker einer akuten Myokardschädigung oft stark erhöht, und es findet sich häufig eine ausgeprägte Dilatation des linken Ventrikels und eine Reduktion der Pumpleistung (s. Abb. 22.1). Insbesondere bei diesen schwereren Verläufen sollte eine invasive Abklärung mittels Herzkatheteruntersuchung erfolgen, um ggf. eine spezifische Therapie einleiten zu können. Mittels **Endomyokardbiopsie mit histologischer Aufarbeitung des Biopsats sowie Erregerdiagnostik** lässt sich evtl. die Ursache der Myokarditis bestimmen. Im Rahmen dieser Herzkatheteruntersuchung sollte mittels Koronarangiographie auch eine KHK differenzialdiagnostisch ausgeschlossen werden.

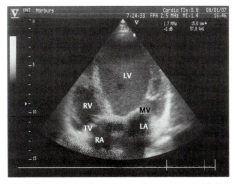

Abb. 22.1 Echokardiographie (apikaler 4-Kammerblick): dilatierter linker Ventrikel mit reduzierter Pumpfunktion bei Myokarditis (RA = rechter Vorhof, LA = linker Vorhof, RV = rechter Ventrikel, LV = linker Ventrikel, MV = Mitralklappe, TV = Trikuspidalklappe)

Therapie: Die Mehrzahl der Myokarditiden verläuft klinisch inapparent und heilt folgenlos aus. Häufiger bemerken Patienten Palpitationen bei (meist harmlosen) Herzrhythmusstörungen wie supraventrikulären oder ventrikulären Extrasystolen. In diesen Fällen sollte bei Verdacht auf eine Myokarditis eine **körperliche Schonung für 3–6 Monate** erfolgen (Sportverbot; max. Herzfrequenz 100/min). Eine weitere invasive Abklärung ist bei diesen leichten Verläufen nicht unbedingt notwendig. Nur selten sind die Verläufe dramatischer und erfordern weitere Diagnostik (z. B. Endomyokardbiopsie) und Therapiemaßnahmen: Eine **Herzinsuffizienz** wird entsprechend **medikamentös** behandelt (Diuretika, Spironolacton, ACE-Hemmer, Betablocker, Herzglykoside; s. Fall 32). Bei malignen Herzrhythmusstörungen ist ggf. eine **antiarrhythmische Therapie** (z. B. Amiodaron) oder eine **ICD-Implantation** erforderlich. Eine erregerspezifische Therapie existiert nur in Ausnahmefällen (z. B. Myokarditis durch Zytomegalievirus bei Immunsuppression; Therapie mit Virostatika). In Einzelfällen profitieren Patienten von einer **hochdosierten Immunglobulin-Therapie** oder einer **Plasmapherese**. Bei medikamentös nichtbeherrschbarer Herzinsuffizienz kommen **mechanische Unterstützungsverfahren** wie die intraaortale Ballongegenpulsation (**IABP**) (s. Fall 25) oder mechanische Pumpsysteme zur temporären Herzunterstüt-

→ Fall 22 Seite 22

zung („**assist devices**") zum Einsatz. Ultima Ratio ist die **Herztransplantation**.

Prognose: Klinisch milde Verläufe haben meist eine gute Prognose, wobei allerdings einige Patienten im Verlauf eine dilatative Kardiomyopathie entwickeln können. Bei fulminantem Verlauf kann es zum Tod durch nichtbeherrschbare Herzinsuffizienz oder Herzrhythmusstörungen kommen.

 ZUSATZTHEMEN FÜR LERNGRUPPEN

Dallas-Klassifikation: Einteilung der akuten Myokarditis anhand histologischer Kriterien

Dilatative Kardiomyopathie

Perikarditis

Akute Herzinsuffizienz (Symptome, Therapie)

Herzunterstützungssysteme („assist devices") (Aufbau, Funktion)

23 Bauchaortenaneurysma mit gedeckter Perforation

23.1 Welche Verdachtsdiagnose stellen Sie?
Bauchaortenaneurysma mit gedeckter Perforation; Begründung: typische Klinik (plötzliche starke Schmerzen im Mittel- und Unterbauch, Schocksymptomatik [Blutdruck ↓, Herzfrequenz ↑], faustgroße pulsierende Resistenz auf Nabelhöhe)

23.2 Wie erklären Sie sich den niedrigen Blutdruck?
- Verdachtsdiagnose ist ein Bauchaortenaneurysma mit gedeckter Perforation, d. h. die Blutung erfolgt gedeckt in den Retroperitonealraum.
- Folge ist ein hypovolämer Schock.

23.3 Welche Maßnahmen ergreifen Sie?
- Legen mehrerer großlumiger i. v.-Zugänge
- Gabe von reichlich Flüssigkeit:
  - Kristalloide, z. B. Kochsalzlösung (NaCl 0,9 % 1000 ml in der 1. Stunde)
  - Kolloide, z. B. Hydroxyethylstärke (HAES 6 % 500 ml in der 1. Stunde)
- Ggf. Gabe von Katecholaminen zur Kreislaufstabilisierung (z. B. Adrenalin 0,1–0,5 µg/kg KG/min), dabei darf der Blutdruck nicht >100 mmHg systolisch liegen (bei höherem Blutdruck ggf. verstärkte Blutung)
- Falls nötig: vorsichtige Analgesie (z. B. Morphin 2 mg i. v. im Bolus)
- Sofortige Klinikeinweisung unter Notarztbegleitung

23.4 Welche Untersuchungen sollten im Folgenden rasch erfolgen?
- **Sonographie des Abdomens:** Darstellung des Aneurysmas (s. Abb. 23.1), Größenbestimmung
- Falls Diagnose so nicht zu sichern: abdominelle CT mit Kontrastmittelgabe (**CT-Angiographie**) (s. Abb. 23.2)
- **Labor:** Blutbild (Hämoglobinwert), Blutgruppe, Kreuzblut

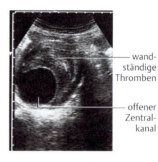

Abb. 23.1 Abdomen-Sonographie: Bauchaortenaneurysma mit offenem Zentralkanal und wandständigen Thromben

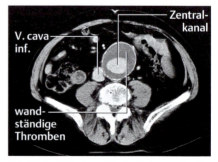

Abb. 23.2 CT-Angiographie des Abdomens: Bauchaortenaneurysma mit perfundiertem Zentralkanal und wandständigen Thromben

→ Fall 23 Seite 23

23.5 Wie sieht die Therapie aus?

- Letalität des rupturierten Bauchaortenaneurysmas liegt bei über 50%, daher ist eine **sofortige Operation** die einzig sinnvolle Therapie (s. auch Abb. 23.3):
  - Zugang transabdominell oder retroperitoneal
  - Eröffnung des Aneurysmasacks
  - Entfernung der Thromben
  - Implantation einer Rohrprothese (Interponat)
  - Vernähung des Aneurysmasacks über der Rohrprothese
- Alternativ: Einbringen eines Stentgrafts (noch im experimentellen Stadium); hierbei handelt es sich um eine interventionelle Therapie, bei der über einen Zugang in der A. femoralis – ähnlich wie bei Koronarangiographie – ein Stent in die Aorta abdominalis eingebracht wird

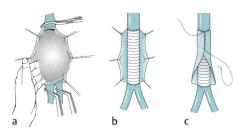

Abb. 23.3 *Operatives Vorgehen bei Bauchaortenaneurysma: a – Eröffnung des Aneurysmasacks und Entfernung der Thromben, b – Implantation einer Rohrprothese, c – Vernähung des Aneurysmasacks über der Rohrprothese*

Kommentar

Definition: Eine Verbreiterung des Durchmessers der **Bauchaorta über 3 cm** (normal 2 cm) wird als Bauchaortenaneurysma bezeichnet. Bauchaortenaneurysmata sind typischerweise zwischen den Abgängen der Nierenarterien und der A. mesenterica inferior lokalisiert. Die Gefäßabgänge selbst sind in etwa 5% der Fälle einbezogen.

Ätiologie und Pathophysiologie: Die Ätiologie ist in den meisten Fällen unklar. Es besteht eine steigende Prävalenz in höherem Lebensalter, des Weiteren sind meist Männer betroffen. Bauchaortenaneurysmata sind **oft mit Atherosklerose assoziiert**, wobei der Zusammenhang und auch die Reihenfolge des Auftretens (atherosklerotische Wandveränderungen mit sekundärer Aneurysmabildung oder umgekehrt) nicht eindeutig geklärt sind. Die Rupturgefahr nimmt exponentiell mit dem Durchmesser zu. Die meisten abdominellen Aortenaneurysmata weisen eine wandständige Thrombosierung auf.

Klinik: Die meisten Bauchaortenaneurysmata sind **asymptomatisch** und werden als Zufallsbefund im Rahmen einer Abdomen-Sonographie oder einer CT-Untersuchung aus anderer Indikation entdeckt. **Rückenschmerzen** und **diffuse Abdominalschmerzen**, die in das Becken ausstrahlen, sind typisch für **expandierende Aneurysmata**. Bei Penetration in die Nachbarorgane stehen organbezogene Beschwerden/Erkrankungen im Vordergrund (z. B. Pankreatitis, gastrointestinale Blutung). Nicht selten werden die Beschwerden fehlgedeutet (häufige Fehldiagnosen: Ulcus ventriculi/duodeni, Gastroenteritis, Pankreatitis). Das Hauptrisiko liegt in der **Rupturgefahr**. Im Falle einer akuten Ruptur kann über den raschen Blutverlust ein hypovolämer Schock mit raschem Tod auftreten. Lediglich bei **gedeckten Perforationen** kann die Blutung temporär im Retroperitoneum tamponieren und so Gelegenheit zu Diagnostik und Therapie geben. Eine gedeckte Perforation manifestiert sich meist mit **plötzlich einsetzenden Bauch- oder Rückenschmerzen** (cave: Fehldiagnose Lumboischialgie), **Hypotension** und **pulsierendem Abdominaltumor** (vgl. Fallbeispiel).

Diagnostik: Mehr als 30% aller asymptomatischen Aneurysmata sind bereits bei der **körperlichen Untersuchung** als pulsierender Abdominaltumor palpabel, wobei die Treffsicherheit bei dünnen Patienten und größerem Durchmesser des Aneurysmas ansteigt. Der Großteil der Aneurysmata sind heute asymptomatische Zufallsbefunde im Rahmen einer **Abdomen-Sonographie**. Diese Methode stellt mit einer Sensitivität von nahezu 100% das ideale Verfahren für Screening und Verlaufskontrolle dar. Nur in wenigen Fällen gelingt die sonographische Darstellung nicht (z. B. bei sehr dickem Patienten,

→ Fall 23 Seite 23

Darmgasüberlagerung). Hier sowie bei besonderen Fragestellungen (Beurteilung eines retroperitonealen Hämatoms bei Verdacht auf gedeckte Perforation, Einbeziehung der Iliakalgefäße oder von Gefäßabgängen) kommen andere bildgebende Verfahren wie **Computertomographie** oder Magnetresonanzsonographie zum Einsatz. Die direkte **Angiographie** wird heute vor allem in Vorbereitung eines evtl. interventionellen Eingriffes (Stent) als Kalibrationsangiographie (zur Bestimmung des notwendigen Durchmessers eines Stents) durchgeführt.

Therapie: Die Therapienotwendigkeit wird durch das **Risiko einer Ruptur** bestimmt. Dieses Risiko steigt insbesondere bei einem **Durchmesser über 5 cm** deutlich an. Wesentlich für die Beurteilung der Rupturgefahr im zeitlichen Verlauf ist aber auch die **Größenzunahme**. Bei einer Zunahme von mehr als 0,5 cm im Durchmesser innerhalb von 6 Monaten ist auch bei kleineren Aneurymata von einer deutlich erhöhten Rupturgefahr auszugehen. Bei bereits eingetretener Ruptur liegt selbst unter optimalen Bedingungen die Letalität deutlich über 50%. Hier kann nur die notfallmäßige chirurgische Intervention das Leben des Patienten retten. In der elektiven Situation stellt sich im Wesentlichen die Frage: Wann sollte elektiv operativ oder interventionell vorgegangen werden, wann sollte noch mit diesem Eingriff gewartet werden? Die perioperative Mortalität des **chirurgischen Vorgehens** liegt bei etwa 3–5% und muss gegen das Risiko der Ruptur abgewogen werden (s. Tab. 23.1). Operativ erfolgt in der Regel nach Abklemmung des Aneurysmas eine Eröffnung des Aneurysmasacks mit Ausschälen der Thromben. Eine entsprechende Rohrprothese aus Dacron oder GoreTex-Material wird eingelegt und mit der Aorta vernäht. Anschließend wird der Aneurysmasack wieder über der Rohrprothese vernäht (s. Antwort zur Frage 23.5 und Abb. 23.3). Alternativ besteht die Möglichkeit eines **interventionellen Vorgehens** mit Einbringung eines Stentgrafts. Die Studienlage hierzu zeigt eine deutlich niedrigere Morbidität und Mortalität verglichen mit dem offen-chirurgischen Vorgehen, allerdings stehen Langzeitbeobachtungen noch aus.

Tab. 23.1 Rupturrisiko bei Bauchaortenaneurysma

Durchmesser	Rupturrisiko pro Jahr
< 4 cm	0%
4–4,9 cm	0,5–5%
5–5,9 cm	3–15%
6–6,9 cm	10–20%
7–7,9 cm	20–40%
> 8 cm	30–50%

Prognose: Bei **Ruptur** beträgt die **Letalität** auch bei rechtzeitiger Diagnose und adäquater Therapie **über 50%**. Das Rupturrisiko bestimmt auch die Prognose des Bauchaortenaneurysmas im Allgemeinen und ist abhängig von der Aneurysmagröße (s. Tab. 23.1). Auch eine deutliche Zunahme des Aneurysmas im Überwachungsverlauf (mehr als 0,5 cm pro 6 Monate) stellt ein erhöhtes Rupturrisiko dar.

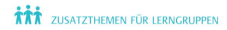 ZUSATZTHEMEN FÜR LERNGRUPPEN

Thorakale Aortenaneurysmen

Anatomie der abdominellen Gefäße

Differenzialdiagnose des Rückenschmerzes

24 Hypertensive Herzkrankheit

24.1 Welches ist die wahrscheinlichste Ursache der Beschwerden?
- Bei Ausschluss einer koronaren Makroangiopathie (Arteriosklerose mit konsekutiver Stenose der großen epikardialen Koronararterien) mittels Koronarangiographie liegt am ehesten eine **hypertensive Herzkrankheit** vor.
- Durch eine Mikroangiopathie, also die Erkrankung der kleinen im Myokard verlaufenden Gefäße, in Verbindung mit Zunahme der Muskelmasse kommt es zu einer relativen Koronarinsuffizienz, d. h. das Herz wird nicht mehr ausreichend mit Sauerstoff versorgt, es treten (belastungsabhängig) Dyspnoe und Angina pectoris auf. Langjähriger Bluthochdruck ist ein wesentlicher Risikofaktor für die

→ Fall 24 Seite 24

Entstehung dieser Erkrankung. Man spricht dann auch von hypertensiver Herzerkrankung.

24.2 Wie erklärt sich die Linksherzhypertrophie?

Die chronische Druckbelastung des linken Ventrikels führt zu einer Hypertrophie der Herzmuskulatur. Diese wird über die Aktivierung neuroendokriner Mechanismen, insbesondere des Renin-Angiotensin-Aldosteron-Systems und des sympathischen Nervensystems, vermittelt.

24.3 Welche Medikamente eignen sich in erster Linie zur Therapie?

Therapiegrundlage ist eine suffiziente **Blutdruckeinstellung**:

- In erster Linie eignen sich bei Linksherzhypertrophie: **ACE-Hemmer** (z. B. Ramipril 1 × 5–10 mg/d) oder **AT-II-Antagonisten** (z. B. Losartan 1 × 50–100 mg/d). Für diese Antihypertensiva liegen die besten Daten für eine Rückbildung der Hypertrophie und Senkung der kardiovaskulären Morbidität und Mortalität vor.
- Positive Ergebnisse im Sinne einer Rückbildung der Hypertrophie liegen auch für Kalziumantagonisten (z. B. Lercanidipin 1 × 10–20 mg/d) vor.

24.4 Welche Risiken bestehen bei dem Patienten?

- Ausbildung einer Herzinsuffizienz
  - Zunächst diastolische Dysfunktion: mangelnde Relaxationsfähigkeit des linken Ventrikels mit behinderter diastolischer Ventrikelfüllung
  - Im Verlauf auch systolische Dysfunktion: Störung der Kontraktionsfähigkeit des linken Ventrikels mit Abnahme der Pumpleistung (Auswurffraktion)
- Entwicklung einer koronaren Makroangiopathie
- Ventrikuläre Herzrhythmusstörungen
- Plötzlicher Herztod

Kommentar

Definition: Eine länger bestehende arterielle Hypertonie führt durch die chronische Druckbelastung des Herzens zu einer **Linksherzhypertrophie**. Diese ist häufig das erste Zeichen eines Endorganschädens bei Patienten mit arterieller Hypertonie. Außerdem kommt es in den mittleren und kleinen intramyokardial gelegenen Koronargefäßen zur Ausbildung einer **koronaren Mikroangiopathie** mit Veränderungen der Gefäßwand (hyaline Degeneration) und kleinsten Minderdurchblutungen. Im weiteren Verlauf wird durch diese Vorgänge die diastolische und systolische Herzfunktion gestört, und es bildet sich das Vollbild der hypertensiven Herzkrankheit aus.

Pathophysiologie: Es wird vermutet, dass durch die chronische Druckbelastung verschiedene neuroendokrine Mechanismen (z. B. Aktivierung von Sympathikus und Renin-Angiotensin-Aldosteron-System; Ausschüttung von myokardialen Wachstumsfaktoren) ausgelöst werden. Diese spielen eine zentrale Rolle bei der Regulation der Umbauvorgänge des Myokards. Initial kommt es zu einer **konzentrischen Hypertrophie** des linken Ventrikels. Dadurch lässt die Relaxationsfähigkeit des Ventrikels nach, und es resultiert eine vorwiegend **diastolische Dysfunktion**. Hierunter versteht man eine Beeinträchtigung der Relaxationsfähigkeit (Compliance) des linken Ventrikels mit gestörter diastolischer Ventrikelfüllung. Im weiteren Verlauf kann es bei fortbestehender Druckbelastung zu einer Dilatation des linken Ventrikels kommen (**exzentrische Hypertrophie**), was dann auch mit einem Rückgang der Pumpleistung mit Einschränkung der systolischen Ventrikelfunktion einhergehen kann.

Zusätzlich wird die myokardiale Funktion durch die koronare **Mikroangiopathie** mit kleinen Ischämien sowie durch eine endotheliale Dysfunktion, in deren Folge die Vasodilatation gestört ist, beeinträchtigt. Diese Veränderungen haben einen ergänzenden negativen Einfluss auf die systolische Ventrikelfunktion.

Klinik: Die Patienten sind häufig lange asymptomatisch. Gelegentlich treten **pektanginöse Beschwerden** auf, die durch eine relative myokardiale Minderdurchblutung entstehen. Diese ist dadurch bedingt, dass es zwar zu einer Vermehrung der Muskelzellen, aber nicht zu einer

→ Fall 24 Seite 24

entsprechenden Kapillarvermehrung kommt. Hiervon sind insbesondere die subendokardialen Myokardanteile betroffen, die in erhöhtem Maße dem intraventrikulären Druck ausgesetzt sind. Hier kommt es zu einem Sauerstoffmangel und so zu Schmerzen.

Im weiteren Verlauf können Symptome der **systolischen und diastolischen Herzinsuffizienz** auftreten. Initial löst die diastolische Funktionsstörung vor allem eine **Belastungsdyspnoe** aus. Dieses wird bei Auftreten einer systolischen Funktionsstörung noch verstärkt, des Weiteren können **periphere Ödeme** auftreten. Bei kritischer Einschränkung der Pumpleistung oder hypertensiven Krisen kann es zum Rückwärtsversagen des linken Ventrikels mit Ausbildung eines **Lungenödems** kommen.

Diagnostik: Bei der körperlichen Untersuchung kann ein verbreiterter, **nach links verlagerter und hebender Herzspitzenstoß** auf die Linksherzhypertrophie hinweisen. Im **EKG** weist insbesondere ein positiver **Sokolow-Lyon-Index** (S in V1 + R in V5 oder V6 > 3,5 mV) mit niedriger Sensitivität, aber hoher Spezifität auf die Linksherzhypertrophie hin. Unspezifische Erregungsrückbildungsstörungen wie aszendierende ST-Senkungen oder T-Negativierungen können Hinweise auf die Mikroangiopathie liefern. Mit der transthorakalen **Echokardiographie** lässt sich die Linksherzhypertrophie beweisen, indem der diastolische Durchmesser von Septum und Hinterwand bestimmt wird (Norm <11 mm). Des Weiteren kann die systolische Funktionsstörung durch Nachweis einer eingeschränkten Pumpfunktion nachgewiesen werden. Die **Dopplerechokardiographie** kann die diastolische Funktionsstörung durch Darstellung eines restriktiven Flussmusters über der Mitralklappe oder Kalkulation spezifischer Indices (sog. Tie-Index, Maß für die diastolische Funktionsstörung) beweisen.

Therapie: Die Behandlung besteht in einer **konsequenten Therapie des Bluthochdrucks** mit dem Ziel, langfristig normale Blutdruckwerte (≤ 120/80 mmHg) zu erzielen. Gelingt dies, dann ist auch mit einem Rückgang der Linksherzhypertrophie zu rechnen, es sei denn, es ist bereits das Stadium der exzentrischen Hypertrophie mit reduzierter Pumpleistung erreicht. Besonderes geeignet für die Behandlung der arteriellen Hypertonie bei Patienten mit hypertensiver Herzerkrankung sind **ACE-Hemmer** und **AT-II-Antagonisten**. In zweiter Linie (z. B. bei Kombinationstherapie) kommen **Kalziumantagonisten, Diuretika** sowie **Betablocker** zum Einsatz (s. Antwort zur Frage 24.3). Bei manifester Linksherzinsuffizienz erfolgt eine entsprechende medikamentöse Therapie mittels Betablocker (z. B. Carvedilol 2 × 3,125 mg/d, steigern bis max. 2 × 25 mg/d), Diuretikum (z. B. Torasemid 5–20 mg/d), ACE-Hemmer (z. B. Ramipril 5–10 mg/d) und Digitalisglykosid (z. B. Digoxin 0,1 mg/d).

Prognose: Entscheidend für die Prognose ist der Grad der Einschränkung der Pumpfunktion bei Diagnosestellung und Therapiebeginn sowie die Entwicklung schwerwiegender Komplikationen wie **koronare Makroangiopathie** und **Herzrhythmusstörungen** bis hin zum plötzlichen Herztod. Eine rechtzeitige adäquate Blutdruckeinstellung führt in vielen Fällen zu einem Rückgang der Linksherzhypertrophie und damit zu einer Senkung der Komplikationsrate.

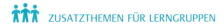 ZUSATZTHEMEN FÜR LERNGRUPPEN

Therapie der arteriellen Hypertonie

Therapie der Herzinsuffizienz

Hypertensive Krise

25 Kardiogener Schock

25.1 Welche Formen des Schocks kennen Sie? Erläutern Sie diese!
Aufteilung nach Ätiologie und Pathophysiologie:
- **Volumenmangelschock:**
  - **Hypovolämischer Schock:** Verlust von Wasser, Elektrolyten und/oder Blut ohne wesentliches Trauma (z. B. Erbrechen, Diarrhoe, gastrointestinale Blutung)
  - **Traumatisch-hämorrhagischer Schock:** Blutverlust durch schweres Trauma (z. B. Verletzung innerer Organe, Polytrauma, Beckenfraktur)

- **Verbrennungsschock:** Plasmaverlust durch starke Verbrennungen (2./3. Grades > 15–20 % der Körperoberfläche)
- **Kardiogener Schock:** Pumpversagen des Herzens durch kardiale (z. B. Myokardinfarkt, Herzrhythmusstörungen) oder nichtkardiale Ursachen (z. B. Lungenembolie) (s. auch Antwort zur Frage 25.3)
- **Septischer Schock:** Infektionen mit Mikroorganismen oder Schädigung des Gewebes führen zur Bildung vasoaktiver und zytotoxischer Substanzen, die eine ausgeprägte Vasodilatation mit Austritt von Flüssigkeit in das Interstitium bedingen
- **Anaphylaktischer Schock:** Insektengifte, Medikamente, Röntgenkontrastmittel oder Nahrungsmittel können zur Freisetzung von vasoaktiven Substanzen (z. B. Histamin, Serotonin, Bradykinin) führen; in der Folge kommt es zur Permeabilitätserhöhung der Kapillaren und Vasodilatation mit Austritt von Flüssigkeit in das Interstitium

25.2 Welche Form des Schocks liegt bei der Patientin vor?

Kardiogener Schock (wahrscheinlich infolge einer akuten Myokarditis); Begründung: Hypotension (systolischer Blutdruck <80–90 mmHg), stark reduzierte Auswurfleistung (EF 10 %), Anteil der CK-MB an der CK >10 %

25.3 Nennen Sie mindesten 4 mögliche Ursachen hierfür!

- Kontraktionsschwäche: **Myokardinfarkt,** Myokarditis, Kardiomyopathie
- Volumenbelastung: akute Aortenklappen- oder Mitralklappeninsuffizienz, Shuntvitium
- Druckbelastung: Lungenembolie, dekompensierte Klappenstenosen
- Füllungsbehinderung: Perikardtamponade, konstriktive Perikarditis, Mitralstenose, Vorhofmyxom
- Brady- und tachykarde Herzrhythmusstörungen
- Herzkontusion
- Ruptur von Herzstrukturen: Ventrikelseptumruptur, Papillarmuskelruptur

25.4 Welche therapeutischen Möglichkeiten stehen zur Verfügung?

- **Kausale Therapie**, z. B. Revaskularisation bei akutem Myokardinfarkt, Perikardpunktion bei Perikardtamponade, Lyse bei Lungenembolie, Beseitigung von Herzrhythmusstörungen
- **Supportive Therapie:**
  - Vorsichtige Flüssigkeitsgabe (z. B. 200 ml kristalloide Lösung als Kurzinfusion unter engmaschiger Überwachung der Kreislaufparameter und der respiratorischen Situation)
  - **Katecholamine** (wirken positiv inotrop), z. B. Dobutamin, Dopamin, ggf. Noradrenalin (Dosis adaptiert an hämodynamische Parameter, als Dauerinfusion über Perfusor)
  - Vasodilatantien zur Vorlastsenkung, z. B. Nitroglyzerin (1–2 mg/h i. v. über Perfusor)
  - Sauerstoffgabe (4–12 l/min)
  - Sedierung, Analgesie (z. B. Morphium 5–10 mg i. v., Midazolam 2–10 mg i. v.)
  - Ggf. intraaortale Ballongegenpulsation (IABP)
  - Ggf. mechanische Kreislaufunterstützung (assist device)
  - Ggf. Herztransplantation

Kommentar

Definition: Beim Schock ist die **Mikrozirkulation** so **stark vermindert**, dass es zu **Gewebehypoxie** und **metabolischen Störungen** kommt. Unter dem Oberbegriff Schock werden entsprechend der Ätiologie und Pathophysiologie verschiedene Formen zusammengefasst (s. Antwort zur Frage 25.1). Liegt die Ursache primär im Bereich des Herzens, spricht man von kardiogenem Schock. Es handelt sich hierbei um die extremste Ausprägung der dekompensierten Herzinsuffizienz.

Ätiologie und Pathophysiologie: Zu den Ursachen eines kardiogenen Schocks s. Antwort zur Frage 25.3. Durch das Pumpversagen des Herzens kommt es mehr oder weniger akut zu einer **kritischen Einschränkung des Herzzeitvolumens mit peripherer Minderperfusion**. Kompensatorisch kommt es zu einer massiven Ausschüttung von Katecholaminen mit Erhöhung von Herzfrequenz und Konstriktion der peripheren Gefäße. Dies führt zu einer Umverteilung des Herzzeitvolumens zugunsten von Herz und Gehirn (**Zentralisation**) mit Minder-

→ Fall 25 Seite 25

perfusion der Peripherie und anderer Organe (z. B. Darm, Nieren). Folge ist eine periphere Hypoxie mit Anfall von sauren Metaboliten (Gewebeazidose). Durch die Gewebeazidose kommt es zu Gefäßatonie und Kapillarschaden mit verstärktem Austritt von Plasma in das Interstitium und damit Verstärkung von Hypovolämie und Gewebehypoxie (**Circulus vitiosus**). Folge kann eine **schwere Multiorgandysfunktion** sein u. a. mit Oligo-/Anurie, verminderter Koronarperfusion, Schocklunge (ARDS), Infektanfälligkeit und evtl. disseminierter intravasaler Gerinnung (DIC).

Klinik: Beim kardiogenen Schock liegen neben der **Hypotonie** (systolischer Blutdruck < 80–90 mmHg) ein **vermindertes Herzzeitvolumen** und ein **Anstieg des linksventrikulären enddiastolischen Drucks** (>20 mmHg) vor. Weiterhin finden sich allgemeine Schocksymptome wie Tachykardie, Blässe, kaltschweißige Haut, Bewusstseinsstörungen, Olig-/Anurie. Durch die Dekompensation des linken Ventrikels kommt es zur pulmonalen Stauung mit Lungenödem, im weiteren Verlauf auch zu einer Einflussstauung des rechten Ventrikels mit ausgeprägter Halsvenenstauung.

Diagnostik: Die Diagnose Schock wird zunächst klinisch gestellt. Bei Verdacht auf Vorliegen eines kardiogenen Schocks kommen nun verschiedene diagnostische Verfahren zur Anwendung:
- Mithilfe des **EKG** lassen sich verschiedene Herzerkrankungen, z. B. akuter Myokardinfarkt oder Herzrhythmusstörungen, nachweisen.
- Mithilfe der **Labordiagnostik** lassen sich die Marker des akuten myokardialen Schadens (Troponin I und T, Myoglobin, CK, CK-MB, LDH, AST [GOT]) bestimmen. Außerdem können weitere Basisparameter (Retentionswerte [Harnstoff, Kreatinin], Gerinnungsparameter, Blutbild) ermittelt werden, die Aufschluss über eine evtl. bereits bestehende Dysfunktion anderer Organe geben können. Durch eine **arterielle Blutgasanalyse** erhält man Aufschluss über Oxygenierung und Säure-Base-Status.
- Mithilfe der transthorakalen, ggf. auch transösophagealen **Echokardiographie** kann die myokardiale Pumpfunktion beurteilt werden. Außerdem kann sie wichtige Hinweise zur Ursache des kardiogenen Schocks liefern (z. B. Herz(klappen)fehler, Perikardtamponade, Rechtsherzbelastung durch Lungenembolie).
- Zur genauen Betrachtung der verschiedenen wesentlichen Druckwerte im Herzen und zur Steuerung der Volumen- und Katecholamintherapie werden mittels eines **Pulmonaliskatheters** (Einbringung als sog. Einschwemmkatheter über Arm- oder Leistenvene) die entsprechenden Drücke und abgeleiteten Parameter bestimmt.

Therapie: s. auch Antwort zur Frage 25.4. Die Therapie sollte – wenn möglich – **kausal orientiert** sein und besteht z. B. in einer möglichst raschen Revaskularisation bei akutem Myokardinfarkt, einer Entlastungspunktion bei Perikardtamponade oder einer operativen Rekonstruktion bei akuter Mitralinsuffizienz.

Durch die Ursachensuche und Vorbereitung der kausalen Therapie darf jedoch die **supportive Therapie** nicht vernachlässigt werden: Sie besteht im Wesentlichen aus einer – im Idealfall durch die Messungen eines Pulmonaliskatheters gesteuerten – **Flüssigkeits-, Vasodilatantien- und Katecholamintherapie**. Ziel ist die Wiederherstellung und Aufrechterhaltung eines ausreichenden Herzzeitvolumens. Insbesondere bei Patienten mit ursächlichen Koronarischämien kann im Anschluss an revaskularisierende Verfahren wie die PTCA als ergänzende Maßnahme die Einbringung einer **intraaortalen Ballonpumpe** (IABP) sinnvoll sein. Diese insuffliert EKG-gesteuert in der Ventrikeldiastole einen Ballon in der Aorta descendens.

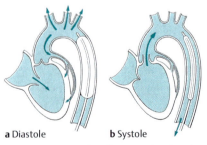

Abb. 25.1 *Intraaortale Ballonpumpe (IABP): In der Diastole (a) wird im Anfangsteil der Aorta descendens ein Ballon aufgepumpt; hierdurch steigt der Druck in der Aorta diastolisch an. Da die Koronarperfusion wesentlich vom diastolischen Aortendruck abhängt, verbessert dies die Koronarperfusion. In der Ventrikelsystole (b) ist der Ballon nicht gefüllt*

Dadurch wird der diastolische Aortendruck angehoben und die Koronarperfusion optimiert (s. Abb. 25.1).

Bei therapierefraktärem Pumpversagen kann – je nach Alter und Begleiterkrankungen des Patienten – der Einsatz eines mechanischen **extrakorporalen Herzentlastungssystems** (sog. assist device) lebensrettend sein und wertvolle Zeit bis zur ggf. notwendigen **Herztransplantation** überbrücken.

Prognose: Die Prognose des kardiogenen Schocks ist im Wesentlichen von der Ursache, den Begleiterkrankungen des Patienten sowie vom Grad der Dysfunktion anderer Organsysteme abhängig. Die möglichst frühe Diagnose und Therapieeinleitung kann lebensrettend sein.

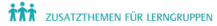 ZUSATZTHEMEN FÜR LERNGRUPPEN

Therapie des Myokardinfarkts

Therapie von Herzrhythmusstörungen

Therapie der Lungenembolie

26 Panarteriitis nodosa (PAN)

26.1 Wie lautet Ihre Verdachtsdiagnose, und wie sichern Sie diese?
- Verdachtsdiagnose: **systemische Vaskulitis**, z. B. **Panarteriitis nodosa**; Begründung: typische Manifestationsorte (Fingerarterien, Niere und Herz), Allgemeinsymptome (Gewichtsabnahme, Nachtschweiß, Fieberschübe), Anstieg der Retentionswerte (Harnstoff > 40 mg/dl, Kreatinin > 1,5 mg/dl)
- Diagnosesicherung: Gewebeentnahme aus betroffenem Organ und histologische Untersuchung (z. B. hier: Nierenbiopsie)

26.2 Welche Organsysteme sind häufig von dieser Erkrankung betroffen?
- Haut (50 %)
- Peripheres Nervensystem (50 %)
- Niere (40 %)
- Gastrointestinaltrakt (40 %)
- ZNS (20 %)
- Herz (20 %)
- Genitalsystem, v. a. Hoden (10 %)

26.3 Wie behandeln Sie die Patientin?
Therapieprinzip: **Immunsuppression**, Therapiedauer: mindestens 1 Jahr
- Viele Patienten sprechen auf Glukokortikoide (Prednisolon 1 mg/d kg/KG) an.
- Bei fehlendem Ansprechen oder ausgedehntem Organbefall zusätzlich Gabe von **Cyclophosphamid** (1,5–2 mg/kg KG/d)

26.4 Nennen Sie mindestens 3 weitere Erkrankungen aus diesem Formenkreis!
Systemische Vaskulitis mit
- Befall der großen Gefäße: Riesenzellarteriitis (Arteriitis temporalis, Takaysu-Arteriitis)
- Befall der mittleren Gefäße: Panarteriitis nodosa, Kawasaki-Erkrankung
- Befall der kleineren Gefäße: Wegener-Granulomatose, Churg-Strauss-Syndrom

Kommentar

Definition: Die Panarteriitis nodosa (PAN) ist eine **systemische nekrotisierende Vaskulitis**, die segmental die Media kleiner und mittelgroßer Arterien befällt.

Ätiologie: Die Ätiologie ist bislang noch nicht geklärt. Eine Assoziation zur Hepatitis-B-Infektion besteht, ohne das der genaue Zusammenhang geklärt ist.

Pathophysiologie: Granulozyten infiltrieren die **Gefäßwand mittelgroßer und kleiner Arterien**, was zur **Nekrosen** führt. Konsekutiv kommt es zu **Ischämien** in den von diesen Gefäßen abhängigen Organgebieten, die dann die Symptomatik bedingen.

Klinik: Die Symptomatik ist vom Organbefall abhängig und variiert von leichten Hautläsio-

→ Fall 26 Seite 26

nen bis hin zu lebensbedrohlichen Organmanifestationen, z. B. an **Niere**, Gastrointestinaltrakt, Gehirn und Herz. Folgen können sein Allgemeinsymptome (Fieber, Nachtschweiß, Gewichtsabnahme, Leistungsabfall), Hodenschmerzen, Angina pectoris, Myokardinfarkt, Myalgien, Arthralgien, renale Hypertonie, Niereninsuffizienz, Abdominalkoliken, Mesenterialinfarkt, Polyneuropathie mit Parästhesien und motorischen Ausfällen, Hirninfarkt, Epilepsie und Livedo reticularis (rundlich bläuliche Veränderungen der Haut mit blassem Zentrum).

Diagnostik: Wesentlich ist es, bei **unspezifischen Symptomen**, die sich auf mehrere Organsysteme beziehen lassen, an das Vorliegen einer Vaskulitis zu denken. Insbesondere die Kombination einer neu aufgetretenen Niereninsuffizienz bei jüngeren Patienten mit Hauteffloreszenzen oder einer Mono- oder Polyneuropathie weist in Richtung einer Panarteriitis nodosa. Durch eine **Gewebebiopsie** eines betroffenen Organs (Haut, Niere, Nerv) kann der Verdacht erhärtet werden. Histologisch zeigt sich im akuten Stadium eine Infiltration der Gefäßwand mittelgroßer und kleiner Arterien durch polymorphkernige Granulozyten mit Nekrosen. In der **Labordiagnostik** ist neben den Standardparametern (Blutbild, CRP, Retentionswerte [Harnstoff, Kreatinin], ALT [GPT], AST [GOT]) die Bestimmung von Autoantikörpern (z. B. p-ANCA, c-ANCA, ANA) sinnvoll, da diese eine weitere Zuordnung erlauben: So ist die Panarteriitis nodosa im Gegensatz zur Wegener-Granulomatose typischerweise nicht mit p-ANCA assoziiert. Insbesondere sollte auch nach einer Hepatitis B gefahndet werden (Hepatitisserologie), da eine Panarteriitis nodosa häufig mit einer Hepatitis B assoziiert ist. Eine **Arteriographie** kann in einigen Fällen durch den Nachweis typischer Veränderungen wie Aneurysmata kleinerer Gefäße, z. B. der Niere, wichtige Hinweise liefern. Die Diagnose wird gestellt, wenn bei einem Patienten mit Vaskulitis bestimmte Kriterien zutreffen (s. Übersicht 26.1).

Therapie: Die optimale Therapie der Panarteriitis nodosa ist nicht bekannt. Etliche Patienten – insbesondere bei nicht sehr ausgedehntem Organbefall – sprechen gut auf **Glukokortikoide** an. Bei fehlendem Ansprechen oder ausgedehntem Organbefall sollte zusätzlich **Cyclophosphamid** eingenommen werden (s. Antwort zur Frage 26.3). Die Therapiedauer ist weiterhin Gegenstand der Diskussion, wobei eine Mindestdauer von einem Jahr sinnvoll erscheint. Im Gegensatz zu den ANCA-positiven Vaskulitiden (z. B. Wegener-Granulomatose) sind Rückfälle bei der Panarteriitis nodosa eher selten. **Neuere Immunsuppressiva** (z. B. Mycophenolat-Mofetil, CellCept) werden derzeit in der Therapie erprobt und zeigen in Einzelfällen sehr gute Ergebnisse.

Prognose: Unbehandelt ist die Prognose der Panarteriitis nodosa schlecht, die Überlebensraten werden mit 13 % in 5 Jahren angegeben. Durch eine rechtzeitige und adäquate immunsuppressive Therapie steigt diese Rate auf 80 % an, wobei **entscheidend der Organbefall** ist. Insbesondere die Niereninsuffizienz und der Befall des Gastrointestinaltrakts sind ungünstige prognostische Faktoren.

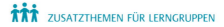

ZUSATZTHEMEN FÜR LERNGRUPPEN

Wegener-Granulomatose

Churg-Strauss-Syndrom

Nebenwirkungen von Glukokortikoiden und Cyclophosphamid

Übersicht 26.1 Diagnosekriterien der Panarteriitis nodosa nach American College of Rheumatology (ACR)

Vorliegen von mindestens 3 der folgenden 10 Kriterien:
- Ungeklärter Gewichtsverlust > 4 kg
- Livedo reticularis (rundlich bläuliche Veränderungen der Haut mit blassem Zentrum)
- Hodenschmerzen
- Myalgie (außer Schultergürtel und Hüfte), Muskelschwäche, Schweregefühl der Beinmuskulatur
- Mononeuropathie oder Polyneuropathie
- Neu aufgetretener Bluthochdruck > 90 mmHg diastolisch
- Anstieg der Retentionswerte (Harnstoff > 40 mg/dl oder Kreatinin > 1,5 mg/dl)
- Serologischer Nachweis einer Hepatitis-B-Infektion
- Charakteristische Veränderungen in der Arteriographie (z. B. Aneurysmata kleinerer Gefäße)
- Nachweis von polymorphkernigen Granulozyten in einer Gefäßbiopsie

→ Fall 26 Seite 26

27 Riesenzellarteriitis

27.1 Welche Verdachtsdiagnose stellen Sie?
Riesenzellarteriitis, Subtyp Arteriitis temporalis; Begründung: typische Klinik (temporal betonter Kopfschmerz; Sehstörungen; verdickte, nur schwach pulsierende Temporalarterie)

27.2 Welche Untersuchung hilft Ihnen am schnellsten weiter bei der Diagnosesicherung?
Bestimmung der Blutkörperchensenkungsgeschwindigkeit (BSG): bei Riesenzellarteriitis nahezu immer „Sturzsenkung" von > 40 mm, oft über 100 mm in der ersten Stunde nach der Westergren-Methode

27.3 Wie gehen Sie weiter vor?
- **Notfallsituation**, v. a. Gefahr der irreversiblen Erblindung (15–20 % der Fälle)
- Optimal ist Sicherung der Diagnose durch Biopsie der betroffenen Arterie (hier z. B. A. temporalis) vor Therapiebeginn (Befund s. Antwort zur Frage 27.4).
- Allerdings darf der Therapiebeginn durch die Diagnostik nicht wesentlich verzögert werden.
- Daher umgehende Einleitung einer Therapie mit **Glukokortikoiden**: Prednisolon-Äquivalent initial 60–80 mg/d über etwa 2–4 Wochen (dann langsame Reduktion nach deutlicher Beschwerdebesserung) (s. auch Kommentar)

27.4 Was erwarten Sie in der Histologie?
Granulo- und lymphozytäre Entzündung der Adventitia und Media mit Nachweis mehrkerniger Langerhans-Riesenzellen

27.5 Sehen Sie einen Zusammenhang der aktuellen Erkrankung mit den Schulter- und Nackenschmerzen?
- Starke Schmerzen in der Nacken- und Schultergürtelmuskulatur sind typisch für eine **Polymyalgia rheumatica**.
- 50 % der Patienten mit Riesenzellarteriitis weisen eine Polymyalgia rheumatica auf.
- 15 % der Patienten mit Polymyalgia rheumatica entwickeln eine Riesenzellarteriitis.
- Der genaue Zusammenhang ist unklar.

Kommentar

Definition: Die **Riesenzellarteriitis** gehört zu den Vaskulitiden und ist eine **Entzündung der großen und mittelgroßen Arterien**, bei der histologisch **Langerhans-Riesenzellen** gefunden werden. Man differenziert diese histologische Entität
- in die **Arteriitis temporalis** (Morbus Horton), die hauptsächlich bei Patienten über 50 Jahre auftritt und die Äste der A. carotis externa betrifft
- und die **Takayasu-Arteriitis** mit einer Prädominanz im Alter unter 40 Jahren und einem Befall der Aorta und ihrer großen Äste.

Ätiologie und Pathophysiologie: Zur Ätiologie gibt es bisher keine genaue Auffassung. Auffällig ist eine **Assoziation mit der Polymyalgia rheumatica** (s. Antwort zur Frage 27.5). Während im akuten Stadium in den Gefäßen eine floride Entzündung gefunden wird, sind die Gefäßveränderungen im weiteren Verlauf lediglich noch durch die untypische Lokalisation von primär atherosklerotischen Prozessen zu unterscheiden.

Klinik: Bei der Arteriitis temporalis kommt es typischerweise zu akut oder subakut einsetzenden **Kopfschmerzen** und einer **Verhärtung und Schwellung der A. temporalis**. Die Entzündung kann auch auf intrakranielle Gefäße übergreifen und hier insbesondere bei Befall der Netzhautgefäße zu **Sehstörungen** bis hin zur **Erblindung** führen.

Diagnostik: In der körperlichen Untersuchung finden sich häufig **verdickte und verhärtete arterielle Gefäße**. Strömungsgeräusche an der A. carotis, A. axillaris oder A. brachialis sowie Unterschiede im Pulsstatus können auf Stenosierungen hinweisen. Die Labordiagnostik zeigt typischerweise eine „Sturzsenkung" mit einer Blutkörperchensenkungsgeschwindigkeit von über 40–100 mm nach Westergren. Andere Entzündungsparameter (z. B. CRP) sind ebenfalls häufig erhöht. Im Blutbild findet sich in der

Regel eine **normochrome Anämie**, eine Thrombozytose sowie eine normale Leukozytenzahl. Die konventionelle **Sonographie**, ggf. kombiniert mit farbkodierter Dopplersonographie, betroffener Gefäße kann den Befund einer entzündlichen Gefäßwandverdickung ergeben und auch Stenosen nachweisen. Die **Biopsie** eines betroffenen Gefäßabschnittes zeigt im akuten Stadium den klassischen Befund einer Vaskulitis mit dem Nachweis von Langerhans-Riesenzellen (s. Antwort zur Frage 27.4). Diese Befunde finden sich auch in den Diagnosekriterien des American College of Rheumatology (ACR) wieder (s. Übersicht 27.1).

Übersicht 27.1 Diagnosekriterien der Arteriitis temporalis nach ACR

Vorliegen von mindestens 3 der folgenden 5 Kriterien:
- Alter ≥ 50 Jahre bei Erkrankungsbeginn
- Neu aufgetretener lokalisierter Kopfschmerz
- Temporalarterie verdickt oder mit abgeschwächtem Puls tastbar
- Blutkörperchensenkungsgeschwindigkeit > 40 mm nach Westergren
- Biopsie mit Nachweis einer Vaskulitis mit granulo- und lymphozytären Zellen sowie Riesenzellen

Therapie: Im Normalfall spricht die Arteriitis temporalis sehr gut auf eine Behandlung mit **Glukokortikoiden** an. Um das Risiko einer dauerhaften Schädigung, insbesondere einer Erblindung zu vermeiden, sollte bei Verdacht die Behandlung mit einer Dosierung von ca. 60–80 mg Prednisolon-Äquivalent pro Tag eingeleitet werden. **Bei bereits bestehenden Augensymptomen** kann auch initial eine **Stoßtherapie** von 1 g Prednisolon-Äquivalent über 3 Tage erfolgen. Nach 2–4 Wochen kann je nach klinischem Ansprechen eine **langsame Reduktion** der Dosis im 2-Wochen-Rhythmus (anfangs Halbierung, ab ca. 30 mg nur Schritte von max. 5 mg) unter Kontrolle der Entzündungsparameter erfolgen. In der Regel verläuft die Erkrankung selbstlimitierend. Falls nicht oder falls es nach Absetzen der Glukokortikoide zu erneuten Schüben kommt, sollte dauerhaft eine Erhaltungsdosis Prednisolon-Äquivalent gegeben werden.

Prognose: Obwohl die Lebenserwartung durch die Erkrankung an sich kaum beeinträchtigt wird, kann die Lebensqualität durch die **Augenbeteiligung** (Erblindung in bis zu 15–20% der Fälle bei nichtrechtzeitiger Therapie) und auch durch die Nebenwirkungen der Glukokortikoidtherapie eingeschränkt werden. Prognostisch relevant ist das Risiko der Ausbildung **thorakaler Aortenaneurysmen** (bei Patienten mit Riesenzellarteriitis 17-fach erhöhtes Risiko). Hier sollte mittels Echokardiographie und/oder CT des Thorax eine Kontrolle im Verlauf erfolgen.

 ZUSATZTHEMEN FÜR LERNGRUPPEN

Takayasu-Arteriitis

Thorakales Aortenaneurysma (Klinik, Diagnostik, Therapie)

Nebenwirkungen einer Glukokortikoidtherapie

28 Tiefe Beinvenenthrombose (Phlebothrombose)

28.1 Nennen Sie mindestens 4 klinische Zeichen einer tiefen Beinvenenthrombose!
- Schwellung, Umfangsdifferenz, Zyanose
- **Pratt-Warnvenen:** Kollateralvenen an der Schienbeinkante
- **Meyer-Zeichen:** Kompressionsschmerz der Wadenmuskulatur
- **Homans-Zeichen:** Wadenschmerz bei Dorsalflexion des Fußes
- **Payr-Zeichen:** Fußsohlenschmerz bei Druck auf die mediale Fußsohle
- Druckempfindlichkeit im Verlauf der tiefen Venen

28.2 Welche Laboruntersuchung ist sinnvoll? Bewerten Sie diese!
Bestimmung der D-Dimere: Aktivierungsmarker der Blutgerinnung; hochsensitiv (praktisch keine frische Thrombose ohne erhöhte D-Dimere), wenig spezifisch (viele Ursachen) → daher hoher negativer prädiktiver Wert (bei normalen D-Dimeren frische Thrombose unwahrscheinlich)

→ Fall 28 Seite 28

28.3 Welche apparativen Untersuchungen sind sinnvoll?

- **Sonographie:** Kompressionssonographie der Beinvenen (s. Abb. 28.1 und 28.2) mit ergänzender farbkodierter Duplexsonographie → direkte Darstellung der Thrombose
- **Phlebographie:** direkte Kontrastmitteldarstellung des Venensystems (retrograd vom Fuß aus); sinnvoll, wenn Sonographie nicht durchführbar oder nicht eindeutig ist (v. a. bessere Darstellung im Beckenbereich)
- **MR-Phlebographie:** Bildgebung ohne Strahlenbelastung, mit modernen Hochleistungsgeräten gute Darstellung; wenn verfügbar gute Alternative zur Phlebographie bei unklarem sonografischen Befund

28.4 Nach welchen anderen Symptomen fahnden Sie insbesondere und warum?

Schwerwiegende Komplikation einer tiefen Beinvenenthrombose ist die **Lungenembolie**; daher sollte nach Hinweisen für eine Lungenembolie gefahndet werden (s. Fall 11): Atemnot, Thoraxschmerzen, Tachykardie.

Kommentar

Definition: Die Thrombusbildung in den tiefen Bein- und Beckenvenen wird als Phlebothrombose oder tiefe Beinvenenthrombose bezeichnet.

Ätiologie und Pathophysiologie: Bestimmte Situationen stellen ein besonderes **Risiko** für eine Thrombose dar (s. Tab. 28.1) und bedürfen ggf. einer entsprechenden Thromboseprophylaxe. Die Pathogenese der Thrombose wird durch die **Virchow-Trias** zusammengefasst: Endothelläsion, Blutstromveränderungen und Veränderungen der Blutzusammensetzung können einzeln oder in Kombination eine Thrombose bedingen.

Tab. 28.1 Mögliche Ursachen einer Thrombose

Genetisch determinierte Thrombophilie	Erworbene Störungen/ Situationen
- Faktor-V-Leiden-Mutation - Prothrombin-20210-Gen-Mutation - Protein-S-Mangel - Protein-C-Mangel - ATIII-Mangel	- Malignome - Chirurgische Eingriffe - Trauma - Schwangerschaft - Orale Kontrazeptiva - Hormonersatz-Therapie - Immobilisation - Herzinsuffizienz - Antiphospholipid-Antikörper-Syndrom - Myeloproliferative Erkrankungen - Hyperviskositätssyndrom

Klinik: Je nach Lokalisation kommt es – bedingt durch die Abflussbehinderung des venösen Blutes – zu einer mehr oder weniger ausgeprägten **einseitigen Schwellung** und **Zyanose** im Bereich der distalen Anteile, häufig begleitet von **Schmerzen**. Symptome können aber auch komplett fehlen.

Diagnostik: Nur in etwa 10 % aller Fälle finden sich die typischen Symptome einer Phlebothrombose (**einseitige Beinschwellung**, **Schmerz, Zyanose**). Dann lässt sich die Diagnose leicht stellen. Eine Reihe klinischer Tests (s. Antwort zur Frage 28.1) erhöhen zwar die Treffsicherheit, erlauben aber auch nur bei etwa 50 % der Patienten eine verlässliche Diagnose. In der Labordiagnostik stellen insbesondere die **D-Dimere** eine wertvolle Hilfe dar. Sie sind sehr sensitiv, aber nicht spezifisch, d. h. sind sie nicht erhöht, kann eine Thrombose praktisch ausgeschlossen werden (s. Antwort zur Frage 28.2). Erhöhte Werte treten jedoch bei allen Formen der Gerinnungsaktivierung auf (z. B. OP, Trauma, Entzündung, Malignom). Als einfache apparative Diagnostik kann mittels **Kompressionssonographie** (s. Abb. 28.1 und 28.2) in Kombination mit **farbkodierter Duplexsono-**

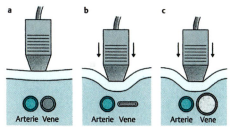

Abb. 28.1 Schematische Darstellung der Kompressionssonographie: a – Venen und Arterie ohne Kompression, b – Venenlumen komplett komprimierbar (= keine Thrombose), c – Vene nicht komprimierbar (= Thrombose)

→ Fall 28 Seite 28

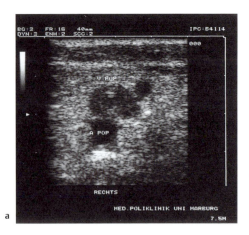

Abb. 28.2 *Kompressionssonographie: a – V. und A. poplitea ohne Kompression, b – V. und A. poplitea mit Kompression; die V. poplitea ist nicht komprimierbar. Es liegt eine Thrombose vor.*

graphie (**FKDS**) in den meisten Fällen die Diagnose mit hinreichender Sicherheit gestellt bzw. ausgeschlossen werden.

Nur in seltenen unklaren Fällen ist noch die Durchführung einer direkten **Phlebographie** notwendig. Die MR-Phlebographie gewinnt aufgrund der Verfügbarkeit leistungsstarker Geräte zunehmend an Bedeutung.

Insbesondere bei jüngeren Patienten ohne eruierbare Auslösefaktoren, rezidivierenden Thrombosen, ungewöhnlichen Lokalisationen oder ausgeprägter familiärer Belastung sollte nach einer **Thrombophilie** gesucht werden. Daher sollten verschiedene Laborparameter bestimmt werden (TPZ, aPTT, Quick, APC-Resistenz, Protein C und S, ATIII, Faktor-VIII-Aktivität, Antiphospholipid-Antikörper, Prothrombin-20210-Mutation, Homozystein). Im Stadium der akuten Thrombose oder unter Antikoagulation sind diese Werte jedoch zum Großteil nicht verwertbar, da die Veränderungen durch die Gerinnungsaktivierung oder -hemmung eine Beurteilung der Parameter unmöglich machen. Gegebenenfalls muss nach Abschluss der Antikoagulation (s. Therapie) oder im Rahmen einer kurzzeitigen Pausierung der Medikamente dann diese Diagnostik im weiteren Verlauf nachgeholt werden.

Therapie: Die Therapieziele sind: **Verhinderung von Lungenembolie, Thromboseausbreitung und postthrombotischem Syndrom**.

Wesentliche Allgemeinmaßnahme ist die **Kompressionstherapie** zur Verbesserung des Rückstroms und Vermeidung einer Varizenbildung im oberflächlichen Venensystem. Die Dauer sollte etwa **zwei Jahre** betragen, da hierdurch das Auftreten eines postthrombotischen Syndroms verhindert werden kann. Eine **Bettruhe** ist bei Unterschenkelvenenthrombosen nicht erforderlich. Bei proximalen Thrombosen ist der Nutzen umstritten. Reicht die Thrombose über das Leistenband nach proximal und/oder stellt sich die Thrombusspitze in der Sonographie flottierend dar, erscheint eine Immobilisation für maximal eine Woche (oder bis zum sonographischen Nachweis der Wandadhärenz) sinnvoll.

Zur Vermeidung der Thromboseausbreitung und Prophylaxe der Lungenembolie erfolgt die **Antikoagulation**. Initial wird hierzu **Heparin** verwendet. Niedermolekularem (fraktioniertem) Heparin sollte hierbei gegenüber unfraktioniertem Heparin der Vorzug gegeben werden, da es einfacher appliziert werden kann (subkutan statt intravenös, maximal 2-mal täglich statt kontinuierlich) und zudem keine Gerinnungskontrollen erforderlich sind. Sehr früh (am 1. oder 2. Tag) kann überlappend mit der **oralen Antikoagulation** mit einem Kumarinderivat begonnen werden (Ziel-INR 2,0–3,0). Die Therapiedauer ist abhängig von der Lokalisation der Thrombose, vom Vorhandensein eines reversiblen auslösenden Faktors (z. B. Immobilisation, chirurgischer Eingriff) und vom Vorliegen einer Lungenembolie. Sie liegt zwischen drei Monaten (Unterschenkelvenenthrombose mit auslösendem Faktor) und unbegrenzt (Lungenembolie bei nachweisbarer Thrombophilie). Eine **Rekanalisationstherapie** mittels Fibrinolytika oder chirurgischer Intervention ist bei der

→ Fall 28 Seite 28

reinen Thrombose ohne Lungenembolie nur in Ausnahmefällen indiziert (z. B. Phlegmasia coerulea dolens).

Prognose und Prophylaxe: Die Hauptgefahr der tiefen Beinvenenthrombose ist die **Lungenembolie**: Über 90 % aller Emboli stammen aus den tiefen Bein- und Beckenvenen. Insofern kommen der rechtzeitigen Diagnosestellung und Therapieeinleitung bei der tiefen Beinvenenthrombose eine zentrale prognostische Bedeutung zu. Durch die therapeutische **Antikoagulation** wird das Embolierisiko bei Thrombose um 60 % gesenkt. Wichtig ist auch die vorausschauende Identifikation von Zuständen mit erhöhtem Thromboserisiko und die Durchführung einer entsprechenden Thromboseprophylaxe. Schon einfache Maßnahmen wie Kompressionsstrümpfe und Frühmobilisation nach chirurgischen Eingriffen können viele Thrombosen verhindern. Der **prophylaktische Einsatz von Heparinen** bei internistischen oder chirurgischen Risikosituationen (z. B. dekompensierte Herzinsuffizienz, Bettlägrigkeit bei Erkrankungen wie der Pneumonie, Gelenkchirurgie, größere abdominalchirurgische Eingriffe) sollte obligat sein.

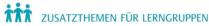

ZUSATZTHEMEN FÜR LERNGRUPPEN

Lungenembolie

Postthrombotisches Syndrom

Phlegmasia coerulea dolens

Thrombophlebitis

Varikose

Differenzialdiagnose der tiefen Beinvenenthrombose

29 Subclavian-steal-Syndrom

29.1 Wie lautet ihre Verdachtsdiagnose? Beschreiben Sie den zugrunde liegenden Pathomechanismus!

- Verdachtsdiagnose: **Subclavian-steal-Syndrom**; Begründung: typische Klinik (durch muskuläre Belastung des Arms ausgelöste vertebrobasiläre Symptomatik [Schwindel, Sehstörungen]); Untersuchungsbefund (Blutdruckdifferenz an den Armen)
- Pathomechanismus:
  - Bei Stenose oder Verschluss der A. subclavia vor dem Abgang der A. vertebralis kann es in dieser zur Flussumkehr kommen (s. Abb. 29.1).
  - Hierdurch ist eine vertebrobasiläre Minderperfusion möglich, insbesondere bei erhöhtem Durchblutungsbedarf des Arms (Arbeit).

29.2 Welche Ursachen für diese Erkrankung kennen Sie?
- Atherosklerose
- Takayasu-Vaskulitis (Riesenzellarteriitis)
- Angeborene Stenosen
- Chronische Aortendissektion
- Thoracic-outlet-Syndrom mit funktioneller Kompression der A. subclavia

29.3 Welche weiterführende Diagnostik ist sinnvoll?
- **Sonographie:**
  - **cw-Doppler:** Darstellung der Flussrichtung in der A. vertebralis
  - **Farbkodierte Duplexsonographie (FKDS):** direkte Darstellung der A. subclavia mit Stenose oder Verschluss

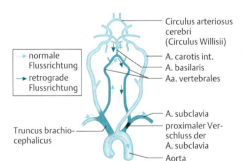

Abb. 29.1 Subclavian-steal-Syndrom: Verschluss der A. subclavia mit Flussumkehr in der A. vertebralis

→ Fall 29 Seite 29

- **MR-Angiographie:** bei nichteindeutigem Befund in der Sonographie; kann Stenose oder Verschluss darstellen
- **Konventionelle Angiographie:** in Ausnahmefällen notwendig; Flussumkehr und Stenose darstellbar; ggf. bei geplanter interventioneller oder chirurgischer Therapie

29.4 Nennen Sie Therapiemöglichkeiten!

- Bei asymptomatischem Subclavian-steal-Phänomen (= nachweisbare Flussumkehr ohne Symptome) keine Therapie notwendig
- Bei vielen Patienten mit komplettem Subclavian-steal-Syndrom bessert sich die Symptomatik auch ohne spezifische Therapie mit der Zeit. Bei schwerwiegenden Symptomen kann eine spezifische Therapie notwendig sein:
  - Operative Anlage eines extraanatomischen Bypass möglich, aber selten nötig
  - Interventionelle Ballondilatation ebenfalls möglich, aber mit schlechteren Langzeitergebnissen

Kommentar

Definition: Als Subclavian-steal-Syndrom wird eine **Stenose oder ein Verschluss der A. subclavia vor dem Abgang der A. vertebralis** mit konsekutiver **Flussumkehr in der A. vertebralis** und hieraus resultierender **symptomatischer** Minderdurchblutung im vertebrobasilären Stromgebiet bezeichnet. Liegt lediglich ein sonographischer oder angiographischer Nachweis der Flussumkehr ohne begleitende Symptomatik vor, spricht man vom Subclavian-steal-Phänomen.

Ätiologie: s. Antwort zur Frage 29.2.

Pathophysiologie: Durch den Abfall des Perfusionsdrucks in der A. subclavia distal der Stenose kommt es zur **Flussumkehr** in der A. vertebralis, über die Blut aus der kontralateralen A. vertebralis in den betroffenen Arm umgeleitet wird (s. Abb. 29.1). Dieses Blutvolumen geht der A. basilaris zur Hirnperfusion verloren. Bei ansonsten intakter zerebraler Blutversorgung kann dies in vielen Fällen kompensiert werden. Liegen aber zusätzliche zerebrovaskuläre Probleme vor (z. B. Karotisstenose, Anomalie des Circulus Willisi), kann eine **Minderperfusion mit entsprechender Symptomatik im Sinne einer transitorisch ischämischen Attacke (TIA)** auftreten.

Klinik: Klinisch manifestiert sich dieses Krankheitsbild mit **Beschwerden im betroffenen Arm** (Schwäche, Muskelkater, Parästhesien, Schmerzen) sowie selten auch mit **Zeichen der zerebralen Minderperfusion** (z. B. Schwindel, Doppelbilder, Nystagmus).

Diagnostik: s. auch Antwort zur Frage 29.3. Einfachste Maßnahme, um eine hämodynamisch relevante Stenose der A. subclavia zu erkennen, ist die **Messung des Blutdrucks an beiden Armen**. Differenzen von mehr als 20 mmHg sind zunächst als pathologisch anzusehen und weiter abzuklären. Mittels nichtinvasiver Bildgebung, insbesondere der **Sonographie** mit Dopplermessung und farbkodierter Duplexsonographie, lässt sich in vielen Fällen die Flussumkehr in der A. vertebralis nachweisen und die Stenose in der A. subclavia lokalisieren. Die Untersuchung sollte immer auch die übrigen hirnversorgenden Gefäße mit beurteilen. Mit der **MR-Angiographie** gelingt ebenfalls eine gute Darstellung der Gefäßanatomie und der Flussrichtungen. In unklaren Fällen kann auch die direkte Kontrastmitteldarstellung der Gefäße mittels konventioneller **Angiographie** erfolgen.

Therapie: s. auch Antwort zur Frage 29.4. Im Falle eines Subclavian-steal-Syndroms mit schwerwiegenden Symptomen muss das Ziel der Therapie die **Verbesserung der Durchblutung des Armes**, die **Wiederherstellung eines antegraden Flusses in der A. vertebralis** und die **Beseitigung der Symptome** sein. Eine Möglichkeit stellt die **operative Intervention** mit Bypass-Versorgung der A. subclavia dar. Hier wird meist als Ursprungsgefäß die A. carotis gewählt. Als Bypassgefäß kommt die V. saphena oder auch ein künstliches Implantat zur Anwendung. Alternativ kann mittlerweile mittels perkutaner **Ballondilatation und Stentimplantation** die Stenose der A. subclavia direkt beseitigt werden. Die Offenheitsraten nach 3 Jahren liegen im Bereich um 90 %.

→ Fall 29 Seite 29

Prognose: Das Subclavian-steal-Phänomen ohne Symptome zeigt auch im Langzeitverlauf keine erhöhte Rate von zerebralen Ischämien, so dass hier von einer guten Prognose auszugehen ist. Wegen der häufigen **Koinzidenz** von Gefäßläsionen in anderen Bereichen (z. B. Karotisstenosen) sollten die Patienten jedoch **ausführlich untersucht** werden. Relevante Armischämien mit trophischen Störungen werden bei Subclavia-Stenosen praktisch nicht beobachtet. Bei komplettem Subclavian-steal-Syndrom können in sehr seltenen Fällen auch irreversible zerebrale Ischämien auftreten.

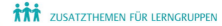 ZUSATZTHEMEN FÜR LERNGRUPPEN

Thoracic-outlet-Syndrom

Periphere arterielle Verschlusskrankheit

30 Tachyarrhythmia absoluta bei Vorhofflimmern

30.1 Beschreiben Sie die wesentlichen Befunde des EKG!
Tachyarrhythmia absoluta bei Vorhofflimmern; Begründung: unregelmäßige Abfolge schmaler QRS-Komplexe, keine P-Wellen nachweisbar, tachykarde Frequenz, evtl. Flimmerwellen in Ableitung V1

30.2 Nennen Sie mindestens 5 Ursachen dieser Herzrhythmusstörung!
- Kardiale Ursachen: Mitralvitien, KHK, Linksherzinsuffizienz, Kardiomyopathien, Myokarditis, Herzoperation
- Extrakardiale Ursachen: Hyperthyreose, Lungenembolie, arterielle Hypertonie, alkoholtoxisch
- Idiopathisch („lone atrial fibrillation")

30.3 Was sind die wesentlichen Ziele der Akuttherapie, und wie erreichen Sie diese?
- **Frequenzkontrolle (Herzfrequenzsenkung):** Senkung der Überleitung am AV-Knoten zur Normalisierung der Kammerfrequenz
  - Digitalispräparat: Digitoxin 0,2–0,4 mg i. v. alle 2–4 Stunden (max. 1,5 g/d)
  - und Kalziumantagonist: Verapamil 5–10 mg i. v., ggf. Wiederholung nach 10 min
  - oder Betablocker: Metoprolol 5 mg i. v., ggf. Wiederholung nach 1 min
  - Bei fehlendem Erfolg der konventionellen Medikamente oder bei gewünschtem medikamentösen Kardioversionsversuch Antiarrhythmika: Ajmalin 25–50 mg sehr langsam i. v., Amiodaron (nach Ausschluss Hyperthyreose!) 300 mg i. v. als Kurzinfusion

- **Thromboembolieprophylaxe:** zur Vermeidung einer intrakardialen Thrombenbildung mit evtl. konsekutiven systemischen Thromboembolien
  - Heparin 3000–5000 IE i. v. als Bolus, dann Dauerinfusion mit Ziel-pTT 40–60 s
  - oder niedermolekulares Heparin in therapeutischer Dosierung (z. B. Enoxaparin 2 × 1 mg/kg KG/d s.c.)
  - Langfristig Kumarinderivate (z. B. Marcumar p.o.; Ziel-INR 2–3)

30.4 Welches wesentliche Risiko besteht langfristig?
- Bei chronischem Vorhofflimmern besteht ein deutlich erhöhtes Risiko für **Thromboembolien**, v. a. wenn zusätzliche Risikofaktoren vorliegen (s. Tab. 30.1)
- Die Schlaganfallrate pro Jahr beträgt in den Gruppen mit mittlerem und hohem Throm-

Tab. 30.1 Embolierisiko bei Vorhofflimmern

Risikogruppe	Charakteristika
Niedriges Risiko	Alter <65 Jahre Keine strukturelle Herzerkrankung (z. B. Mitralklappenfehler, koronare Herzerkrankung) Keine Risikofaktoren (z. B. TIA oder Schlaganfall in der Vorgeschichte, arterielle Hypertonie, Diabetes mellitus)
Mittleres Risiko	Alter 65–75 Jahre Diabetes mellitus oder KHK mit intakter Pumpfunktion
Hohes Risiko	Alter >75 Jahre TIA, Schlaganfall, systemische Embolie in der Vorgeschichte Arterielle Hypertonie Rheumatisches Mitralvitium Künstliche Herzklappe Reduzierte linksventrikuläre Pumpfunktion

→ Fall 30 Seite 30

boembolierisiko ohne Antikoagulation ca. 5 %.

- Effektive Risikoreduktion kann nur mit Kumarinderivaten erfolgen (Ziel-INR 2–3).

Kommentar

Definition: Vorhofflimmern ist definiert durch das Vorliegen hochfrequenter unkoordinierter elektrischer Vorhofaktionen mit einer **Frequenz von etwa 350–600/min**. Eine geregelte mechanische Kontraktion des Vorhofes findet nicht mehr statt. Bedingt durch die überleitungsverzögernde Funktion des AV-Knotens liegt die **Ventrikelfrequenz** niedriger, meist im **Bereich von 90–170/min**. Da die Ventrikelaktionen – durch die unregelmäßige Überleitung bedingt – völlig unrhythmisch sind, spricht man von einer **absoluten Arrhythmie** (**Tachyarrhytmia absoluta**).

Einteilung: Man unterscheidet **paroxysmales** Vorhofflimmern (spontane Terminierung innerhalb von 48 Stunden), **persistierendes** Vorhofflimmern (Terminierung nur durch therapeutische Intervention) und **permanentes** Vorhofflimmern (Terminierung durch therapeutische Intervention nicht erfolgreich oder nicht versucht).

Ätiologie und Pathophysiologie: Die Ätiologie ist vielfältig (s. Antwort zur Frage 30.2). Unter dem Begriff der „**lone atrial fibrillation**" versteht man idiopathisches Vorhofflimmern ohne zugrunde liegende Erkrankung, das bei jungen herzgesunden Menschen auftritt.

Elektrophysiologisch handelt es sich um einen **Mikro-Reentry** mit ständig wechselnden, anatomisch nichtdefinierten Erregungskreisen.

Klinik: Die Symptome bei neu aufgetretenem Vorhofflimmern variieren je nach Frequenz und kardialer Vorschädigung. Häufig treten auf: **Herzrasen, Herzstolpern, Schwindelgefühl, Atemnot, Angina pectoris, Angstzustände** und **Polyurie**. In manchen Fällen kann auch eine **kardiale Embolie** (z. B. als zerebrale Embolie mit Schlaganfall) erstes und einziges Symptom sein.

Diagnostik: Bereits bei der **körperlichen Untersuchung** kann durch Palpation des **arrhythmischen Puls** die Verdachtsdiagnose gestellt werden. Das **EKG** liefert dann den Nachweis der typischen Flimmerwellen (am besten in Ableitung V1 zu sehen) sowie der absoluten Arrhythmie. Mithilfe der **transthorakalen Echokardiographie** können strukturelle Herzerkrankung dargestellt werden (z. B. Klappenfehler, dilatative Herzmuskelerkrankung). Vor allem sollten Durchmesser des Vorhofs sowie Funktion der Mitralklappe beurteilt werden, da diese Faktoren wesentliche Prädiktoren für den Erfolg einer Kardioversion und die dauerhafte Erhaltung eines Sinusrhythmus sind. **Bei geplanter Kardioversion** (s. unten) sollte noch eine **transösophageale Echokardiographie** angeschlossen werden, um das Vorliegen intrakardialer Thromben (die sich bei Vorhofflimmern bevorzugt im Bereich des linken Herzohres bilden) auszuschließen. Die weitere Diagnostik konzentriert sich auf mögliche weitere Ursachen (z. B. Bestimmung der Schilddrüsenwerte zum Ausschluss einer Hyperthyreose, Belastungs-EKG zum Ausschluss einer KHK).

Therapie: Im Akutfall mit symptomatischer Tachyarrhytmia absoluta steht die **Herzfrequenzsenkung** im Vordergrund. Diese gelingt meist mittels schneller Digitalis-Aufsättigung in Kombination mit einem Betablocker oder Kalziumantagonisten. Außerdem sollte umgehend eine **Antikoagulation** mit Heparin erfolgen (s. Antwort zur Frage 30.3). Bei fehlendem Erfolg kommen klassische Antiarrhythmika wie Amiodaron oder Ajmalin zum Einsatz.

Falls keine spontane Konversion in einen Sinusrhythmus eintritt, muss im weiteren Verlauf zwischen **langfristiger medikamentöser Frequenzkontrolle oder** der therapeutischen Wiederherstellung eines Sinusrhythmus (sog. **Kardioversion**) abgewogen werden. Die langfristige Frequenzkontrolle mit dauerhafter Antikoagulation (zur Vermeidung thromboembolischer Komplikationen) wird bei vielen Patienten heutzutage bevorzugt, da trotz erfolgreicher Kardioversion Rezidive von Vorhofflimmern häufig sind und diese oft nicht von den Patienten bemerkt werden. Sie kann beispielsweise mit einem Betablocker (Metoprolol 50–200 mg/d) oder Kalziumantagonisten (z. B.

→ Fall 30 Seite 30

Verapamil 80–240 mg/d) kombiniert mit einem Digitalisglykosid (z. B. Digitoxin 0,07–0,1 mg/d) erfolgen.

Insbesondere bei jüngeren Patienten ohne vergrößerten Vorhof und ohne strukturelle Herzerkrankung sollte jedoch eine Kardioversion versucht werden. Innerhalb der ersten 48 Stunden nach Einsetzen des Vorhofflimmerns kann dies kurzfristig unter Antikoagulation erfolgen. Besteht das Vorhofflimmern länger als 48 Stunden oder ist der Beginn der Herzrhythmusstörung nicht sicher definierbar, dann sollte zunächst eine konsequente Antikoagulation mit Kumarinderivaten (z. B. Marcumar, Ziel-INR 2–3) für mindestens vier Wochen erfolgen. Wird dies nicht getan, besteht eine erhöhte Gefahr für arterielle Embolien durch die Kardioversion. Die **Kardioversion** kann **medikamentös** erfolgen (Flecainid 1 × 100–200 mg p.o., Propafenon 1 × 300–600 mg p.o. oder Amiodaron 1 × 150–300 mg i.v.). Alternativ kann auch eine **elektrische** Kardioversion EKG-getriggert (zur Vermeidung einer Schockabgabe in der vulnerablen Phase der Kammererregung) unter Kurzzeitnarkose durchgeführt werden (beginnend mit 100 J, oft aber höhere Energien bis 360 J notwendig).

Prognose: Prognosebestimmend ist die **Bildung von Vorhofthromben mit der Gefahr arterieller Embolien** (v. a. ins Gehirn → Schlaganfall). Das Schlaganfallrisiko liegt ohne Antikoagulation bei bis zu 5 % pro Jahr und steigt insbesondere mit dem Alter an. Durch verschiedene Studien konnten **Risikogruppen** definiert werden (s. Tab. 30.1). Lediglich bei jungen herzgesunden Patienten mit **„lone atrial fibrillation"** scheint kein erhöhtes Risiko vorzuliegen. Hier ist keine Antikoagulation notwendig. Die Gabe von Acetylsalicylsäure (bis zu 325 mg/d) wird für diese Patienten von einigen Autoren empfohlen, von anderen nicht. Bei Patienten mit mittlerem Risiko ist das optimale Vorgehen nicht eindeutig belegt: Eine dauerhafte Antikoagulation mit Kumarinderivaten (Ziel-INR 2–3) scheint aber einer alleinigen Thrombozytenaggregationshemmung mit Acetylsalicylsäure überlegen zu sein. Bei Patienten in der Hochrisikogruppe sollte die dauerhafte Antikoagulation mit Kumarinderivaten (Ziel-INR 2–3) erfolgen. Hierdurch kann die Schlaganfallinzidenz deutlich gesenkt werden.

 ZUSATZTHEMEN FÜR LERNGRUPPEN

Ursachen eines Schlaganfalls

Diagnostik bei Verdacht auf kardiogene Embolie

Möglichkeiten der Antikoagulation

31 Mesenterialinfarkt

31.1 Interpretieren Sie die Werte der Blutgase!
- pH ↓ = Azidose
- HCO$_3^-$ ↓ = metabolisch bedingt
- pCO$_2$ ↓ = teilkompensiert (bedingt durch reaktive Hyperventilation)

31.2 Wie lautet Ihre Verdachtsdiagnose?
Mesenterialinfarkt; Begründung:
- Typische Klinik: akuter Bauchschmerz mit Übelkeit und Erbrechen; jetzt symptomarmes Intervall bei paralytischem Ileus (keine Darmgeräusche)
- Typischer Laborbefund: metabolische Azidose (s. Antwort zur Frage 31.1) und Laktaterhöhung
- Typische Nebendiagnose: absolute Arrhythmie bei Vorhofflimmern → kardialer Embolus, der zum Verschluss eines Mesenterialgefäßes geführt haben könnte

31.3 Welche weiteren Untersuchungen sind sinnvoll?
- **Röntgen-Abdomenübersicht:** Nachweis von Darmwandverdickung, Spiegeln
- **Sonographie des Abdomens:** freie Flüssigkeit, stehende Darmschlingen, ggf. Nachweis der Ischämie mit farbkodierter Duplexsonographie
- **CT-Angiographie:** Darstellung des verschlossenen Gefäßes, Ausschluss anderer intraabdomineller Erkrankungen

→ Fall 31 Seite 31

- **Arteriographie:** nur in Ausnahmefällen, direkte Darstellung des Gefäßverschlusses

31.4 Was ist die geeignete Therapie bei bestätigter Diagnose?

Bei begründetem Verdacht auf Mesenterialinfarkt sollte im Anschluss an die Bildgebung eine **explorative Laparatomie** durchgeführt werden mit:
- Palpation der Gefäße, ggf. Embolektomie
- Inspektion des Darms, Resektion nekrotischer Abschnitte

Kommentar

Definition: Ein **akuter Verschluss der Mesenterialgefäße** führt in der Regel zu einer kritischen Minderperfusion des Dünndarms mit Ausbildung eines Darminfarkts. Hierbei handelt es sich um ein bedrohliches Krankheitsbild, welches bei fehlender oder zu spät einsetzender Therapie eine hohe Letalität aufweist.

Pathophysiologie: Der akute Gefäßverschluss findet sich sehr häufig im Bereich der **A. mesenterica superior**, die aufgrund ihres großen Kalibers und des engen Abgangswinkels aus der Aorta für Embolien prädisponiert ist. In **50 % der Fälle** handelt es sich um **arterielle Embolien** (häufig kardiale, z. B. bei Vorhofflimmern), in **15–20 %** um **arterielle Thrombosen**, in **5 %** um **venöse Thrombosen** und in **20–30 %** um **nichtokklusive Ischämien** bedingt durch Hypoperfusion im Splanchnikusgebiet in Verbindung mit Vasokonstriktion.

Klinik: Der Mesenterialinfarkt verläuft typischerweise in **drei Stadien**: Anfangs setzen akut **Bauchschmerzen** begleitet von Übelkeit ein. Meist folgt dann ein **beschwerdearmes bis -freies Intervall von mehreren Stunden**, bevor es unbehandelt zum paralytischen Ileus und Durchwanderungsperitonitis mit **akutem Abdomen**, Schock und einem hohen Letalitätsrisiko kommt.

Diagnostik: s. auch Antwort zur Frage 31.3. Wesentlicher Punkt ist es, **an diese Diagnose zu denken**. Insbesondere beim älteren Patienten sollte bei der Abklärung des „akuten Abdomens" immer der Mesenterialinfarkt als wesentliche Differenzialdiagnose berücksichtigt werden. In der **Labordiagnostik** sind **Laktaterhöhung** sowie der Nachweis einer **metabolischen Azidose** in der Blutgasanalyse wertvolle Hinweise. Mit der **konventionellen radiologischen Diagnostik** lässt sich ggf. ein **Ileus** nachweisen. Dieses gelingt auch mittels der **Sonographie**, wobei moderne Geräte mit farbkodierter Duplexsonographie in der Hand versierter Untersucher auch die Ischämie selbst darstellen können. Die **Computertomographie mit Kontrastmittelgabe** ermöglicht den Ausschluss anderer intraabdomineller Erkrankungen sowie den Nachweis des Darmwandödems und des Gefäßverschlusses. Einfache Basisuntersuchungen wie das EKG können ursächliche Erkrankungen identifizieren (z. B. Vorhofflimmern → kardiale Thrombenbildung mit Embolie).

Therapie: Bei begründetem Verdacht sollte ein **chirurgisches Vorgehen mit explorativer Laparatomie** erfolgen, da eine Verzögerung der Diagnosestellung und Therapie letale Folgen haben kann. Intraoperativ erfolgt die Palpation der Gefäße mit ggf. Lokalisation des Gefäßverschlusses. Je nach intraoperativem Befund kann eine Embolektomie, Desobliteration oder Bypassversorgung erfolgen. Die **genaue Inspektion des Darmes** identifiziert nekrotische Abschnitte, die konsequent resiziert werden müssen. Andernfalls kann belassener nekrotischer Darm zu schwerwiegenden Komplikationen wie Perforation oder Peritonitis führen. Gegebenenfalls ist auch nach einigen Stunden eine „Second-Look"-Operation notwendig, um sicherzustellen, dass die verbliebenen Darmabschnitte ausreichend durchblutet sind.

Prognose: Die Zeitdauer vom Beschwerdebeginn bis zur Operation bestimmt die Prognose wesentlich. Im frühen Stadium ist die Prognose bei rechtzeitiger Therapie gut, die Operationsletalität liegt bei ca. 5 %. **Abhängig von der Ischämiezeit steigt die Letalität rasch an:** Nach 12 Stunden liegt sie bei 30 %, nach 24 Stunden bei über 85 %.

→ Fall 31 Seite 31

ZUSATZTHEMEN FÜR LERNGRUPPEN

Angina abdominalis (chronischer Mesenterialarterienverschluss)

Differenzialdiagnosen mit Abgrenzungskriterien zum Mesenterialinfarkt

(z. B. akute Aortendissektion, akute Pankreatitis)

Therapie des Vorhofflimmerns

Therapie nichtokklusiver Darmischämien

32 Dekompensierte Herzinsuffizienz

32.1 Erläutern Sie die Begriffe kardiale Vorlast und kardiale Nachlast!
- **Kardiale Vorlast:** wesentliches Maß für die kardiale Vorlast ist das linksventrikuläre enddiastolische Volumen bzw. der entsprechende Druck. Innerhalb physiologischer Grenzen führt eine Erhöhung der Vorlast zu einer Steigerung des Schlagvolumens (Frank-Starling-Mechanismus).
- **Kardiale Nachlast:** ist die maximale endsystolische Wandspannung des Ventrikels, die v. a. vom Auswurfwiderstand abhängig ist. Wesentliches Maß sind systolischer Blutdruck und peripherer Widerstand.

32.2 Wie klassifizieren Sie die von dem Patienten beschriebene Atemnot (Dysnpoe)?
NYHA-Klassifikation (New York Heart Association):
- **NYHA I:** Dyspnoe bei schwerster Belastung
- **NYHA II:** Dyspnoe bei starker Belastung, z. B. Treppensteigen, bergauf gehen
- **NYHA III:** Dyspnoe bei leichter Belastung, z. B. gehen in der Ebene
- **NYHA IV:** Ruhedyspnoe
- **Orthopnoe:** starke Ruhedyspnoe mit Unfähigkeit, flach auf dem Rücken zu liegen

32.3 Was vermuten sie als Ursache für den Untersuchungsbefund der Lunge?
- Feinblasige Rasselgeräusche: Zeichen einer Lungenstauung (Vorstadium des alveolären Lungenödems mit überwiegend noch interstitieller Flüssigkeitsansammlung) oder eines (alveolären) Lungenödems (Flüssigkeitsaustritt in den Alveolarraum)
- Verkürzter Klopfschall mit nach kranial verschobener Lungengrenze: Pleuraerguss

32.4 Welche Verdachtsdiagnose stellen Sie bei dem Patienten?
Dekompensierte Globalherzinsuffizienz; Begründung:
1. Symptome der Linksherzinsuffizienz: Leistungsminderung, Belastungsdyspnoe bei Lungenstauung oder Lungenödem
2. Symptome der Rechtsherzinsuffizienz: Ödeme, Pleuraerguss, druckschmerzhaft vergrößerte Stauungsleber

32.5 Welche Ursachen für diese Erkrankung kennen Sie?
- Häufige Ursachen einer Herzinsuffizienz:
  – Arterielle Hypertonie
  – Koronare Herzerkrankung
  – Herzklappenerkrankungen
  – Kardiomyopathien
  – Entzündliche Herzerkrankungen

Übersicht 32.1 Verschlechternde Faktoren, die zur Dekompensation einer Herzinsuffizienz führen können

Kardiovaskuläre Faktoren
- Kardiale Ischämie oder Myokardinfarkt
- Unkontrollierter Bluthochdruck
- Unbeachtete Klappenerkrankung
- Verschlechterte sekundäre Mitralinsuffizienz
- Neu aufgetretenes oder unkontrolliertes Vorhofflimmern
- Tachykardie
- Lungenembolie

Systemische Faktoren
- Fehlerhafte Medikation
- Zusätzliche Infektion
- Anämie
- Unkontrollierter Diabetes mellitus
- Schilddrüsenfunktionsstörung
- Elektrolytverschiebungen
- Schwangerschaft

Patientenbezogene Faktoren
- Mangelnde Medikamentencompliance
- Diätfehler
- Alkoholkonsum
- Drogenmissbrauch

→ Fall 32 Seite 32

- Anhaltende Herzrhythmusstörungen (Bradykardien, Tachykardien)
- Verschlechternde Faktoren, die zur Dekompensation führen können s. Übersicht 32.1

32.6 Welche Medikamente spielen bei der Therapie eine wesentliche Rolle?

- ACE-Hemmer (z. B. Ramipril 1 × 2,5–10 mg/d, Enalapril 1 × 2,5–20 mg/d) oder Angiotensin-II-Antagonisten (z. B. Lorsartan 1 × 25–100 mg/d, Valsartan 1 × 50–100 mg/d)
- Diuretika (z. B. Hydrochlorothiazid 1 × 25 mg/d, Torasemid 1 × 5–10 mg/d)
- Aldosteronantagonisten (z. B. Spironolacton 1 × 25–100 mg/d)
- Herzglykoside (Digitalis, z. B. Digitoxin 1 × 0,07–0,1 mg/d)
- Betablocker (z. B. Carvedilol 1–2 × 6,25–25 mg/d)

Kommentar

Definition: Als Herzinsuffizienz bezeichnet man das **Unvermögen des Herzens, ein bedarfsgerechtes Herzzeitvolumen zu fördern**. Man unterscheidet:
- die **systolische Dysfunktion** mit reduzierter Auswurfleistung (Ejektionsfraktion) aufgrund einer Kontraktilitätsstörung
- von der **diastolischen Dysfunktion** mit gestörter Ventrikelfüllung aufgrund einer Relaxationsstörung (verminderte Erschlaffung des Ventrikels) oder Compliancestörung (verminderte Volumendehnbarkeit des Ventrikels).

Des Weiteren wird je nach vorwiegend betroffenem Ventrikel die **Links**- von der **Rechts**- und **Global**herzinsuffizienz unterschieden.

Eine Herzinsuffizienz wird als **dekompensiert** bezeichnet, wenn ausgehend von einem stabilen Beschwerdeniveau mit z. B. Belastungsdyspnoe (kompensierte Herzinsuffizienz) die Symptome zunehmen und als Zeichen der Dekompensation insbesondere Ruhebeschwerden wie progrediente Ödeme und Orthopnoe auftreten.

Eine weitere Definition bezieht sich auf die zeitliche Entwicklung einer Herzinsuffizienz. Während eine **chronische** Herzinsuffizienz sich über Monate bis Jahre entwickelt, kann eine **akute** Herzinsuffizienz innerhalb von Stunden bis Tagen auftreten (z. B. bei akutem Vorderwandinfarkt), ohne dass im Vorfeld Beschwerden vorhanden waren.

Ätiologie: s. Antwort zur Frage 32.5.

Pathophysiologie: Durch die reduzierte Auswurfleistung und/oder gestörte Ventrikelfüllung kommt es zum **Anstieg des enddiastolischen Ventrikelvolumens sowie der enddiastolischen Ventrikeldrücke**. Die Aufrechterhaltung

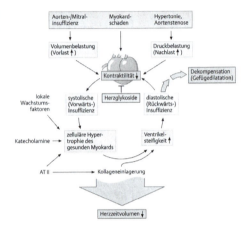

Abb. 32.1 Herzmechanische Folgen der Herzinsuffizienz und therapeutischer Angriffspunkt zur Steigerung der Kontraktilität (Herzglykoside)

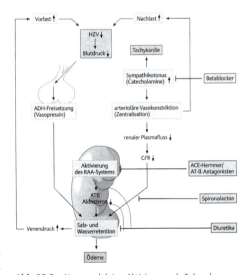

Abb. 32.2 Neuroendokrine Aktivierung als Folge der Herzinsuffizienz und therapeutische Angriffspunkte (Betablocker, ACE-Hemmer/AT-II-Antagonisten, Spironolacton, Diuretika)

→ Fall 32 Seite 32

des Herzzeitvolumens erfolgt initial durch den Frank-Starling-Mechanismus: Er beschreibt die Steigerung der Kontraktionskraft bedingt durch die erhöhten Füllungsdrücke. Auch neurohumorale Faktoren, v. a. die Aktivierung des Renin-Angiotensin-Aldosteron-Systems (RAAS) und die vermehrte Ausschüttung von ADH (antidiuretischem Hormon), tragen über einen gewissen Zeitraum zur Aufrechterhaltung des Herzzeitvolumens bei. Diese Kompensationsmechanismen erschöpfen sich aber bei Fortschreiten der Funktionsstörung und haben teilweise auch selbst einen negativen Einfluss auf die Herzinsuffizienz: Sie führen zur Salz- und Wasser-Retention (RAAS) und Zunahme der Nachlast (RAAS, Sympathikus) sowie zur Down-Regulation der Betarezeptoren (Sympathikus).

Klinik: Bei **Linksherzinsuffizienz** ist das Herz nicht mehr in der Lage, die „Peripherie" (Gehirn, Muskulatur) ausreichend mit Blut zu versorgen (sog. Vorwärtsversagen). Dies kann zu körperlicher Leistungsschwäche, Schwindel, Synkopen und zerebralen Leistungsstörungen führen. Außerdem staut sich Blut vor dem linken Herzen zurück, was zu Lungenstauung oder Lungenödem führt (sog. Rückwärtsversagen). Dies äußert sich durch **Dyspnoe**.
Bei **Rechtsherzinsuffizienz** staut sich das Blut vor dem rechten Herzen. Dies äußert sich durch gestaute Halsvenen, **Ödeme** in den abhängigen Körperpartien (z. B. Knöcheln, Unter-, Oberschenkel, Stammbereich [Anasarka]), Pleuraerguss, Aszites und Stauungsleber.
Symptome von Links- und Rechtsherzinsuffizienz (**Globalherzinsuffizienz**) sind **Herzvergrößerung** und **Nykturie**. Die Nykturie entsteht durch die Rückresorption der Ödeme in horizontaler Lage.

Diagnostik: Herzinsuffizienz ist zunächst eine klinische Diagnose: Anhand von **Anamnese** (kardiale Vorerkrankung, Klinik [körperliche Belastbarkeit, Dyspnoe, Ödeme usw.]) und **körperlicher Untersuchung** (Untersuchungsbefunde der Lunge s. Antwort zur Frage 32.3, Ödeme, Stauungsleber) kann die Diagnose meist gestellt werden.
Das **EKG** bietet erste hilfreiche Informationen zur Differenzialdiagnose möglicher **Ursachen** (z. B. kardiale Ischämie, Herzrhythmusstörungen). Im **Röntgen-Thorax** lassen sich – wenn vorhanden – Herzvergrößerung, Lungenstauung (s. Abb. 6.1 a), Lungenödem (s. Abb. 6.2 b) und Pleuraergüsse nachweisen. In der **Echokardiographie** kann die systolische Pumpfunktion eingeschätzt werden. Des Weiteren kann eine Aussage zur Klappenfunktion gemacht werden. Bestimmte Parameter erlauben auch die Beurteilung einer diastolischen Dysfunktion. Belastungsuntersuchungen wie **Belastungs-EKG** oder **Stress-Echokardiographie** dienen der Beurteilung von evtl. vorhandenen belastungsinduzierten Ischämien. Abhängig von diesen Untersuchungen kann zur weiteren Ursachenklärung ggf. eine weiterführende **invasive Diagnostik wie Rechts- und Linksherzkatheter** zur invasiven Druckmessung sowie eine Koronarangiographie und ggf. auch eine Endomyokardbiopsie durchgeführt werden.

Therapie: Die Ziele der Therapie bestehen in:
1. **Verbesserung der Symptome**
2. **Verbesserung und/oder Verhinderung einer Verschlechterung der kardialen Funktion**
3. **Verbesserung der Prognose**.

Basis ist – wenn möglich – eine kausale Therapie (z. B. Behebung eines Herz(klappen)-fehlers, Sanierung der Koronargefäße bei Ischämienachweis). Im Stadium der Dekompensation ist eine maximale körperliche Schonung essenziell. Außerdem können verschiedene Medikamente eingesetzt werden, um die o.g. Therapieziele zu erreichen (s. auch Antwort zur Frage 32.6). Da durch die neurohumoralen Regulationsmechanismen (RAAS, ADH) bedingt immer eine relative Überwässerung vorliegt, gehört neben einer strikten Trinkmengenbeschränkung (1–1,5 l/d) die Gabe von **Diuretika** zur Standardtherapie. Sie vermindern das intravasale Volumen durch reduzierte Natrium- und Wasserretention. **ACE-Hemmer**, **Angiotensin-II-Antagonisten** und Aldosteronantagonisten wie **Spironolacton** reduzieren die Aktivität des Renin-Angiotensin-Aldosteron-Systems. Das Herzglykosid **Digitalis** wirkt über eine Erhöhung der intrazellulären Kalzium-Konzentration indirekt herzkraftsteigernd (positiv inotrop). Eine vorsichtig einschleichende Therapie mit **Betablockern** bewirkt eine signifikante Verbesserung der Prognose. Sie senken den bei chronischer Herzinsuffizienz dauerhaft erhöhte Sympathikotonus.

Prognose: Die Prognose der Herzinsuffizienz ist vom Schweregrad abhängig: Während bei NYHA II und III die 1-Jahresmortalität bei 15% und die 4-Jahresmortalität bei 44% liegt, liegt bei NYHA IV die 6-Monatsletaliät unbehandelt bei 44% und die 12-Monatsletalität unbehandelt bei 64%. Eine optimale medikamentöse Therapie kann die Prognose deutlich verbessern.

 ZUSATZTHEMEN FÜR LERNGRUPPEN

Digitalis-Intoxikation

Nichtinvasive Beatmung beim Lungenödem

Kardiale Resynchronisationstherapie

33 Aneurysma spurium nach Koronarangiographie

33.1 Mit welcher Untersuchung können Sie Ihre Verdachtsdiagnose bestätigen?
Farbkodierte Duplexsonographie (FKDS) der Leistengefäße: Darstellung der Gefäße, ggf. Darstellung des Aneurysmas als perfundierte Struktur

33.2 Differenzieren Sie ein Aneurysma verum von einem Aneurysma spurium!
- **Aneurysma verum** (echtes Aneurysma): Aussackung eines Gefäßes, die alle Wandschichten betrifft
- **Aneurysma spurium** (falsches Aneurysma): paravaskuläre Blutungshöhle ohne Gefäßwand

33.3 Welche wesentliche Gefahr besteht?
Rupturgefahr, die mit der Größe des Aneurysmas überproportional ansteigt

33.4 Welches therapeutische Vorgehen schlagen Sie vor?
- Manuelle (ggf. sonographisch gesteuerte) Kompression mit Ziel der Thrombosierung des Aneurymas
- Interventionelle „Verklebung" des Aneurysmas durch Thrombininjektion
- Operatives Vorgehen mit Darstellung des Gefäßes, Übernähung der Gefäßöffnung und Resektion des Aneurysmas

Kommentar

Definition: Unter einem Aneurysma versteht man eine **Erweiterung eines Gefäßabschnittes**. Man unterscheidet das **Aneurysma verum**, welches alle Wandschichten des Gefäßes miterfasst, vom **Aneurysma falsum oder spurium**, bei dem es sich im Prinzip um eine neben

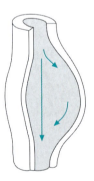
Aneurysma verum

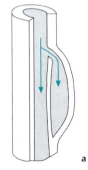
Aneurysma dissecans

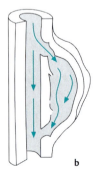
Aneurysma spurium

Abb. 33.1 *Aneurysma-Typen*

→ Fall 33 Seite 33

dem Gefäß gelegene und mit diesem kommunizierende Blutungshöhle handelt, deren Wand aus dem umliegenden Gewebe gebildet wird (s. Abb. 33.1). Des Weiteren existiert noch das **Aneurysma dissecans**, welches durch eine Unterblutung zwischen den Wandschichten des Gefäßes und hierdurch entstehende Längsspaltung der Wand entsteht.

Pathophysiologie des Aneurysma spurium: Ursächlich ist häufig eine **unzureichende Kompression** (nicht fest genug oder zu kurz) **nach arterieller Punktion** (z. B. an der A. femoralis nach Koronarangiographie) oder die mangelnde Compliance des Patienten (mangelnde Einhaltung eines Bewegungsverbotes). Durch den Stichkanals kommt es zu einer Einblutung in das umliegende Gewebe, die sich durch ihren raumfordernden Effekt (meist) zunächst selbst komprimiert.

Klinik des Aneurysma spurium: Symptome sind **Schmerzen**, **Schwellungsgefühl** und der **Nachweis eines pulsierenden Tumors**. Häufig entwickelt sich begleitend ein **Umgebungshämatom**.

Diagnostik des Aneurysma spurium: Insbesondere die **Anamnese** (vorausgegangene arterielle Punktion im Bereich der Beschwerden) ist wegweisend. Mittels vorsichtiger **Palpation** lässt sich meist eine pulsierende Schwellung nachweisen. Bei der **Auskultation** lässt sich der **systolische Bluteinstrom in das Aneurysma** als typisches Strömungsgeräusch nachweisen. Die direkte Darstellung des Aneurysmas in Relation zu den Gefäßen sowie die Darstellung des Kommunikationskanals mit dem Gefäß (sog. Aneurysmahals) gelingt direkt mittels **farbkodierter Duplexsonographie**. Weitere diagnostische Maßnahmen sind in der Regel nicht notwendig.

Therapie des Aneurysma spurium: Die Therapie richtet sich nach der Größe des Aneurysmas:
- **Kleinere Aneurysmata** bis ca. 1–1,5 cm Durchmesser bedürfen in der Regel keiner Therapie und werden beobachtet. Häufig kommt es im Verlauf zur **Spontanthrombosierung**.
- **Größere Aneurysmata** sollten aufgrund der Rupturgefahr behandelt werden. Einfachste Maßnahme ist die **manuelle Kompression**. Durch eine sonographische Darstellung kann die optimale Stelle zur Kompression zuvor lokalisiert werden. Als weitere Methode steht die interventionelle sonographiegesteuerte **Thrombininjektion** zur Verfügung, durch die eine Thrombosierung des Aneurysmas erzielt wird. Insbesondere bei Misserfolg anderer Verfahren besteht die Möglichkeit eines **operativen Vorgehens**. Aneurysma und Gefäß werden dargestellt, das Gefäß wird vernäht und das Aneurysma ausgeräumt.

Prognose des Aneurysma spurium: Meist kann ein Aneurysma spurium durch eine adäquate Therapie definitiv behandelt werden. Lediglich im Falle der Ruptur eines Aneurysmas kann es in kurzer Zeit zu einem immensen Blutverlust kommen. Eine solche Situation ist dann akut lebensbedrohlich und erfordert sofortige Maßnahmen zur Vermeidung eines hämorrhagischen Schocks.

 ZUSATZTHEMEN FÜR LERNGRUPPEN

Notfalltherapie bei Aneurysmaruptur

Gefäßdissektionen

Aneurysma verum

! 34 Exitblock

34.1 Was bedeutet die Abkürzung VVIR?
- „Schrittmacher-Code":
  - 1. Buchstabe: Ort der Stimulation (**V**entrikel, **A**trium, **D**ual = Ventrikel + Atrium)
  - 2. Buchstabe: Ort der Wahrnehmung (**V**entrikel, **A**trium, **D**ual = Ventrikel + Atrium)
  - 3. Buchstabe: Funktionsweise (**I**nhibition, **T**riggerung, **D**ual = Inhibition + Triggerung)
  - 4. Buchstabe: Zusatzfunktion (**R**ate-adaptive = Frequenzadaptiert)
- **VVIR** ist ein Einkammerschrittmacher mit einer Sonde im rechten Ventrikel, der hier die

→ Fall 34 Seite 34

Herzaktion wahrnimmt und – kommt es innerhalb eines festgelegten Intervalls zu keiner eigenen Herzaktion – auch hier stimuliert. Bei Wahrnehmung einer eigenen Herzaktion löst der Schrittmacher keinen Impuls aus (er ist inhibiert). Er besitzt auch die Möglichkeit der Frequenzadaptation („R").

34.2 Erläutern Sie kurz andere wichtige Typen von Schrittmachern (AAI, VDD, DDD)!

- **AAI:** Einkammerschrittmacher im rechten Vorhof; nimmt hier Vorhofaktionen wahr und stimuliert hier, falls es in einem festgelegten Erwartungsintervall zu keiner Vorhofaktion kommt. Geeignet bei Funktionsstörungen des Sinusknotens wie Sinusarresten oder sinuatrialen Blockierungen (SA-Block).
- **VDD:** Schrittmacher mit einer Elektrode im rechten Ventrikel, die in Höhe des rechten Vorhofs einen Messkopf besitzt und hier wahrnehmen (aber nicht stimulieren) kann. Stimulation erfolgt dann sequenziell im Ventrikel, wenn auf eine wahrgenommene Vorhofaktion in einer definierten Überleitungszeit keine Ventrikelaktion folgt. Geeignet bei allen Formen der Überleitungsstörungen mit ungestörter Sinusknotenfunktion wie AV-Blöcken Grad II und III.
- **DDD:** Zweikammerschrittmacher, sog. Alleskönner. Wahrnehmung und Stimulation sind in Vorhof und Ventrikel möglich. Kann bei nichtrechtzeitig eintretender Vorhofaktion den Vorhof stimulieren und bei verzögerter oder fehlender AV-Überleitung nach einem definierten Intervall den Ventrikel stimulieren.

Schrittmacher-Code

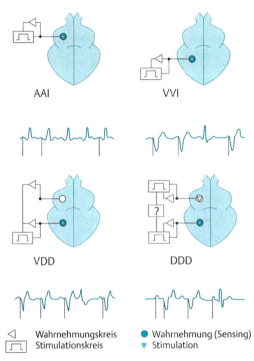

Abb. 34.1 *Herzschrittmachersysteme und ihre Funktion*

→ Fall 34 Seite 34

34.3 Beschreiben Sie die wesentlichen EKG-Befunde! Welche Diagnose stellen Sie?

- Unregelmäßige Abfolge von schmalen QRS-Komplexen (Arrhythmie)
- Keine P-Wellen sichtbar (Vorhofflimmern)
- Intermittierende Schrittmacherspikes ohne hierdurch ausgelöste Herzaktionen (Exitblock)
- Diagnose: Arrhythmie bei Vorhofflimmern, Exitblock des Schrittmachers (s. Abb. 34.2)

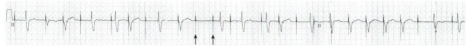

Abb. 34.2 EKG des Patienten: Die Pfeile kennzeichnen Schrittmacherspikes ohne hierdurch ausgelöste Herzaktionen.

34.4 Welche weiteren Maßnahmen veranlassen Sie?

- Klinikeinweisung mit ärztlicher Begleitung
- Bereitschaft zur externen Schrittmacherstimulation
- In der Klinik Schrittmacherkontrolle, ggf. Erhöhung des Stimulationsstroms
- Kontrolle der Lage und Integrität der Elektrode im Röntgenbild
- Ggf. Revision der Elektrode bzw. Aggregatwechsel

Kommentar

Definition: Bei normaler Schrittmacherfunktion löst ein Impuls des Schrittmachers (im EKG als sog. Spike sichtbar) eine Herzaktion aus. Bei ventrikulärer Stimulation ist diese im EKG als breiter deformierter QRS-Komplex unmittelbar im Anschluss an den Spike sichtbar. Werden die Stimulationsimpulse des Schrittmachers nicht mit Herzaktionen beantwortet, dann liegt ein sog. **Exitblock** vor.

Pathophysiologie: Um durch einen Schrittmacherimpuls eine elektrische Herzaktion auszulösen, muss ein **bestimmter Schwellenstrom** erreicht werden. Die Stromstärke dieses Stroms bei einer bestimmten Impulsdauer (Rechteckstrom) wird als **Reizschwelle** bezeichnet. Die Reizschwelle ist abhängig von der Isolation der Schrittmacherelektrode, dem Kontakt zwischen Elektrodenspitze und Myokard, der Leitfähigkeit des Myokards im Bereich der Kontaktstelle und dem aus diesen Faktoren resultierenden Gesamtwiderstand des Stromkreises. Probleme an jedem dieser Faktoren können zu einem Anstieg der Reizschwelle und somit zu einem Exitblock führen, der intermittierend auftreten oder permanent vorhanden sein kann.

Klinik: Das klinische Bild bei Exitblock ist von der eigenen Herzfrequenz des Patienten abhängig. Bei suffizientem eigenem Herzrhythmus können Beschwerden komplett fehlen. Ist die Herzfrequenz zu bradykard, kann es zu Schwindel, Synkopen oder im Extremfall – bei fehlender Eigenfrequenz – zur Asystolie mit Herz-Kreislaufstillstand kommen. Ein **intermittierender Exitblock** kann sich beim schrittmacherabhängigen Patienten in **Schwindel** und **Synkopen** äußern.

Diagnostik: Im **EKG** erkennt man einen Exitblock durch einen nachweisbaren **Stimulationsspike, der nicht von einer induzierten Herzaktion beantwortet wird**. Bei intermittierenden Störungen ist ggf. die **Durchführung eines Langzeit-EKG** zur Dokumentation der Störung notwendig. In einer ausführlichen Schrittmacherkontrolle wird die Reizschwelle (ausgedrückt in einer Stromstärke bei einer bestimmten Impulsdauer) bestimmt, an der dann die Stimulationsstärke des Schrittmachers adaptiert wird. Bei Verdacht auf einen mechanischen Defekt sollte eine **Röntgenaufnahme des Thorax** angefertigt werden, die Lage und Verlauf des Schrittmachersystems darstellt und Dislokationen der Sonde (s. Abb. 34.3) oder Brüche in der Isolation oder der Elektrode darstellen kann (s. Abb. 34.4).

→ Fall 34 Seite 34

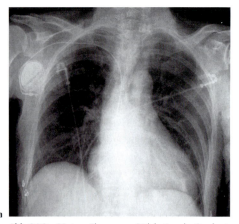
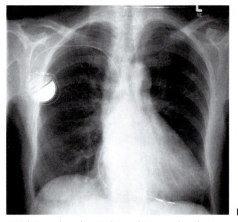

Abb. 34.3 Röntgen-Thorax: a – Dislokation der Sonde eines VVI-Schrittmachers, b – Nach Neuplatzierung korrekte Lage der Sonde eines VVI-Schrittmachers

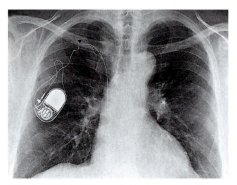

Abb. 34.4 Röntgen-Thorax: Elektrodenbruch (Pfeil)

Therapie: In einigen Fällen kann durch eine Erhöhung der Stimulationsstärke entsprechend der gemessenen Reizschwelle der Exitblock zumindest vorübergehend behoben werden. Beim Vorliegen eines **mechanischen Defekts**, wie einer Dislokation der Schrittmacherelektrode oder Brüchen der Elektrode oder der Isolation, ist ein **operatives Vorgehen** mit Neuplatzierung oder Austausch der Sonde notwendig. Bei unzureichendem Eigenrhythmus ist gegebenenfalls eine Überbrückung der Zeit bis zur Operationen durch eine passagere transthorakale oder auch transvenöse Stimulation notwendig.

Prognose: Bei permanentem Exitblock und Abhängigkeit von der Stimulation liegt eine akut lebensbedrohliche Situation vor. In den anderen Fällen ist die Prognose bei richtiger Diagnose und folgender Behebung der Problematik gut.

ZUSATZTHEMEN FÜR LERNGRUPPEN

Indikationen zum Einsatz von Herzschrittmachern

Komplikationen der Schrittmacherimplantation

Weitere schrittmachersystembedingte Komplikationen

Antitachykarde Schrittmacher (ICD) (Indikationen, Wirkweise)

Kardiale Resynchronisationstherapie (CRT, biventrikuläre Schrittmacher)

→ Fall 34 Seite 34

35 ICD-Auslösung

35.1 Erläutern Sie Aufbau und Funktionsweise eines ICD!
- Aufbau:
  - ICD besteht aus Aggregat und Elektrode.
  - Elektrode kann sowohl Sensing (d. h. die Wahrnehmung der Eigenaktion) als auch Pacing (d. h. die Stimulation bzw. Schockabgabe) vermitteln.
  - Aggregat liegt subpektoral, Elektrode wird transvenös über V. cephalica oder V. subclavia im rechten Ventrikel platziert (s. Abb. 35.1).
- Funktionsweise: Überwachung des Herzrhythmus, Erkennen von ventrikulären Herzrhythmusstörungen und Terminierung mittels Überstimulation oder Kardioversion oder Defibrillation

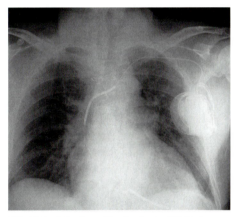

Abb. 35.1 Subpektoral implantiertes ICD-System

35.2 Was versteht man unter einer adäquaten Schockabgabe im Vergleich zu einer inadäquaten Schockabgabe?
- Adäquate Schockabgabe: korrekte Erkennung einer bedrohlichen Herzrhythmusstörung und Terminierung durch ICD
- Inadäquate Schockabgabe: Auslösung ohne zugrundeliegende Herzrhythmusstörung, entweder aufgrund von Fehlinterpretation des Herzrhythmus oder aufgrund einer Fehlfunktion des Gerätes

35.3 Welche Ursachen könnten der Schockabgabe bei der Patientin zu Grunde liegen, und wie klären Sie die Ursachen weiter ab?
- Ursachen:
  - Maligne Herzrhythmusstörungen im Rahmen der Grunderkrankung
  - Maligne Herzrhythmusstörungen bei Elektrolytverschiebungen im Rahmen der Gastroenteritis (Hypokaliämie, Hypomagnesämie)
  - Inadäquate Schockabgabe bei Fehlfunktion
- Abklärung durch: ICD-Abfrage, EKG, Laborwerte (z. B. Elektrolyte)

35.4 Welche therapeutischen Möglichkeiten bestehen bei rezidivierenden adäquaten Schockabgaben, um diese zu reduzieren?
- Ausgleich der Elektrolytspiegel (v. a. Kalium und Magnesium sollten hochnormal sein)
- Ggf. medikamentöse rhythmusstabilisierende Therapie:
  - Betablocker, z. B. Metoprolol 25–200 mg/d, ggf. initial 5 mg i. v.
  - Antiarrhythmika, z. B. Amiodaron initiale Aufsättigung mit 1200 mg/d i. v. oder 900 mg/d p. o., Erhaltungstherapie mit 200 mg/d p. o.

Kommentar

Problematik: In Deutschland wurden im Jahr 2004 etwa 7500 ICD-Systeme implantiert, was einer Verzehnfachung innerhalb der vergangenen Dekade entspricht. Auch wenn die Implantation und Nachsorge in spezialisierten Zentren und Praxen durchgeführt wird, wird man durch die wachsende Anzahl von ICD-Patienten auch in kleineren Häusern, in der Hausarztpraxis oder im Notdienst zunehmend mit diesen Patienten und ihren spezifischen Problemen konfrontiert.

Indikation zur ICD-Implanation: Im Falle eines überlebten plötzlichen Herztodes mit nichtbehebbarer kardialer Grunderkrankung (z. B. Kardiomyopathie) sowie bei Patienten mit hochgradig reduzierter linksventrikulärer Pumpfunktion (insbesondere ischämischer Genese) und Nachweis bedrohlicher ventrikulärer Herzrhythmusstörungen im Langzeit-EKG stellt die Implantation eines ICD eine effektive Maßnahme zur Vermeidung eines (erneuten) plötzlichen Herztodes dar.

Aufbau und Funktionsweise eines ICD: s. Antwort zur Frage 35.1. Die meisten Geräte verfügen neben antitachykarden Funktionen (Überstimulation, niedrigenergetische Kardioversion, hochenergetische Defibrillation) auch über antibradykarde Funktionen im Sinne eines VVI-Schrittmachers (s. Fall 30). Die Programmierung des Gerätes erfolgt – wie auch bei antibradykarden Schrittmachern – transkutan mit entsprechenden Programmiergeräten.

Diagnostik nach ICD-Auslösung: Im Falle einer Schockabgabe (ICD-Auslösung) können über eine Abfrage des ICD-Speichers genaue Informationen über den Herzrhythmus zum Zeitpunkt der Schockabgabe und die eingeleiteten Therapiemaßnahmen erhalten werden. Hierdurch kann zwischen adäquater Schockabgabe und inadäquater Schockabgabe unterschieden werden (s. Antwort zur Frage 35.2). Die Ableitung eines Ruhe-EKG gibt Aufschluss über den aktuellen Herzrhythmus und hilft bei der Ursachensuche weiter (z. B. Nachweis einer akuten kardialen Ischämien). Gegebenenfalls muss mit einer Langzeit-EKG-Aufzeichnung der Herzrhythmus nochmals über 24 Stunden registriert werden. Die Labordiagnostik sollte insbesondere die Elektrolyte (Kalium, Magnesium) sowie die Herzenzyme (CK, CK-MB, Troponin I/T, Myoglobin, LDH, AST [GOT]) beinhalten.

Therapie: Bei inadäquater Schockabgabe kann meist nach Abfrage des ICD-Speichers der Identifikations-Algorithmus umprogrammiert werden. Dadurch lassen sich ventrikuläre Herzrhythmusstörungen besser erkennen oder eine Fehlerkennung kann vermieden werden. Bei adäquater Schockabgabe sind zunächst passagere oder reversible Ursachen für die Herzrhythmusstörung auszuschließen und ggf. zu therapieren. Hierzu zählen u. a. akute myokardiale Ischämien sowie Elektrolytverschiebungen (Hypokaliämie, Hypomagnesiämie). Findet sich eine nichtbehebbare Ursache, sollte man versuchen, die medikamentöse antiarrhythmische Therapie (Betablocker und/oder Amiodaron) zu optimieren. So können evtl. die Herzrhythmusstörungen und damit die Schockabgabe reduziert oder vermieden werden (s. auch Antwort zur Frage 35.4).

Prognose: Prinzipiell kann jede adäquate Schockabgabe einem überlebten plötzlichen Herztod gleichkommen. Ohne den ICD hätte die Herzrhythmusstörung sich in potenziell lebensbedrohlicher Art entwickeln können (anhaltende schnelle Kammertachykardie, Kammerflattern, Kammerflimmern). Insofern stellt der einzelne adäquate Schock nicht unbedingt eine bedrohliche Notfallsituation dar, sondern bestätigt zunächst lediglich die früher gestellte Indikation zur ICD-Therapie. Die Entscheidung, ob eine Schockabgabe adäquat war oder nicht, kann letztlich nur durch die Abfrage des ICD getroffen werden. Insbesondere die gehäufte Schockabgabe beim wachen Patienten kann jedoch zum einen extrem unangenehm sein und birgt zum anderen die Gefahr einer raschen Aggregatentladung in sich. Hier ist also eine entsprechende Diagnostik und Therapie umgehend einzuleiten (s. oben).

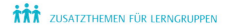

ZUSATZTHEMEN FÜR LERNGRUPPEN

Plötzlicher Herztod

Dilatative Kardiomyopathie

Amiodaron (Wirkweise, unerwünschte Wirkungen)

Antibradykarde Herzschrittmachertherapie

36 Hypertrophisch-obstruktive Kardiomyopathie (HOCM)

36.1 Wie lautet ihre Verdachtsdiagnose? Begründen Sie diese!
Hypertrophisch-obstruktive Kardiomyopathie; Begründung: junger Mann, belastungsabhängige Beschwerden (Atemnot, Synkopen), Auskultation eines Systolikums, positive Familienanamnese (Verwandter ersten Grades mit vermutlich plötzlichem Herztod in jungen Jahren)

36.2 Welche Differenzialdiagnosen ziehen Sie in Erwägung? Was spricht jeweils dafür, was dagegen?
- Aortenstenose, z. B. bei bikuspider Klappe (Pro: Belastungsdyspnoe, Schwindel; Kontra: meist lautes Systolikum, junger Patient)
- Koronare Herzerkrankung (Pro: Belastungsdyspnoe; Kontra: Herzgeräusch in der Regel nicht vorhanden, junger Patient ohne kardiovaskuläre Risikofaktoren)

36.3 Durch welche Maßnahmen können Sie evtl. die Auskultationsbedingungen verbessern bzw. das Systolikum verstärken?
- Intensität des Geräusches hat enge Beziehung zur Höhe des Druckgradienten (also des Druckunterschiedes vor der Stenose und nach der Stenose)
- Gradient ist typischerweise dynamisch (er verändert sich also in Abhängigkeit von Vorlast, Nachlast und Kontraktilität des Ventrikels; im Gegensatz hierzu ist der Gradient bei einer valvulären Aortenstenose [Aortenklappenstenose] in der Regel statisch, er verändert sich also nicht)
- Provokation durch Maßnahmen, die die Kontraktilität erhöhen oder die Vor- und Nachlast vermindern:
  - Valsalva-Manöver (tiefe Inspiration; dann Bauchpresse bei geschlossener Glottis; hierdurch kommt es zur Kompression der intrathorakalen großen Venen und somit zu einer Verminderung der Vorlast; mit Beendigung des Pressens kommt es zu einem plötzlichen Anstieg des venösen Rückflusses und somit der Vorlast)
  - Rasches Aufstehen aus dem Liegen (Orthostase)
  - Körperliche Belastung (z. B. 30 Kniebeugen oder 3 min schnelles Gehen; hierdurch Steigerung der Kontraktilität)

36.4 Welche weiteren Untersuchungen halten Sie für notwendig?
- **EKG:** häufig unspezifische Auffälligkeiten wie Linksherzhypertrophiezeichen (Linksschenkelblock, positiver Sokolow-Lyon-Index), Endstreckenveränderungen (ST-Streckensenkungen, T-Negativierung)
- **Langzeit-EKG:** Suche nach malignen ventrikulären Herzrhythmusstörungen (ventrikuläre Salven, Kammertachykardien)
- **Echokardiographie:** Diagnosesicherung durch direkten Nachweis der Hypertrophie und des Druckgradienten im linksventrikulären Ausflusstrakt

36.5 In welchem Zusammenhang sehen Sie den Tod des Bruders, und wie beurteilen Sie das Risiko des Patienten?
- Hypertrophisch-obstruktive Kardiomyopathie tritt in 50 % der Fälle familiär auf und wird dann meist autosomal-dominant mit geringer Penetranz vererbt. Wahrscheinlich litt auch der Bruder daran und ist am plötzlichen Herztod verstorben. Ursache für den plötzlichen Herztod sind bei hypertrophisch-obstruktiver Kardiomyopathie meist maligne ventrikuläre Herzrhythmusstörungen (anhaltende Kammertachykardien, Kammerflattern, Kammerflimmern)
- Der Patient hat ein hohes Risiko, ebenfalls am plötzlichen Herztod zu versterben, da
  - besonders junge männliche Patienten mit Fällen von plötzlichem Herztod in der Familiengeschichte gefährdet sind und
  - die bereits erlittenen Synkopen auf bedrohliche Herzrhythmusstörungen hinweisen.

→ Fall 36 Seite 36

Kommentar

Definition und Einteilung: Unter der hypertrophischen Kardiomyopathie (HCM) versteht man eine **ausgeprägte Hypertrophie des linken Ventrikels** ohne erkennbare Ursache (z. B. schwere arterielle Hypertonie, Herzklappenfehler). Man unterscheidet die
- **nichtobstruktive** Form (**HNOCM**, ³/₄ der Fälle)
- und die **obstruktive** Form mit dynamischer Ausflusstraktobstruktion (**HOCM**, ¹/₄ der Fälle).

des Herzens erhöhen (körperliche Belastung, positiv inotrope Medikamente) oder die Vor- und Nachlast erniedrigen (Dehydratation, Druckerhöhung [Valsalva-Manöver], verschiedene Medikamente, z. B. Nitrate [Vorlastsenkung durch Venendilatation], ACE-Hemmer [Nachlastsenkung durch Senkung des peripheren Widerstands]). Unter körperlicher Belastung kommt es zu einem deutlichen Anstieg des Druckgradienten. Hierdurch kann es zu einem starken Abfall des Herzzeitvolumens mit Low-output-Syndrom kommen, welches sich

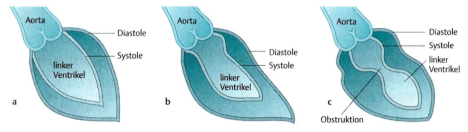

Abb. 36.1 a – Normaler linker Ventrikel mit gleichmäßiger Kontraktion aller Kammeranteile in Systole und Diastole, b – Hypertrophisch-nichtobstruktive Kardiomyopathie (HNOCM) mit apikaler oder asymmetrischer Hypertrophie, c – Hypertrophisch-obstruktive Kardiomyopathie (HOCM) mit subaortaler oder mittventrikulärer Obstruktion

Epidemiologie: Die Erkrankung tritt in der Gesamtbevölkerung mit einer Häufigkeit von etwa 0,2 % auf, ist aber nach Obduktionsserien die häufigste Todesursache junger Leistungssportler. Familiäre Formen sind mit 50 % sehr häufig, die übrigen treten sporadisch auf.

Pathophysiologie: Bei der **HOCM** kommt es zu einer Hypertrophie des linksventrikulären Myokards. Hierbei ist insbesondere das Septum asymmetrisch verdickt und wölbt sich in den linksventrikulären Ausflusstrakt vor. Dadurch kommt es zur Einengung (Obstruktion) des Ausflusstrakts des linken Ventrikels. Funktionell liegt somit eine subvalvuläre Aortenstenose vor. Je nach Kontraktionsgrad des Septums sowie Höhe der Vor- und Nachlast ist diese Stenose variabel ausgeprägt (dynamisch; im Gegensatz hierzu ist bei valvulären Aortenstenosen [Aortenklappenstenosen] in der Regel der Druckgradient unabhängig von diesen Faktoren und somit statisch). Die Obstruktion wird also durch Faktoren verstärkt, die die Kontraktilität

durch Dyspnoe, Blutdruckabfall und Schwindel äußert. Des Weiteren kommt es – bedingt durch die Hypertrophie und die starke Wandspannung – zu einer relativen Minderperfusion der subendokardialen Myokardanteile, die sich in Angina pectoris äußern kann. Die myokardialen Umbauvorgänge sowie die teils enorme Wandspannung bedingen außerdem eine verstärkte Neigung zu Herzrhythmusstörungen wie ventrikulären Salven und nichtanhaltenden Kammertachykardien, die sich klinisch als Synkopen darstellen können. Unter ungünstigen Umständen können solche Herzrhythmusstörungen auch nicht spontan sistieren und in akut lebensbedrohliche Herzrhythmusstörungen (anhaltende Kammertachykardien, Kammerflattern und -flimmern) auslaufen, was bei nicht rasch einsetzender adäquater Therapie in einen plötzlichen Herztod münden kann.

Klinik: Die Symptomatik ist sehr variabel. Insbesondere bei der **HNOCM** sind die Patienten häufig **beschwerdefrei**. Fakultativ können, v. a.

→ Fall 36 Seite 36

bei der **HOCM**, Beschwerden wie **Atemnot, Angina pectoris, Schwindel** und **Synkopen** auftreten. In manchen Fällen ist der plötzliche Tod erstes und einziges Symptom der Erkrankung.

Diagnostik: Finden sich in der **Familienanamnese** Fälle von plötzlichem Herztod, sollte an eine hypertrophische Kardiomyopathie gedacht werden und diese ausgeschlossen werden (s. auch Antwort zur Frage 36.5). Bei der körperlichen Untersuchung kommt insbesondere der **Auskultation** eine entscheidende Bedeutung zu: Typischerweise hört man bei der **HOCM** ein **spätsystolisches spindelförmiges Geräusch** mit Punctum maximum über dem linken Sternalrand, welches durch körperliche Belastung und Valsalva-Manöver verstärkt wird (s. Antwort zur Frage 36.3). Bei der HNOCM findet sich kein Herzgeräusch. Im **EKG** finden sich unspezifische Zeichen der Linksherzhypertrophie (s. Antwort zur Frage 36.4). Mittels **Echokardiographie** lässt sich direkt die Linksherzhypertrophie bei beiden Formen der hypertrophischen Kardiomyopathie (s. Abb. 36.2) sowie mittels **Dopplerechokardiographie** ggf. auch die Obstruktion des linksventrikulären Ausflusstrakts bei der HOCM nachweisen. Ein typisches Zeichen ist auch die systolische Vorwölbung des vorderen Mitralsegels in den Ausflusstrakt (sog. systolic anterior movement, **SAM**). Im **Langzeit-EKG** können ggf. maligne Herzrhythmusstörungen nachgewiesen werden. Die **Linksherzkatheteruntersuchung** mit invasiver Bestimmung des Druckgradienten und ggf. Endomyokardbiopsie (zum Ausschluss einer Speicherkrankheit) sollte v. a. bei echokardiographisch nicht eindeutig klärbaren Fällen oder vor einer evtl. Therapie erfolgen. Bestätigt sich die Diagnose **HOCM**, sollte aufgrund des autosomal-dominanten Erbgangs immer ein Familienscreening erfolgen.

Therapie: Grundsätzlich sollten bei jeder Form der hypertrophischen Kardiomyopathie **schwere körperliche Belastungen vermieden** werden. Ebenso sollten keine Medikamente (Nitrate, ACE-Hemmer, positiv intotrope Medikamente wie Katecholamine) verordnet werden, die eine Obstruktion verstärken können. **Asymptomatische** Patienten benötigen darüber hinaus meist **keine Therapie. Bei mäßig ausgeprägter Symptomatik** bietet sich ein Therapieversuch mit einem **Betablocker** (z. B. Propranolol 160–320 mg/d) oder **Kalziumantagonisten** (z. B. Verapamil 240–480 mg/d) an. Im Falle einer Lungenstauung (in Folge eines Rückwärtsversagens des linken Ventrikels bei starker Obstruktion) kann diese Therapie durch ein **Diuretikum** (z. B. Torasemid 5–20 mg/d) ergänzt werden. Bei malignen Herzrhythmusstörungen oder hohem Risiko hierfür (z. B. bei ausgeprägter Linksherzhypertrophie, Synkopen, ventrikuläre Tachykardien im Langzeit-EKG, plötzlicher Herztod in der Familie) sollte ein **ICD** (implantierbarer Kardioverter/Defibrillator) implantiert werden. **Bei Formen mit schwerer Obstruktion** und fehlendem Erfolg einer konservativen Therapie kann mittels Herzkatheter eine **interventionelle septale Myokardablation** (sog. TASH = transkoronare Ablation der Septumhypertrophie) durchgeführt werden. Die Erfolgschancen liegen bei über 90 % und das Letalitätsrisiko unter 2 %. Ein **chirurgisches Vorgehen mit septaler Myotomie** zur Erweiterung des Ausflusstraktes ist nur bei Versagen aller anderen Therapieoptionen indiziert und bringt in ca. 70 % der Fälle eine symptomatische Verbesserung.

Prognose: Insbesondere der **plötzliche Herztod** durch maligne Herzrhythmusstörungen ist gefürchtet. Sein Auftreten korreliert nicht mit der Symptomatik oder dem Grad der Obstruktion. Risikofaktoren für den plötzlichen Herztod sind: junge männliche Patienten, plötzlicher Herztod in der Familie, rezidivierende Synkopen, schwere Hypertrophie mit Wanddicken

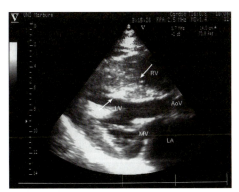

Abb. 36.2 Echokardiographie (4-Kammerblick) bei hypertrophisch-obstruktiver Kardiomyopathie (HOCM): massive Linksherzhypertrophie. Die Pfeile markieren das verdickte Ventrikelseptum. (RV = rechter Ventrikel, LV = linker Ventrikel, LA = linker Vorhof, MV = Mitralklappe, AoV = Aortenklappe)

→ Fall 36 Seite 36

des linken Ventrikels >30 mm. Unbehandelt liegt die jährliche Sterberate bei Erwachsenen bei ca. 1%, bei Kindern und Jugendlichen bei ca. 6%. Inwieweit eine interventionelle oder chirurgische Reduktion der Obstruktion eine Prognoseverbesserung bewirken kann, ist zur Zeit noch unklar.

 ZUSATZTHEMEN FÜR LERNGRUPPEN

Dilatative Kardiomyopathie

Aortenstenose

Restriktive Kardiomyopathie

37 Mitralklappeninsuffizienz

37.1 Nennen Sie mindestens 5 „Herzfehler", die mit einem systolischen Geräusch einhergehen! Welcher davon liegt bei der Patientin am ehesten vor? Begründen Sie Ihre Ansicht!
- Herzfehler mit systolischem Herzgeräusch: Aortenstenose, Pulmonalstenose, Mitralklappeninsuffizienz, Trikuspidalklappeninsuffizienz, hypertrophisch-obstruktive Kardiomyopathie, Vorhofseptumdefekt, Ventrikelseptumdefekt (hier eher systolisch-diastolisches Geräusch)
- Bei der Patientin liegt am ehesten eine **Mitralklappeninsuffizienz** vor; Begründung: typisches Herzgeräusch (Fortleitung des Herzgeräuschs in die Axilla ist typisch für Mitralklappenfehler), Facies mitralis (rötlich-zyanotische Wangenverfärbung), Dyspnoe

37.2 Wie erklären Sie sich den unregelmäßigen Puls und die Beinödeme?
- **Unregelmäßiger Puls:** Bei Mitralklappeninsuffizienz kommt es durch den unvollständigen Klappenschluss zum Zurückfließen des Blutes in den linken Vorhof und damit zu einer chronischen Volumenbelastung des linken Vorhofs. Es resultiert eine erhöhte Wandspannung, die im Verlauf zur Dilatation des linken Vorhofs und Umbauvorgängen im Vorhofmyokard führt. Hierdurch wird das Auftreten von Vorhofrhythmusstörungen wie **Vorhofflimmern mit unregelmäßigem Puls** begünstigt (s. auch Antwort zur Frage 37.3).

- **Beinödeme:** Bei Mitralklappeninsuffizienz kommt es zu einem Rückstau des Blutes in den Lungenkreislauf; hieraus resultiert bei längerer Dauer eine chronische Rechtsherzbelastung mit konsekutiver **Rechtsherzinsuffizienz**, deren Leitsymptom **Ödeme** sind.

37.3 Wie bezeichnet man das Phänomen, dass nicht jede Herzaktion als Puls tastbar ist, und wie erklärt sich dies?
Peripheres Pulsdefizit: Bei verschiedener Diastolendauer (z. B. bei Vorhofflimmern mit unregelmäßigem Kammerrhythmus [absolute Arrhythmie] oder gehäufter Extrasystolie) kommt es zu unterschiedlichen Füllungs- und damit Auswurfvolumina der Ventrikel; daher sind die tastbaren Pulswellen unterschiedlich stark oder einzelne bei sehr geringem Schlagvolumen nicht tastbar.

37.4 Was erwarten Sie für wegweisende Befunde in der Echokardiographie?
- Nachweis eines vergrößerten linken Vorhofs (enddiastolischer Durchmesser >45 mm)
- Veränderte Mitralklappenmorphologie (z. B. Sklerosierung, Sehnenfadenabriss, Vegetationen)
- Evtl. weitere begleitende Störungen (z. B. andere Herzklappenfehler, Einschränkungen der linksventrikulären Pumpfunktion)
- Darstellung und Semiquantifizierung (= Abschätzung des Schweregrades) der Insuffizienz in der Dopplerechokardiographie

Kommentar

Definition: Als Mitralklappeninsuffizienz wird die **mangelnde Schlussfähigkeit der Mitralklappe** bezeichnet. Sie kann akut oder chronisch auftreten.

Ätiologie: Ursachen können sein: primär die Herzklappe betreffende Störungen, wie rheumatische oder bakterielle **Endokarditis**, und sekundär durch andere Veränderungen hervorgerufene relative Mitralklappeninsuffizienzen,

→ Fall 37 Seite 37

wie Dilatation des Klappenrings bei **linksventrikulärer Dilatation** (relative Mitralklappeninsuffizienz), degenerative **Klappensklerosierungen**, Elongation oder **Ruptur der Sehnenfäden**, Papillarmuskeldysfunktion (bei Myokardinfarkt).

Während bakterielle Endokarditis und Myokardinfarkt zu einer akuten Mitralklappeninsuffizienz führen können, bedingen rheumatische Endokarditis und degenerative Veränderungen eher chronische Verlaufsformen.

Pathophysiologie: Durch einen unzureichenden Schluss der Mitralklappe kommt es zur **systolischen Regurgitation** von Blut aus dem linken Ventrikel in den linken Vorhof. Dies führt zur **Volumenbelastung** des linken Vorhofs, der im weiteren Verlauf zunehmend dilatiert. Die Druckbelastung der Wand, die Dilatation sowie die myokardialen Umbauvorgänge im linken Vorhof begünstigen das Auftreten von Vorhofrhythmusstörungen wie Vorhofflimmern (s. Antwort zur Frage 37.2) und damit auch die Bildung von Thromben. Der Rückfluss in den linken Vorhof wirkt sich auch auf den Lungenkreislauf aus: Je nach Dauer der Erkrankung und Regurgitationsmenge kann es dann zu Lungenstauung, pulmonaler Hypertonie und **Rechtsherzinsuffizienz** mit Beinödemen (s. Antwort zur Frage 37.2) kommen. Das durch die Mitralklappeninsuffizienz in den linken Vorhof verschobene Volumen gelangt beim nächsten Herzschlag zusätzlich in den linken Ventrikel und muss von diesem daher zusätzlich befördert werden. Dies bedeutet eine chronische Volumenbelastung. Dies führt zur kompensatorischen exzentrischen Hypertrophie des linken Ventrikels. Hierdurch steigert der linke Ventrikel das Schlagvolumen und kann so über eine längere Zeit das Herzzeitvolumen trotz der Regurgitation im Normalbereich halten. Die myokardialen Umbauvorgänge führen aber mit der Zeit zu einer zunehmenden kontraktilen Dysfunktion, die sich in einer Abnahme der Pumpfunktion äußert. Hierdurch kommt es dann zur zunehmenden **Dilatation des linken Ventrikels** und klinisch manifesten **Linksherzinsuffizienz**.

Klinik: Bei **akuter Mitralklappeninsuffizienz** können keine Kompensationsmechanismen greifen, und es kommt zur **akuten Linksherzinsuffizienz** mit Atemnot bei Lungenödem. Bei **chronischer Mitralklappeninsuffizienz** können Symptome lange Zeit fehlen und erst bei Fortschreiten der Insuffizienz und Versagen des linken und rechten Ventrikels auftreten. Häufig zeigen sich dann **Atemnot**, **Leistungsminderung**, **Palpitationen** und **Ödeme**. Selten, aber typisch ist die sog. Facies mitralis: gerötete Wangen, Teleangiektasien und zyanotische Lippen. Dies kann bei allen Mitralklappenfehlern, also auch bei Mitralstenosen, auftreten.

Diagnostik: Neben den o.g. Symptomen liefert der **Auskultationsbefund** Hinweise auf die Diagnose Mitralklappeninsuffizienz: Der 1. Herzton kann normal oder leicht abgeschwächt sein. Der **2. Herzton** ist – v. a. bei schwereren Insuffizienzen – aufgrund der kurzen Auswurfphase und der pulmonalen Hypertonie **gespalten**. Wegen der erheblichen Volumenbelastung ist häufig ein **3. Herzton** als Ventrikelfüllungston zu hören. Typisch ist das **Sofortsystolikum** (also unmittelbar nach dem 1. Herzton beginnendes Systolikum), welches meist am besten über der Herzspitze zu hören ist und in Axilla und Rücken fortgeleitet wird. Es handelt sich um ein bandförmiges **Holosystolikum** von hochfrequent-blasendem Charakter (s. Abb. 37.1).

Im **EKG** kann evtl. ein P-sinistroatriale bzw. **P-mitrale** sichtbar sein (doppelgipflige überhöhte P-Wellen; s. Abb. 37.2), ein **Vorhofflimmern** kann vorliegen. In 30 % der Fälle finden sich **Linksherzhypertrophiezeichen** sowie unspezifische Erregungsrückbildungsstörungen.

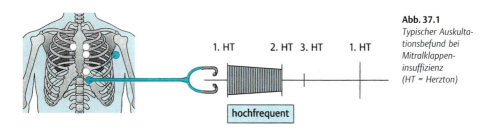

Abb. 37.1 Typischer Auskultationsbefund bei Mitralklappeninsuffizienz (HT = Herzton)

→ Fall 37 Seite 37

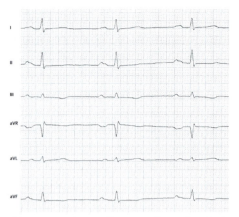

Abb. 37.2 EKG bei Mitralklappeninsuffizienz: doppelgipflige überhöhte P-Wellen, sog. P-mitrale (am deutlichsten in Ableitung II erkennbar)

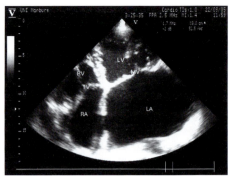

Abb. 37.4 Echokardiographie (4-Kammerblick) bei Mitralklappeninsuffizienz: massiv dilatierter linker Vorhof (LA) (RA = rechter Vorhof, LV = linker Ventrikel, RV = rechter Ventrikel, MV = Mitralklappe, TV = Trikuspidalklappe)

Im **Röntgenbild des Thorax** können sich **vergrößerter linker Vorhof und Ventrikel** darstellen, das Herz ist **mitralkonfiguriert**, d. h. die Herztaille ist verstrichen. Außerdem kann eine pulmonale Stauung unterschiedlichen Ausmaßes sichtbar sein (s. Abb. 37.3).

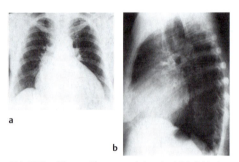

Abb. 37.3 Röntgen-Thorax a.p. (a) und seitlich (b) bei Mitralklappeninsuffizienz: linker Vorhof vergrößert (Herztaille verstrichen, retrokardialer Raum eingeengt), linker Ventrikel vergrößert (linker Herzschatten reicht über die Medioklavikularlinie hinaus), rechter Ventrikel vergrößert (Retrosternalraum eingeengt), rechter Vorhof vergrößert (Herzschatten reicht weit nach rechts), pulmonale Stauung (Pulmonalvenen im Oberfeld breiter als im Unterfeld)

Die **Echokardiographie** von transthorakal und/oder transösophageal (TEE, s. Abb. 37.4) erlaubt die Beurteilung wesentlicher Aspekte: Abschätzung des Schweregrades, Vorhofgröße, Ventrikelfunktion, Rechtsherzbelastung, Ursachennachweis, ggf. Nachweis von Vorhofthromben im TEE.

Mittels **Links- und Rechtsherzkatheter** kann der Schweregrad der Mitralklappeninsuffizienz **invasiv** bestimmt werden, des Weiteren können wesentliche Druckwerte gemessen und eine KHK ausgeschlossen werden. Mittels **Kardio-MRT** können **nichtinvasiv** der Schweregrad der Mitralklappeninsuffizienz ermittelt sowie Anatomie und Funktion des Herzens beurteilt werden.

Therapie und Prognose: Die Therapie sollte sich am klinischen Bild und den hämodynamischen Parametern (Einschränkung der linksventrikulären Funktion) orientieren.
Die **konservative medikamentöse Therapie** beinhaltet die Gabe von:
- Diuretikum (z. B. Torasemid 5–20 mg/d) bei pulmonaler Stauung,
- Digitalisglykosid (z. B. Digitoxin 0,07 mg/d) bei reduzierter Pumpfunktion oder Vorhofflimmern,
- ACE-Hemmer (z. B. Ramipril 2,5–10 mg/d) bei begleitender Hypertonie oder reduzierter Pumpfunktion,
- Kumarinderivat (z. B. Phenprocoumon, Ziel-INR von 2-3) zur dauerhaften Antikoagulation bei Vorhofflimmern oder nach Embolie (auch bei Sinusrhythmus)

Bei höhergradiger Mitralklappeninsuffizienz ist die **Indikation zum chirurgischen Vorgehen** gegeben. Möglich sind **rekonstruktive Verfahren mit Raffung des Klappenrings und/oder Valvuloplastik** sowie **Mitralklappenersatz mittels Bio- oder Metallprothesen**. Die Wahl des jeweiligen Verfahrens hängt von der Klappenmorphologie ab, die präoperativ im TEE meist hinreichend beurteilt werden kann: So lassen sich z. B. relative Mitralklappeninsuffizienzen mit unauffälliger Morphologie der Herzklappe meist mit alleiniger Raffung des Rings korrigieren. Herzklappendefekte mit einzelnen Lecks können oft durch eine Rekonstruktion (Valvuloplastik) wiederhergestellt werden. Insbesondere bei endokarditischen Herzklappenschädigungen mit fortgeschrittener Destruktion der Herzklappe und/oder des Halteapparates ist aber ein Ersatz der Klappe notwendig. Am wichtigsten ist die **Wahl des idealen Operationszeitpunktes:** Bei keinem anderen Herzklappenfehler kommt der präoperativ erhobenen linksventrikulären Funktion eine so entscheidende Rolle für Operabilität, OP-Letalität, klinischen postoperativen Verlauf und Prognose zu. **Bei beginnender linksventrikulärer Funktionseinschränkung** sollte die **operative Therapie ohne Zeitverzug** erfolgen. Die perioperative Letalität variiert in Abhängigkeit vom Schweregrad der Herzinsuffizienz zwischen 4–8 % (NYHA II–III) und bis zu 30 % (NYHA IV). Die 10-Jahresüberlebensrate liegt nach Herzklappenersatz bei etwa 65 %, ohne Operation bei unter 25 %. Die schlechteste Prognose – sowohl kurz- als auch langfristig – hat die akute ischämische (also im Rahmen eines Myokardinfarkts z. B. durch Papillarmuskeldysfunktion oder -ruptur entstandene) Mitralklappeninsuffizienz, bei der die 5-Jahresüberlebensrate lediglich bei ca. 30 % liegt.

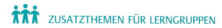 ZUSATZTHEMEN FÜR LERNGRUPPEN

Mitralklappenstenose

Mitralklappenprolaps(-Syndrom)

38 Thrombose einer künstlichen Herzklappe

38.1 Welche Verdachtsdiagnose stellen Sie?
- **TIA/Schlaganfall:** typische neurologische Symptomatik (Wortfindungs- und Sprachstörungen, Hemiparese, Kribbelparästhesien)
- Ausgelöst am ehesten durch **kardiale Thromboembolie bei unzureichender Antikoagulation:** hohes Risiko für Klappenthrombose bei Mitralklappenprothese, daher Antikoagulation notwendig, die (überlappende) Antikoagulation mit Heparin ist nicht ausreichend, INR/Quick sind nicht im therapeutischen Bereich, fehlender Klappenklick als Hinweis auf eine thrombotische Auflagerung auf die Klappe

38.2 Welche Untersuchungen sind als nächstes sinnvoll?
- **CT und/oder MRT des Schädels** zur Differenzierung zwischen den beiden häufigsten Ursachen des Schlaganfalls: Blutung (eher unwahrscheinlich) und Infarkt (wahrscheinlich; im CT in der Frühphase meist nicht darstellbar, wohl aber im MRT)
- **Echokardiographie** transthorakal und möglichst auch transösophageal (TEE): Beurteilung der Prothese in Mitralposition, Nachweis evtl. Auflagerungen, Darstellung einer Dysfunktion (Insuffizienz, Stenose)

38.3 Warum hört man keinen Klappenklick mehr?
- Wahrscheinlichste Ursache ist eine Thrombose des Klappenersatzes bei unzureichender Antikoagulation.
- Durch Einklemmen von Thrombusmaterial kann sich die Klappe nicht mehr richtig schließen, so dass der bei normalem Klappenschluss erfolgende Klappenklick fehlt.

38.4 Was versteht man unter der INR?
- INR (International Normalized Ratio): definiert als Quick-Wert des Patienten gemessen mit einem bestimmten Testverfahren dividiert durch den Quick-Wert eines Referenzplasmas gemessen mit dem selben Testverfahren
- Ermöglicht den Vergleich der in verschiedenen Laboren mit unterschiedlichen Testverfahren gemessenen Gerinnungswerte

! 38.5 In welchem Bereich sollte die INR nach Mitralklappenersatz liegen, in welchem nach Aortenklappenersatz, und warum unterscheiden sich diese Bereiche?
- Mitralklappenersatz (mechanisch): Ziel-INR 3,0 (2,5–3,5) dauerhaft

→ Fall 38 Seite 38

- Aortenklappenersatz (mechanisch): Ziel-INR 2,5 (2–3) dauerhaft
- Höheres Thromboembolierisiko im Bereich der Mitralklappe wegen des niedrigeren Flusses hier

Tab. 38.1 Empfehlungen zur Antikoagulation nach Herzklappenersatz

Art der Klappe	Dauer der Antikoagulation	Position	INR
Doppelflügel- oder Kippklappen (St. Jude, Medtronic)	Lebenslang	Aortenposition	2,0–3,0 (2,5–3,5 bei VHF)
	Lebenslang	Mitralposition	2,5–3,5 (+ ASS bei VHF)
„Caged-Ball"-Klappen (kugelkäfig) (Starr-Edwards)	Lebenslang	Unabhängig	2,5–3,5 (+ ASS bei VHF)
Jeder mechanischer Herzklappenersatz nach Embolie	Lebenslang	Unabhängig	2,5–3,5 + ASS
Bioprothesen	Für 3 Monate	Unabhängig	2,0–3,0

ASS = Acetylsalicylsäure 100 mg/d; VHF = Vorhofflimmern

! **38.6** Wie sähe das korrekte Vorgehen bei Pausierung der Marcumarbehandlung bei dieser Patientin aus?
- Aussetzen der Marcumar-Therapie
- Regelmäßige Kontrolle von INR/Quickwert
- Sobald INR < 2,5 oder Quick > 40 %: Gabe von unfraktioniertem Heparin als Dauerinfusion (Ziel-pTT ca. 60 s); alternativ gewichtsadaptierte Gabe von niedermolekularem Heparin (z. B. Enoxaparin 2 × 0,4–0,8 ml/d s.c.)
- Nach Beendigung der zahnärztlichen Behandlung Gabe von Kumarinderivat (z. B. Marcumar); Fortführung der Heparin-Gabe bis INR/Quick-Wert sicher im therapeutischen Bereich ist (s. Tab. 38.1)

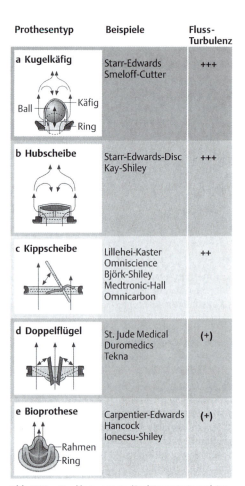

Abb. 38.1 Herzklappenersatz (Funktionsprinzip und Auswirkungen auf die Hämodynamik)

| Kommentar

Problematik: Herzklappenoperationen werden in zunehmender Anzahl durchgeführt. In Deutschland waren es im Jahre 2004 über 18 000 Herzklappenoperationen, wobei im Falle eines Herzklappenersatzes 60 % der Patienten mit mechanischen und 40 % der Patienten mit biologischen Herzklappen versorgt werden. Insbesondere der **Herzklappenersatz mit mechanischen Herzklappen** stellt ein deutliches **Thromboembolierisiko** dar und bedarf einer **dauerhaften Antikoagulation**. Wird diese nicht eingehalten, können sich an den Klappen Thromben bilden und zur Dysfunktion der Klappe sowie zu systemischen Embolien (z. B. Schlaganfall, Mesenterialinfarkt, Extremitäteninfarkt) führen.

→ Fall 38 Seite 38

Pathophysiologie: Jede Fremdoberfläche, die dem Blutstrom ausgesetzt wird, führt zu einer Aktivierung des Gerinnungssystems. Dieses Risiko besteht v. a. im arteriellen Stromgebiet und bei mechanischen Herzklappenersatz. Eine **Thrombusablagerung** auf einer Herzklappenprothese führt in erster Linie zu einer **Dysfunktion**, meist im Sinne einer relativen Stenose durch eine Verringerung der Klappenöffnungsfläche. Da Thromben auch den Klappenschluss behindern, sind Insuffizienzen ebenfalls zu finden.

Diagnostik: Bei klinischem Verdacht auf Vorliegen einer Herzklappenthrombose (fehlender Klappenklick, neue Geräusche als Hinweis auf Stenose und/oder Insuffizienz, Hinweise auf systemische Embolien) sollte sofort eine **Echokardiographie** erfolgen, optimalerweise sowohl transthorakal als auch transösophageal (**TEE**). Damit lassen sich meist Klappenmorphologie und -funktion beurteilen. Mittels der TEE können evtl. vorhandene Auflagerungen besonders gut nachgewiesen werden. **Dopplersonographisch** sollte der Blutfluss über der Klappe beurteilt werden. Hieraus lassen sich der Druckgradient und die Klappenöffnungsfläche abschätzen, die Hinweise auf eine Stenosierung der Klappenprothese liefern können. Die **Labordiagnostik** kann speziell durch die Gerinnungsparameter (Quick-Wert, INR, aPTT) eine nicht optimale Antikoagulation als mögliche Ursache nachweisen. Bei klinischen Zeichen einer systemischen Embolie (z. B. Symptome des Schlaganfalls wie Hemiparese, Sprachstörung) sollte dies durch eine geeignete Diagnostik (z. B. **CT**, **MRT**) abgeklärt werden.

Therapie: Die Art der Behandlung hängt v. a. vom Schweregrad der Dysfunktion der Klappenprothese ab:

Bei asymptomatischer Herzklappenthrombose kann – insbesondere, wenn die Thrombose im Zusammenhang mit einer unzureichenden Antikoagulation aufgetreten ist, – die **therapeutische systemische Antikoagulation mit Heparin** (Ziel-pTT 60–80 s) und nachfolgend mit einem Kumarinderivat (Ziel-INR je nach Position und Art der Klappenprothese 2,5–3,5) erfolgen. Hierbei sollten regelmäßig die Gerinnungsparameter kontrolliert werden und echokardiographische Verlaufskontrollen erfolgen.

Bei relevanter Herzklappenstenose und/oder Herzklappeninsuffizienz stehen alternativ die **medikamentöse Lysetherapie oder die operative Revision** mit erneutem Herzklappenersatz zur Verfügung. Da ein operatives Vorgehen beim bereits klappenoperierten Patienten eine hohe perioperative Morbidität und Mortalität aufweist, wird meist zuerst eine medikamentöse Lysetherapie mit einem Fibrinolytikum (z. B. akzeleriertes Schema mit tPA: 15 mg i. v. Bolus, dann 50 mg i. v. über 30 min, dann 35 mg i. v. über 60 min) versucht. Wesentliche Kontraindikationen für eine medikamentöse Lysetherapie sind der Nachweis großer Thromben im TEE und eine bereits abgelaufene Embolie, da hier auch unter der Lysebehandlung ein hohes Embolierisiko besteht. Hier sollte dem Herzklappenersatz der Vorzug gegeben werden.

Prognose: Sowohl die hämodynamischen Konsequenzen einer Herzklappenthrombose mit Stenose und/oder Insuffizienz, insbesondere bei akutem Verlauf, als auch die Gefahr systemischer Embolien stellen potenziell lebensbedrohliche Situationen dar. Auch unter Antikoagulation mit einem Kumarinderivat treten systemische Embolien bei künstlichen Herzklappen mit einer Häufigkeit von ca. 1 % pro Patientenjahr auf. Dies steigt bei mangelnder Antikoagulation auf mindestens 4 % an. Besteht die Notwendigkeit einer erneuten Herzklappenoperation, dann ist mit einer vom Grad der Herzinsuffizienz abhängigen hohen Mortalität zu rechnen.

 ZUSATZTHEMEN FÜR LERNGRUPPEN

Mitralklappenstenose

Weitere Komplikationen bei Herzklappenersatz

Therapie des Schlaganfalls

Klinik systemischer Embolien (Mesenterialinfarkt, Niereninfarkt, Verschluss einer Extremitätenarterie)

→ Fall 38 Seite 38

39 Subakuter Hinterwandinfarkt

39.1 Welche Schlüsse ziehen Sie aus den Laborbefunden? Beziehen Sie kurz Stellung zur Wertigkeit der einzelnen Parameter!

Die Laborbefunde sprechen für einen **subakuten Myokardinfarkt**. Hierunter versteht man einen Myokardinfarkt, der seitens des EKG (sog. Zwischenstadium) und/oder der Laborparameter (Auftreten von deutlicher Erhöhung der LDH und/oder AST [GOT]) vermutlich schon **seit mehr als 24 Stunden** abläuft.

Tab. 39.1 Labordiagnostik bei Myokardinfarkt

Laborparameter	Auftreten im Blut nach Infarktbeginn	Nach Infarkt nachweisbar bis zu	Myokardinfarktspezifisch
Myoglobin	2–3 h (Frühmarker)	2 d	Nein
Troponin I oder T	3–4 h (Frühmarker)	6–14 d	Ja
CK*	4–8 h	3 d	Nein, muskelspezifisch
CK-MB*	4–8 h	3 d	Ja, herzmuskelspezifisch
AST (GOT)	8 h	4–6 d	Nein
LDH	10 h	14 d	Nein

*CK wird bei Herz- und Skelettmuskelschäden freigesetzt, sie setzt sich aus der Summe der verschiedenen CK-Unterenzyme zusammen. Die CK-MB, als Unterenzym der CK, ist im Gegensatz zur CK herzmuskelspezifisch. Beträgt der Anteil der CK-MB an der CK >10 %, liegt wahrscheinlich ein Myokardinfarkt vor.

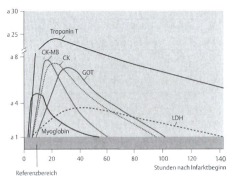

Abb. 39.1 Enzymverlauf bei Myokardinfarkt

39.2 Befunden Sie das EKG! Wie lautet Ihre Diagnose? (s. auch Abb. 39.2)
- EKG-Befund
  - Sinusrhythmus, normofrequent, Links- bis überdrehter Linkstyp
  - Alle Zeiten (PQ-Zeit, QRS-Breite, QT-Dauer) in der Norm
  - R-Reduktion in V4–V6
  - Q-Zacken in II, III, aVF
  - Monophasische ST-Streckenhebungen in II, III, aVF, V5–6
  - Beginnende terminale T-Negativierungen in II, III, aVF
  - Angedeutete deszendierende ST-Streckensenkungen in V1 und V2
- Diagnose: **inferolateraler Myokardinfarkt**, Zwischenstadium (Auftreten des Myokardinfarkts 1–7 Tage zuvor)

39.3 Wie sind die Beschwerden der Patientin zu erklären?
- Typische Beschwerden bei Myokardinfarkt sind retrosternale Brustschmerzen (Angina pectoris) mit Ausstrahlung in Schulter, Epigastrium, Nacken, Arm und Kiefer.
- Bei Myokardinfarkten im Bereich der Hinterwand finden sich oft atypische Beschwerden (häufig: Übelkeit, Erbrechen, epigastrisches Druckgefühl).

39.4 Welche weitere Therapie ist sinnvoll?
- Myokardinfarkt ist ein Notfall → sofortige **Verlegung auf Intensivstation** zur weiteren Überwachung
- **Basistherapie** (s. auch Fall 1): Sauerstoff, Acetylsalicylsäure, Heparin, ggf. Analgesie mit Opioidanalgetikum und Sedierung mit Benzodiazepin, Nitroglyzerin, ggf. Betablocker
- **Keine Fibrinolyse**, da der Beschwerdebeginn mehrere Tage zurückliegt und die Laborwerte auf einen subakuten Infarkt deuten (bei

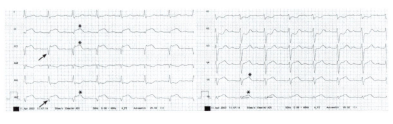

Abb. 39.2 EKG der Patientin: Pfeile zeigen die Q-Zacken in III und aVF. Durch * sind die ST-Streckenhebungen markiert.

→ Fall 39 Seite 39

Lyse wäre jetzt das Komplikationsrisiko stark erhöht, v. a. für Blutungen)
- **Herzkatheteruntersuchung mit Koronarangiographie und ggf. Akut-PTCA** sinnvoll, da weiterhin Beschwerden bestehen und noch ST-Streckenhebungen vorhanden sind.

Kommentar

Definition und Klinik: Dem Hinterwandinfarkt liegt eine **myokardiale Ischämie im Bereich der posterioren und/oder inferioren Wand** des Herzens zugrunde. Entgegen den Beschwerden beim Vorderwandinfarkt (s. Fall 21 und Antwort zur Frage 39.3) ist die Symptomatik beim Hinterwandinfarkt **oft atypisch**. „Typisch untypisch" sind **Oberbauchbeschwerden**, **Übelkeit**, **Erbrechen** und **Schweißausbruch**. Die Differenzialdiagnose zu Erkrankungen im Bereich des Oberbauchs ist häufig schwierig und führt oft zu Fehldiagnosen.

Diagnostik: Bei Verdacht auf Myokardinfarkt sollte eine der ersten Maßnahmen bereits präklinisch (in der Arztpraxis oder im Notarztwagen) die **Ableitung eines 12-Kanal-EKG** sein. 60–70% der Erst-EKG zeigen bereits infarkttypische Veränderungen und erlauben eine frühzeitige Diagnose. Die Verfügbarkeit von trockenchemischen **Schnelltests für kardiales Troponin T und I** bietet präklinisch auch bei nichtspezifischen EKG-Befunden eine zusätzliche diagnostische Möglichkeit. Die **erweiterte Labordiagnostik** umfasst die übrigen Marker der Herzmuskelschädigung: CK, CK-MB, Myoglobin, AST (GOT) und LDH. Durch ihr unterschiedliches Auftreten und ihre unterschiedliche Nachweisbarkeit im Blut lassen sich auch subakute, also zeitlich etwas länger zurückliegende Infarkte diagnostizieren (s. Antwort zur Frage 39.1).

Arterielle Blutversorgung des Herzens und Infarktlokalisation im EKG: Je nach koronarem Versorgungstyp wird die Hinterwand des linken Ventrikels in unterschiedlichen Ausmaßen von Ästen des Ramus circumflexus (RCX) der linken Koronararterie (LCA, left coronary artery) und Ästen der rechten Koronararterie (RCA, right coronary artery) versorgt. Die Lateralwand des linken Ventrikels wird v. a. vom Ramus circumflexus (RCX) der linken Koronararterie (LCA) versorgt. Die Hinterwand des rechten Ventrikels wird wie auch der Rest des rechten Ventrikels überwiegend von der rechten Koronararterie (RCA) versorgt. Die Vorderwand wird durch den Ramus interventricularis anterior (RIVA), dem zweiten großen Ast der linken Koronararterie (LCA), versorgt. Zur genauen Zuordnung der Herzwände zu den Koronararterien s. Abb. 39.2.

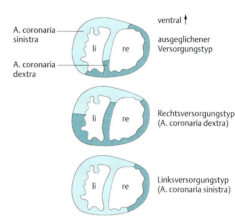

Abb. 39.3 *Blutversorgung des Herzens*

Die Infarktlokalisation entspricht dann dem Versorgungsgebiet der verschlossenen Koronararterie. Im EKG lässt sich die Infarktlokalisation anhand von Veränderungen in bestimmten Ableitungen bestimmen (s. Tab. 39.2).

EKG-Veränderungen im Verlauf nach Myokardinfarkt: Der Myokardinfarkt wird in Abhängigkeit von der Zeit nach Infarktbeginn in verschiedene Stadien eingeteilt (s. Tab. 39.3).

Therapie: Zur Basistherapie s. Fall 1; zur Reperfusionstherapie s. Fall 21. Innerhalb der Frühphase des Myokardinfarkts – insbesondere in den ersten 6 Stunden nach Beschwerdebeginn – ist der Nutzen einer **fibrinolytischen Therapie** (Lysetherapie) belegt. Bei unmittelbarer Verfügbarkeit kann auch durch eine **sofortige interventionelle Therapie** (Herzkatheteruntersuchung mit Koronarangiographie und ggf. PTCA und Stentimplantation) eine deutlich verbesserte Prognose erzielt werden. Die PTCA kommt

Tab. 39.2 Infarktlokalisation und entsprechende EKG-Veränderungen

Infarktlokalisation	betroffene Koronararterien	EKG-Veränderungen
Großer Vorderwandinfarkt	proximaler RIVA-Verschluss	I, aVL, (V1), V2, V3, V4, V5, (V6)
Anteroseptalinfarkt	periphere RIVA-Anteile und Ramus septalis anterior	V1, V2, V3, (V4)
Apikaler Vorderwandinfarkt	periphere RIVA-Anteile	V3, V4, V5
Anterolateralinfarkt	periphere RIVA-Anteile und Ramus septalis anterior	I, (II), aVL, (V3), V4, V5, V6
Inferolateralinfarkt	Ramus marginalis sinister	II, III, aVF, V5, V6, (V7), (V8)
Inferiorer HInterwandinfarkt	periphere RCA-Anteile oder Ramus circumflexus	II, III, aVF, (V8)
Posteriorer HIntwerwandinfarkt	periphere Anteile des Ramus circumflexus	V7, V8, V9 invers in V1 und V2
Rechtsventrikulärer Infarkt	abhängig vom Versorgungstyp	V1, V2, V3r, V4r, V5r

RCA = rechte Koronararterie, RIVA = Ramus interventricularis anterior

Tab. 39.3 EKG-Stadien bei Myokardinfarkt

Stadium	Zeit nach Infarktbeginn	kennzeichen	typisches Bild
Initialstadium*	Minuten bis wenige Stunden	T-Überhöhung („Erstickungs-T")	
Stadium I*	Stunden bis ca. 5 Tage	ST-Hebung	
Zwischenstadium**	1–7 Tage	R klein ST-Hebung abnehmend T spitz negativ	
Stadium II	1 Woche–6 Monate	Q pathologisch R klein keine ST-Hebung T spitz negativ	
Stadium III (Endstadium)	> 6 Monate	Q pathologisch R klein keine ST-Hebung T positiv	

* Entspricht akutem Myokardinfarkt, ** Entspricht subakutem Myokardinfarkt

vor allem aber bei erfolgloser Lysetherapie zum Einsatz. Eine weitere Indikation ist der subakute Myokardinfarkt mit weiter bestehenden Schmerzen und/oder persistierenden ST-Streckenhebungen. In diesen Situationen ist von einer fortschreitenden Infarzierung auszugehen. Eine Lyse darf aufgrund des deutlich erhöhten Komplikationsrisikos (insbesondere Blutungen) aber nicht mehr erfolgen.

Prognose: Die Prognose nach einem Myokardinfarkt hängt überwiegend von der **Größe des Infarktareals** ab und wird dementsprechend durch eine rasche Reperfusionstherapie mit Erhalt von Ventrikelmyokard entscheidend verbessert. Eine bereits präklinisch eingeleitete effektive Diagnostik mit den entsprechenden therapeutischen Konsequenzen sowie eine lückenlose Überwachung im Notarztwagen und auf Intensivstation liefern einen wesentlichen Beitrag zu Vermeidung und Erkennung von möglichen Komplikationen (z. B. Herzrhythmusstörungen, akute Herzinsuffizienz).

→ Fall 39 Seite 39

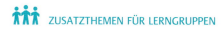

ZUSATZTHEMEN FÜR LERNGRUPPEN

Differenzialdiagnosen des Brustschmerzes (kardiale und nichtkardiale Ursachen)

Stummer Myokardinfarkt

Basistherapie bei Myokardinfarkt

Reperfusionstherapie bei Myokardinfarkt

40 Hyperkaliämie mit Herzrhythmusstörungen

40.1 Was sehen Sie auf diesem EKG-Streifen (Abb. 40 a)?
- Keine P-Wellen sichtbar
- Diffus verbreiterte QRS-Komplexe
- Massiv überhöhte T-Wellen, v. a. in den Brustwandableitungen

40.2 Was sehen Sie auf diesem EKG-Streifen (Abb. 40 b)?
- Bradyarrhythmie mit breiten QRS-Komplexen
- Dann Asystolie

! 40.3 Was ist die wahrscheinliche Ursache der Herzrhythmusstörungen und der Synkope des Patienten?
- Der Patient wird neu mit einem ACE-Hemmer und dem kaliumsparenden Aldosteronantagonisten (Spironolacton) behandelt.
- Hierunter kann es zum akuten Nierenversagen kommen.
- Folge kann u. a. auch eine Hyperkaliämie sein.
- Die EKG-Veränderungen sind hierfür typisch (Bradyarrhythmie, zeltförmige T-Überhöhungen, schenkelblockartige QRS-Komplex-Verbreiterung).

40.4 Welche Maßnahmen ergreifen Sie in der Akutsituation?
Im Falle der plötzlichen Asystolie Reanimation gemäß den Leitlinien (s. Abb. 7.1):
- Herzdruckmassage und Beatmung im Verhältnis 30:2, ggf. Intubation
- Gabe von Adrenalin (3 mg intrabronchial oder 1 mg i. v. jeweils auf 10 ml NaCl, ggf. Wiederholung)
- Ggf. Gabe von Atropin (2–3 mg i. v.)
- Ggf. externe Schrittmacherstimulation

40.5 Welche Therapiemaßnahmen sind in der Klinik möglich?
Bei Bestätigung der Hyperkaliämie sofort Senken des Kaliumspiegels
- Bei erhaltener Ausscheidung: Gabe eines Schleifendiuretikums, z. B. Furosemid 40–80 mg i. v.
- Gabe von Glukose und Insulin (Glukose-Kalium-Kotransport in die Zelle), z. B. Glukose 20 % als Dauerinfusion sowie Alt-Insulin als Dauerinfusion unter engmaschiger Blutzuckerkontrolle
- Einstellung eines alkalischen Blut-pH-Wertes, z. B. durch Natriumbikarbonat-Gabe (Protonen-Kalium-Antiport), z. B. Natriumbikarbonat-Lösung 8,4 % 50 ml als Kurzinfusion unter Kontrolle des Blut-pH-Wertes
- Gabe von Kalzium i. v. (Antagonist von Kalium auf Membranebene), z. B. Kalziumlösung 10 % 10 ml i. v. als Bolus
- Gabe von Kationenaustauscherharzen (synthetisches Harz, das Kalium im Darm bindet), z. B. Polysulfonsäure 30–60 g/d p.o.
- Extrakorporales Eliminationsverfahren (Hämofiltration, Dialyse)

Kommentar

Definition: Ein Anstieg des Serum-Kaliumwertes auf über 5,0 mmol/l wird als Hyperkaliämie bezeichnet. **Akut lebensbedrohlich** sind Erhöhungen über 6,5 mmol/l, hier ist eine rasche Senkung erforderlich.

Ätiologie und Pathophysiologie: Zu den Ursachen einer Hyperkaliämie s. Übersicht 40.1. **Kalium** ist das **wichtigste intrazelluläre Ion** und wesentlich für das Zustandekommen des Membranpotenzials der Zellmembran. Eine akute

→ Fall 40 Seite 40

ausgeprägte Hyperkaliämie führt zunächst zu einer gesteigerten neuromuskulären Erregbarkeit, später kommt es dann zum Depolarisationsblock mit **Abnahme der neuromuskulären Erregbarkeit**. Dieses manifestiert sich in der Regel primär an den Zellen des kardialen Erregungsbildungs- und Erregungsleitungssystems, kann aber auch an allen anderen Erregungsleitungsstrukturen auftreten und zu Gefühlsstörungen und Lähmungen führen.

Übersicht 40.1   Ursachen einer Hyperkaliämie

Externe Bilanzstörung
- Übermäßige Zufuhr, meist nur relevant in Verbindung mit verminderter Ausscheidung (z. B. akutes oder chronisches Nierenversagen, Morbus Addison [Aldosteronmangel])
- Iatrogen (bestimmte Medikamente wie ACE-Hemmer, Spironolacton)

Interne Bilanzstörung (Verteilungshyperkaliämie)
- Azidose
- Freisetzung bei Zellschaden (z. B. bei Hämolyse, Rhabdomyolyse, Verbrennungen, Zytostatikabehandlung)

Pseudohyperkaliämie
- Hämolyse der Blutprobe
- Kaliumfreisetzung in der Blutprobe bei Thrombozytose oder Leukozytose

Klinik: Häufig verläuft diese Störung **lange symptomarm,** Beschwerden stehen oft eher im Zusammenhang mit den Ursachen (z. B. Überwässerung oder Urämie bei Nierenversagen). Auftreten können insbesondere neuromuskuläre Symptome wie Gefühlsstörungen, Muskelzuckungen und Lähmungen.

Diagnostik: Die Laboranalyse mit **Bestimmung des Serum-Kaliumwertes** ermöglicht eine rasche Diagnose und auch eine Verlaufsbeurteilung unter Therapie. Als weitere Parameter, auch zur Ursachenklärung, sind insbesondere **Kreatinin und Harnstoff** wichtig, um ein akutes Nierenversagen zu erkennen. Durch Bestimmung von Haptoglobin und CK können Hämolyse und Rhabdomyolyse ausgeschlossen werden. Eine **arterielle Blutgasanalyse** gibt Aufschluss über den Säure-Basen-Status und ermöglicht so auch das Erkennen von Verteilungshyperkaliämien. Die Bestimmung der **Kaliumausscheidung im Urin** erlaubt die Differenzierung zwischen renalem und enteralem Kaliumverlust.

Im **12-Kanal-EKG** finden sich typische Veränderungen wie schenkelblockartig verbreiterte QRS-Komplexe, zeltförmig überhöhte T-Wellen, P-Abflachungen, Bradyarrhythmie, Kammerflimmern oder Asystolie (s. Abb. 40a und 40b des Fallbeispiels).

Therapie: s. auch Antwort zur Frage 40.5. Ziel der Therapie ist eine **rasche Senkung des erhöhten Kaliumspiegels**. Wichtigste Maßnahmen sind die **Unterbrechung jeglicher Kaliumzufuhr** (z. B. erhalten Bananen und andere Früchte große Mengen an Kalium), das Absetzen potenziell ursächlicher oder negativ verstärkender Medikamente (z. B. ACE-Hemmer, Aldosteronantagonisten) sowie – soweit möglich – die Behandlung der Grunderkrankung.

Durch die **Gabe von Glukose und Insulin** wird ein verstärkter Kaliumstrom nach intrazellulär induziert, ebenso durch eine **Alkalisierung** durch Gabe von Natriumbikarbonatlösung. Die **intravenöse Kalziumgabe** hebt kurzfristig die Membranwirkung des Kaliums auf. Kalium kann aber auch durch die **Gabe von Kationenaustauscherharze** aus der Zirkulation entfernt werden; diese Substanzen binden Kalium im Darm. Dieses sollte mit einer Beschleunigung der Darmpassage durch osmotisch wirksame Laxantien (Natrium- oder Magnesiumsulfat) kombiniert werden. Bei schwerer Hyperkaliämie und/oder akutem oder chronischem Nierenversagen ist eine **extrakorporale Elimination mittels Dialyse** die effektivste Methode.

Prognose: Grundsätzlich ist bei rechtzeitiger Erkennung und Therapie die Prognose der akuten Hyperkaliämie gut. Die langfristige Prognose ist von der Grunderkrankung abhängig.

 ZUSATZTHEMEN FÜR LERNGRUPPEN

Weitere Elektrolytentgleisungen, z. B. Hypokaliämie, Hyperkalziämie (Ursachen, Symptome, Diagnostik, Therapie)

Pathophysiologie des Säure-Basen-Haushaltes

→ Fall 40   Seite 40

41 Funktionelle Herzerkrankung

41.1 Wie gehen Sie weiter diagnostisch vor?
- **Weiterführende Anamnese:** Risikofaktoren für Herz-Kreislauferkrankungen (z. B. Rauchen, Übergewicht), Familienanamnese (Herz-Kreislauferkrankungen?), Sozialanamnese (belastende familiäre/berufliche Situation?)
- **Körperliche Untersuchung:** komplette internistische Untersuchung
- **Labordiagnostik:** Blutbild, Elektrolyte (Natrium, Kalium, Kalzium), Leberwerte (AST [GOT], ALT [GPT], γ-GT, Bilirubin), Retentionswerte (Kreatinin, Harnstoff), TSH
- **12-Kanal-EKG:** Hinweise auf organische Herzerkrankung?
- **Röntgen-Thorax:** Herzgröße, Infiltrate, Stauung, Erguss?
- **Echokardiographie:** Herzgröße, Wandbewegung, Klappenfunktion
- **Belastungs-EKG:** Hinweis auf Belastungsischämie?
- **Langzeit-EKG:** Herzrhythmusstörungen?

41.2 Wie lautet Ihre Verdachtsdiagnose?
Funktionelle Herzerkrankung; Begründung: Angst als zentraler Punkt der Beschwerden, untypische Schmerzen, kein Risikoprofil, unauffällige Untersuchungsbefunde (u. a. war auch die Herzkatheteruntersuchung 2 Jahre zuvor unauffällig)

41.3 Welche Ursachen liegen dieser Erkrankung zugrunde?
- Auslöser sind oft Krankheiten, Unfälle oder Todesfälle in der unmittelbaren Umgebung
- Häufig auch Trennungskonflikte

41.4 Welche Therapiemöglichkeiten kennen Sie?
- Beruhigende **Zuwendung** zum Patienten
- Apparative Diagnostik (Echokardiographie, EKG, Belastungs-EKG, Langzeit-EKG, Labordiagnostik, ggf. auch Herzkatheter) einmal durchführen, um eine organische Herzerkrankung auszuschließen
- Den Patienten und seine Angst **ernstnehmen**, aber darüber **aufklären**, dass körperliche Symptome Ausdruck psychischer Vorgänge oder Belastungen sein können (s. auch Kommentar)
- Motivation zur **Psychotherapie** (in Frage kommen Verhaltenstherapie, tiefenpsychologisch fundierte Therapie, stationäre psychosomatische Therapie)
- Im akuten Anfall ggf. **Sedierung** (z. B. Diazepam 5–10 mg i. v.); *cave:* keine Dauertherapie mit Benzodiazepinen wegen Abhängigkeitspotenzial!

Kommentar

Definition und Klinik: Bei einer funktionellen Herzerkrankung (Syn. Herzangstneurose) kommt es zu **chronisch-rezidivierenden thorakalen Beschwerden ohne Nachweis einer somatischen Herzerkrankung**. Obwohl sich kein objektivierbarer organischer Befund feststellen lässt, sind die Patienten **überzeugt, herzkrank zu sein**. Verbunden damit ist ein tiefgreifendes **Angst- und Unsicherheitsgefühl**.

Pathophysiologie: Gesunden ist der Zusammenhang zwischen **Auslöser**, **Affekt** und vegetativem **Symptom** bewusst: So kann ein Bär in freier Wildbahn (Auslöser) Angst (Affekt) auslösen, die zu Adrenalinausschüttung (Reaktion des vegetativen Nervensystems) mit in der Folge erhöhter Herzfrequenz führt. Wahrgenommen wird dies dann als Herzrasen (vegetatives Symptom). Manchmal sind dem Gesunden Auslöser und Affekt des Symptoms nicht von vornherein bewusst, er kann sie sich aber bewusst machen: So sind Bauchschmerzen (Symptom) vor einer Prüfung (Auslöser) häufig nicht organisch bedingt, sondern können verschiedene Affekte als Ursache haben (z. B. Angst vor dem Prüfer, Trauer über das Ende des Studiums). Diese Inhalte sind häufig unterbewusst und weniger leicht zugänglich als die Todesangst vor dem Bären, lassen sich aber bewusst machen.

Kranke mit einer funktionellen Störung können **sich Auslöser und Affekt nicht ohne Weite-

→ Fall 41 Seite 41

res bewusst machen, weil dies ihr psychisches Gleichgewicht stören würde. Sie **nehmen nur noch das Symptom wahr und schieben es auf eine körperliche Erkrankung**. Das Symptom verursacht bei ihnen Angst, so dass sie eine körperlich orientierte Behandlung suchen und einer psychisch orientierten Behandlung meist nicht zugänglich sind, da dies ihr psychisches Gleichgewicht bedrohen würde. Werden die psychischen Ursachen nicht aufgedeckt und behandelt, können sich weitreichende psychosoziale Konsequenzen ergeben: Vermeiden belastender Situationen sowie körperlicher Belastungen, Einengung der Lebensbezüge, lange Arbeitsunfähigkeit, Berufsaufgabe, häufige Arztwechsel, überflüssige apparative Diagnostik.

Diagnostik: Wesentlich ist zunächst, dass eine organische Herzerkrankung ausgeschlossen wird (s. Antwort zur Frage 41.1). **Wiederholte ausführliche diagnostische Prozeduren sollten aber vermieden werden**, da sie eine somatische Fixierung und Chronifizierung eher begünstigen. Einmal sollte jedoch das gesamte differenzialdiagnostische Spektrum ausführlich abgearbeitet werden, um eine organische Erkrankung definitiv auszuschließen und dem Patienten auch bewusst zu machen, dass sämtliche notwendige Diagnostik durchgeführt wurde.

Therapie: s. auch Antwort zur Frage 41.4. Kernpunkt jeder Therapie ist die **verständnisvolle Betreuung** durch den behandelnden Arzt. Es ist wichtig, den Patienten als krank zu akzeptieren und ihn auch über das Krankheitsbild aufzuklären. Im akuten Anfall kann evtl. die Gabe eines Benzodiazepins hilfreich sein. Eine Dauertherapie ist wegen des Abhängigkeitspotenzials zu vermeiden. Ziel sollte es sein, den Patienten zu einer **Psychotherapie** zu motivieren. Wegen mangelnder Krankheitseinsicht, hartnäckiger Somatisierung sowie Verleugnung psychischer Ursachen gestaltet sich dies oft schwierig. Die Art des Psychotherapieverfahrens sollte anhand bestimmter Anhaltspunkte gewählt werden:
- Stehen Angst und Vermeidung als Hauptsymptom im Vordergrund, ist eine Verhaltenstherapie sinnvoll.
- Wenn der Patient motiviert ist, auch unbewusste Konflikte zu bearbeiten, kann eine tiefenpsychologisch fundierte Therapie durchgeführt werden.
- Besteht bereits eine Chronifizierung oder eine deutliche Einschränkung des psychosozialen Lebensbereichs, ist eine stationäre psychosomatische Behandlung angezeigt. Ziel ist hierbei dann v. a. das Verstehen eines psychischen Zusammenhangs sowie die Motivation zur ambulanten Psychotherapie.

Prognose: Werden die psychischen Ursachen nicht behandelt und/oder erfolgt wiederholt nur rein körperliche Diagnostik (die oft bis hin zur invasiven Abklärung mittels Herzkatheteruntersuchung geht) und Therapie mit Hospitalisierung, kommt es häufig zur **Chronifizierung** mit zunehmendem sozialen Rückzug (> 50 % der Fälle). Unter verständnisvoller ärztlicher Führung kann es gelingen, einen chronischen Verlauf zu unterbrechen und langsam eine Besserung herbeizuführen. Der Erfolg einer Psychotherapie im Sinne einer Heilung hängt v. a. von einem frühen Behandlungsbeginn bei noch geringer Chronifizierung ab.

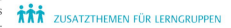

ZUSATZTHEMEN FÜR LERNGRUPPEN

Weitere funktionelle Störungen

Verschiedene psychotherapeutische Ansätze

Anxiolytische und sedierende Medikamente

→ Fall 41 Seite 41

42 Anhaltende monomorphe Kammertachykardie

42.1 Beschreiben Sie das vorliegende EKG! Wie lautet Ihre Diagnose?
- Regelmäßige Abfolge breiter deformierter QRS-Komplexe
- Keine P-Wellen sicher identifizierbar
- Keine typische Schenkelblockkonfiguration
- Diagnose: Kammertachykardie (ventrikuläre Tachykardie)

! 42.2 Wie kann man im EKG-Bild ventrikuläre Tachykardien von supraventrikulären unterscheiden? Nennen Sie mindestens 4 Aspekte!

Tab. 42.1 Unterschiede zwischen ventrikulären und supraventrikulären Tachykardien im EKG

Ventrikuläre Tachykardie	Supraventrikuläre Tachykardie
Bizarre QRS-Verbreiterung > 0,14 s	Schmale QRS-Komplexe oder ggf. schenkelblockartig verbreiterte QRS-Komplexe
Oft durchgehend positive oder negative QRS-Komplexe über der Vorderwand (Konkordanz)	Normales EKG-Bild oder ggf. typisches Schenkelblockbild
Ungewöhnliche Lagetypen (weit überdrehter Rechts- oder Linkslagetyp)	Normale Lagetypen
AV-Dissoziation (keine feste Beziehung zwischen P-Wellen und QRS-Komplexen)	Regelrechte AV-Assoziation
Fusionssystolen (kombinierter QRS-Komplex aus Teilen eines Komplexes bei Sinusrhythmus und Teilen eines Komplexes einer ventrikulären Extrasystole)	–
Capture Beats (vereinzelte schmale QRS-Komplexe mit P-Wellen bei ansonsten breiter QRS-Tachykardie)	–

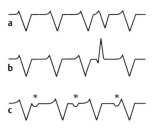

Abb. 42.1 Typische EKG-Veränderungen bei ventrikulärer Tachykardie: a – Fusionssystole, b – Capture Beats, c – AV-Dissoziation (* = P-Welle)

42.3 Nennen Sie mindestens 4 Ursachen für diese Herzrhythmusstörung!
- Ischämische Herzkrankheit (KHK)
  - Frischer Myokardinfarkt
  - Narbe nach Myokardinfarkt
- Dilatative Kardiomyopathie
- Hypertrophe Kardiomyopathie
- Arrhythmogene rechtsventrikuläre Dysplasie
- Herzklappenerkrankungen

42.4 Beschreiben Sie die Akuttherapie!
- Alarmierung eines Notarztwagens zur **Klinikeinweisung** in Arztbegleitung
- Kontinuierliches **Herzrhythmus- und Blutdruckmonitoring**
- Sofort i. v.-Zugang legen
- Bei noch ansprechbarem Patienten **ohne manifesten kardiogenen Schock** Versuch der medikamentösen Therapie:
  - **Ajmalin** (z. B. Gilurytmal 1 Ampulle [50 mg/10 ml] langsam i. v. [etwa 2 ml/min]; bei mangelndem Erfolg ggf. 1-mal wiederholen)
  - Alternativ **Amiodaron** (z. B. Cordarex 2 Ampullen [je 150 mg/3 ml] langsam i. v.; optimal als Kurzinfusion über ca. 20 min in Glukose gelöst; im Notfall auch als Bolus)
- **Bei manifestem kardiogenen Schock, Lungenödem oder bewusstlosem kreislaufinstabilen Patienten: elektrische Kardioversion** (falls die Zeit es erlaubt in Kurznarkose), initiale Energiedosis 50 J, ggf. steigern bis 360 J

42.5 Welche Maßnahmen sind mittelfristig notwendig?
- Abklärung und Beseitigung einer behebbaren Ursache:
  - Labordiagnostik zum Ausschluss von Elektrolytstörungen (v. a. Hypokaliämie, Hypomagnesiämie)
  - Labordiagnostik, ggf. Koronarangiographie zum Ausschluss einer akuten myokardialen Ischämie
- Ggf. elektrophysiologische Untersuchung zur Klärung der Induzierbarkeit von ventrikulären Tachykardien
- Je nach Befundkonstellation ggf. Indikationsstellung zur Implantation eines ICD

→ Fall 42 Seite 42

- Medikamentöse Dauertherapie mit Antiarrhythmika ist aufgrund der proarrhythmogenen Wirkung obsolet.

Kommentar

Definition und Einteilung von Herzrhythmusstörungen: Herzrhythmusstörungen können aus unregelmäßigen (**arrhythmischen**) und/oder zu schnellen (**tachykarden**, Herzfrequenz >100/min) oder zu langsamen (**bradykarden**, Herzfrequenz <50/min) Herzaktionen bestehen. Sie werden prinzipiell in Reizbildungsstörungen und Reizleitungsstörungen unterteilt (s. Übersicht 42.1). Reizbildungsstörungen werden weiter nach ihrem Ursprungsort eingeteilt in: normotope Reizbildungsstörungen, wenn sie im Sinusknoten entstehen, und heterotope Reizbildungsstörungen, wenn sie nicht im Sinusknoten entstehen. Heterotope Reizbildungsstörungen mit tachykarder Herzfrequenz werden des Weiteren nach der Lokalisation ihres Ursprungs in supraventrikuläre und ventrikuläre Herzrhythmusstörungen einteilen. Als **supraventrikuläre Tachykardien** bezeichnet man Tachykardien, die **oberhalb des AV-Knotens oder im AV-Knoten** entstehen, während **ventrikuläre Tachykardien unterhalb des AV-Knotens** entstehen.

Übersicht 42.1 Einteilung der Herzrhythmusstörungen in Reizbildungs- und Reizleitungsstörungen

Reizbildungsstörungen
- Normotope Reizbildungsstörungen
  - Sinusarrhythmie
  - Sinusbradykardie
  - Sinustachykardie
  - Sick-Sinus-Syndrom
- Heterotope Reizbildungsstörungen
  - ▸ Supraventrikuläre Tachykardien
    - Ektope Vorhoftachykardie
    - AV-Knoten-Reentry-Tachykardie
    - Vorhofflattern
    - Vorhofflimmern
  - ▸ Ventrikuläre Tachykardien
    - Kammertachykardie
    - Kammerflattern
    - Kammerflimmern

Reizleitungsstörungen
- Sinuatrialer Block (SA-Block)
- Atrioventrikulärer Block (AV-Block)
- Intraventrikulärer Block (Schenkelblock)

Ätiologie und Pathophysiologie der Kammertachykardie: Meist liegt einer Kammertachykardie eine schwere organische Herzerkrankung zugrunde (s. auch Antwort zur Frage 42.3). Häufige Ursachen sind **koronare Herzerkrankung** mit myokardialen Narben und **akuter Myokardinfarkt**. Bedingt durch die akute oder chronische Zellschädigung kommt es zu einer erhöhten Automatiebereitschaft des Ventrikelmyokards. Seltener finden sich angeborene Erkrankungen als Ursache, z. B. das **Brugada-Syndrom**. Hierbei liegt eine autosomal-dominant vererbte Mutation eines Natrium-Kanals vor. Pathophysiologisch wird bei zu schneller Herzfrequenz die diastolische Füllungsphase zunehmend verkürzt, hierdurch sinkt das Herzzeitvolumen ab. Des Weiteren kommt es zur Verringerung der Koronarperfusion mit einer relativen Minderversorgung des Myokards mit sauerstoffreichem Blut. Dieses vermindert das Herzzeitvolumen noch weiter und kann bis zur kritischen Minderperfusion lebensnotwendiger Organe (Gehirn, Niere, Leber) und zum funktionellen Kreislaufstillstand führen.

Klinik der Kammertachykardie: Abhängig vom Grad der kardialen Vorschädigung sowie der Frequenz und Dauer der Tachykardie variieren die Symptome von **Palpitationen** über **Schwindel** und **Synkope** bis hin zur kardialen Dekompensation mit **kardiogenem Schock**, **Lungenödem** oder funktionellem hyperdynamen **Herz-Kreislaufstillstand**.

Diagnostik der Kammertachykardie: Wesentliche diagnostische Maßnahme ist die Ableitung eines **EKG**, optimalerweise als 12-Kanal-EKG. Die Differenzierung zwischen ventrikulärer und supraventrikulärer Tachykardie mit aberranter Leitung (also funktionellem Schenkelblock) ist bei einer Tachykardie mit breitem QRS-Komplex nicht immer einfach. Wesentliche Unterscheidungskriterien sind in der Antwort zur Frage 42.2 dargestellt. Je nach klinischem Zustand des Patienten kann auf diese Unterscheidung mehr oder weniger Zeit verwandt werden. Wesentlich ist – wann immer möglich – die EKG-Dokumentation, da von der genauen Art der Herzrhythmusstörung die Notwendigkeit und ggf. Art einer langfristigen Therapie abhängig ist. Bei instabilem Patienten muss im Zweifel rasch zur Therapie übergegangen werden. Nach initialer Stabilisierung sollte nach behandelbaren Ursachen gefahndet werden. Hierbei sind hilfreich: Labordiagnostik (v. a. Elektrolyte [Kalium, Magnesium], Herzenzyme [CK, CK-MB, Troponin I]), Echokardiographie, Langzeit-EKG, ggf. Koronarangiographie. Je nach Ergebnissen dieser Untersuchungen kann im weiteren Verlauf noch die Durchführung einer elektrophysiologischen Untersuchung sinnvoll sein. Hierbei wird getestet, ob sich anhaltende Herzrhythmusstörungen durch gezielte Stimulation im Bereich des Herzens auslösen lassen.

Therapie der Kammertachykardie: s. auch Antwort zur Frage 42.4. Eine anhaltende Kammertachykardie muss sofort behandelt werden, da neben der hämodynamischen Beeinträchtigung diese Herzrhythmusstörung auch jederzeit in Kammerflattern oder -flimmern übergehen kann. Eine **ständige Reanimationsbereitschaft** muss gewährleistet werden.

Beim bewusstlosen Patienten mit hyperdynamen Kreislaufstillstand erfolgt die sofortige Reanimation gemäß den Leitlinien (s. Fall 7). Wesentlich ist eine möglichst rasche Elektrotherapie durch **Kardioversion** (initiale Energiedosis 50 J). Ist der Patient noch ansprechbar, aber kardial dekompensiert (drohender oder manifester Schock), erfolgt die elektrische Kardioversion in Kurznarkose.

Beim hämodynamisch stabilen Patienten kann nach EKG-Dokumentation zunächst ein medikamentöser Therapieversuch erfolgen. Geeignet ist **Ajmalin**, welches sowohl bei supraventrikulären als auch ventrikulären Tachykardien wirkt. Die Maximaldosis von 100 mg (= 2 Ampullen) sollte nicht überschritten werden. Die Rate der erfolgreichen Kardioversionen liegt bei über 60%, und auch nichtkonvertierbare ventrikuläre Tachykardien werden unter Ajmalin langsamer. Alternatives Medikament ist Amiodaron (300 mg i. v.). Bei erfolglosem medikamentösem Konversionsversuch sollte frühzeitig eine elektrische Kardioversion durchgeführt werden. Kombinationen von antiarrhythmischen Medikamenten sind zu vermeiden, da hier die Nebenwirkungen den Nutzen rasch übersteigen. Des Weiteren kann es bei zu hochdosierter Medikamentengabe nach Kardioversion zu kritischen Bradykardien kommen.

Prognose der Kammertachykardie: Abhängig von der kardialen Grunderkrankung variiert die Prognose stark. Wesentlich ist es, eine überstandene Kammertachykardie zunächst als Warnzeichen aufzufassen und eine umfassende kardiale Diagnostik zur Klärung der auslösenden Erkrankung und Evaluation des Risikos wiederholter lebensbedrohlicher Herzrhythmusstörungen anzustreben. Bei entsprechender Konstellation (z. B. höhergradig reduzierter linksventrikulärer Pumpfunktion (Ejektionsfraktion < 30%) mit dokumentierten höhergradigen ventrikulären Herzrhythmusstörungen) kann ggf. die Rezidivprophylaxe mittels ICD die langfristige Prognose entscheidend verbessern.

 ZUSATZTHEMEN FÜR LERNGRUPPEN

Torsade-de-Pointes-Tachykardie

ICD (Aufbau, Wirkweise)

Richtlinien zur Reanimation

Supraventrikuläre Tachykardien

43 Akute Perikarditis

43.1 Befunden Sie das EKG!
- ST-Streckenhebungen:
  - in allen Ableitungen
  - konkavbogig, aus dem aufsteigenden Schenkel der S-Zacke beginnend
- Keine weiteren pathologischen Befunde

43.2 Welche Verdachtsdiagnose ergeben sich aus Anamnese, Klinik und EKG-Befund? Welche Differenzialdiagnose müssen Sie in Erwägung ziehen?
- Verdachtsdiagnose: **Perikarditis**; Begründung: typische Atem- und Lageabhängigkeit der eher stechenden Thoraxschmerzen

→ Fall 43 Seite 43

(Verstärkung im Liegen, bei tiefer Inspiration und Husten), typischer Auskultationsbefund (systolisch-diastolisches ohrnahes Reibegeräusch = Perikardreiben), typischer EKG-Befund (s. Antwort zur Frage 43.1), grippaler Infekt als potenzieller Auslöser
- Differenzialdiagnose: **Myokardinfarkt**; typische Befunde wären aber
  - Beschwerden normalerweise eher dumpf/drückend
  - ST-Streckenhebungen regional, nicht in allen Ableitungen
  - Beginn der ST-Streckenhebungen in der R-Zacke, schulterförmig
  - R-Verlust, Q-Zacken im Verlauf

43.3 Wie können Sie Pleurareiben von Perikardreiben unterscheiden?

Pleurareiben ist in Atemruhelage nicht nachweisbar; Perikardreiben dagegen bleibt nachweisbar.

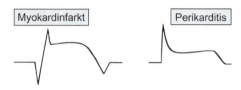

Abb. 43.1 *EKG-Differenzialdiagnose Myokardinfarkt – Perikarditis*

43.4 Nennen Sie mindestens 6 Ursachen Ihrer Verdachtsdiagnose!

- Infektiös bzw. parainfektiös: Viren (z. B. Coxsackie-, Echoviren), Bakterien (z. B. Mykobakterien), Pilze
- Autoimmunerkrankungen: rheumatisches Fieber, Sarkoidose, systemischer Lupus erythematodes, rheumatoide Arthritis
- Dressler-Syndrom (Auftreten 1–6 Wochen nach Herzoperation oder Myokardinfarkt)
- Pericarditis epistenocardiaca (Auftreten innerhalb der 1. Woche nach Myokardinfarkt)
- Urämie
- Posttraumatisch
- Tumor
- Nach Strahlentherapie
- Idiopathisch

43.5 Welche weiteren Untersuchungen sind sinnvoll?

- **Röntgen-Thorax:** Umfelddiagnostik (z. B. Tuberkulose?, Tumor?), evtl. Nachweis eines Perikardergusses (vergrößertes Herz, „Bocksbeutelform", s. auch Fall 15)
- **Echokardiographie:** direkter Ergussnachweis bei exsudativer Perikarditis, Wandbewegungsstörungen bei Myokardinfarkt
- **Labor:**
  - Entzündungsparameter (CRP, Leukozyten): Nachweis einer systemischen Entzündungsreaktion
  - Herzenzyme (CK, CK-MB, AST, [GOT], LDH, Troponin I): Nachweis einer myokardialen Beteiligung im Sinne einer Perimyokarditis
  - Retentionswerte (Kreatinin, Harnstoff): ggf. Nachweis einer Niereninsuffizienz als Ursache einer urämischen Perikarditis

Kommentar

Definition und Formen: Als Perikarditis wird eine **Entzündung des Herzbeutels** bezeichnet. Man unterscheidet:
- trockene (fibrinöse) Perikarditis: Perikarditis ohne Erguss
- feuchte (exsudative) Perikarditis: Perikarditis mit Erguss (s. Fall 15)
- konstriktive Perikarditis (Pericarditis constrictiva): narbiger Folgezustand nach Perikarditis (s. Fall 48).

Ätiologie: s. Antwort zur Frage 43.4. Sie kann primär das Perikard betreffen (z. B. Viren, Tumor) oder sekundär auf das Perikard übergehen (z. B. Abszessbildung bei Endokarditis, Perikarditis bei Pleuropneumonie).

Pathophysiologie: Der ausschließliche Befall des Perikards ist sehr selten, meist findet sich eine **Perimyokarditis** zumindest mit Einbeziehung der Außenschicht des Myokards. Diese Myokardbeteiligung ist auch für die typischen – in allen Ableitungen nachweisbaren – EKG-Veränderungen verantwortlich und bedingt in vielen Fällen eine leichte Erhöhung der Herzenzyme (Troponin I und T, CK, CK-MB, Myoglobin). Eine zunehmende Exsudatmenge kann bei exsudativer Perikarditis zu einer Perikardtamponade führen und akut lebensbedrohlich sein (s. Fall 15).

Klinik: Leitbefund sind die **retrosternalen oder linksthorakalen Schmerzen**, die eher **stechenden Charakter** haben und sich im Liegen, bei tiefer Inspiration und Husten verstärken. Häufig tritt begleitend **Fieber** auf.

Diagnostik: Das **Perikardreiben** (ohrnahes systolisch-diastolisches Reibegeräusch) ist ein typischer Auskultationsbefund. Es ist aber nicht immer nachweisbar, insbesondere bei zunehmender Ergussbildung kann es komplett fehlen. Bei Peri(myo)karditis kann die Außenschichtschädigung bei Myokardbeteiligung im **EKG** als diffuse, über (nahezu) **alle Ableitungen verteilte ST-Streckenhebungen** nachweisbar sein. Die ST-Streckenhebungen sind dabei **konkavförmig** und gehen aus dem aufsteigenden Schenkel der **S-Zacke** hervor. Im Gegensatz dazu sind beim Myokardinfarkt die **ST-Streckenhebungen lokalisiert**, d. h. sie lassen sich einem Myokardabschnitt genau zuordnen, und gehen **schulterförmig** aus der **R-Zacke** hervor (s. Antworten zu Fragen 43.1 und 43.2 sowie Abb. 43.1). Bei zunehmendem Perikarderguss findet sich im EKG oft eine periphere Niedervoltage (reduzierte Amplituden von R in den Extremitätenableitungen) sowie ein elektrischer Alterans (Wechsel der elektrischen Herzachse von Schlag zu Schlag). Das **Röntgenbild des Thorax** kann bei größerer Ergussmenge eine typische Verbreiterung des Herzschattens („Dreiecks-" oder „Bocksbeutelform") ohne Hinweise auf eine Lungenstauung zeigen (s. Abb. 15.3). (Liegt der Herzschattenverbreiterungen eine Dilatation des linken Ventrikels zu Grunde, so findet sich in der Regel auch eine Reduktion der Pumpfunktion mit konsekutiver pulmonaler Stauung). In der **Echokardiographie** kann der Erguss auch bei kleiner Menge direkt nachgewiesen werden. Je nach Befundkonstellation kann durch eine geeignete Schnittbilddiagnostik (MRT, CT) eine weitere ätiologische Klärung (Tumor?, Pneumonie?) erfolgen. Im Falle einer größeren Ergussmenge und unklarer Ätiologie kann eine diagnostische Perikardpunktion hilfreich sein. Auch die **Labordiagnostik** kann hinsichtlich der Ursache Hinweise liefern (s. Antwort zur Frage 43.5).

Therapie: Wird eine **Grunderkrankung** nachgewiesen, so sollte diese behandelt werden (z. B. tuberkulostatische Therapie bei Tuberkulose, Penicillin und Antiphlogistika bei rheumatischem Fieber, Dialyse bei Urämie). Eine bakterielle Perikarditis mit Perikardempyem sollte möglichst erregerspezifisch mit Antibiotika therapiert und zudem chirurgisch saniert werden, da dieses Krankheitsbild unter rein konservativer Behandlung eine hohe Letalität aufweist.

Häufiger sind jedoch Fälle mit nichtnachweisbarer oder nicht primär behandelbarer Ursache (z. B. Viren). Symptomatisch sollten dann **nichtsteroidale Antiphlogistika** (z. B. Diclofenac 2–4 × 50 mg/d) gegeben werden. Häufig bessern sich hierunter die Beschwerden rasch. Sollte keine Beschwerdebesserung eintreten, ist evtl. eine kurzdauernde **Glukokortikoidtherapie** sinnvoll (z. B. Prednisolon initial 80 mg/d, schnell Dosisreduktion [Ausschleichen], Gesamtdauer der Therapie je nach Effekt über 4–6 Wochen). Bei chronischem und/oder rezidivierendem idiopathischem Perikarderguss ist ein Therapieversuch mit **Kolchizin** (1 g/d) möglich. Sollte auch dies nicht erfolgreich sein, kann eine **Perikardfensterung** (interventionell oder chirurgisch) eine dauerhafte Drainage schaffen. In bestimmten Situationen (v. a. rezidivierender tumoröser Erguss) kann auch die **intraperikardiale Instillation von Medikamenten** erwogen werden (z. B. Zytostatika).

Prognose: Sie ist v. a. von der Grunderkrankung sowie vom Ausmaß eines evtl. vorhandenen Perikardergusses abhängig. Bei der häufigen idiopathischen oder viralen Perikarditis ist die Prognose gut, sie heilt in der Regel folgenlos aus.

ZUSATZTHEMEN FÜR LERNGRUPPEN

Perikardtamponade

Differenzialdiagnosen des Thoraxschmerzes

Myokardinfarkt

→ Fall 43 Seite 43

44 Familiäre Hypercholesterinämie

44.1 Welche Meinung vertreten Sie bezüglich der Hautveränderungen?
Typische **Xanthome** (= kutane Lipideinlagerungen bei Fettstoffwechselstörungen), die v. a. an den Strecksehnen der großen Gelenke (Ellenbogen, Knie), der Achillessehne und den Fingerstrecksehnen sowie den Zwischenfingerfalten vorkommen

44.2 Welche Untersuchung führen Sie als nächstes durch?
Labordiagnostik: **Lipidwerte** (Triglyzeride, Gesamt-Cholesterin, LDL-Cholesterin, HDL-Cholesterin)

44.3 Wie lautet Ihre Verdachtsdiagnose?
Familiäre Hypercholesterinämie, aufgrund der hohen Lipidwerte am ehesten homozygot, evtl. heterozygote Form bei den Eltern; Begründung: Anamnese (durch die Verwandtenehe der Eltern erhöhtes Risiko für Manifestation rezessiver Erbkrankheiten), typische Klinik (Xanthome [s. Antwort zur Frage 44.1]; gelbliche Verfärbung der Cornea durch Lipideinlagerungen, sog. Arcus lipoides), Laborwerte (Gesamtcholesterin ↑ ↑, LDL-Cholesterin ↑ ↑, HDL-Cholesterin ↓)

44.4 Welche Ursachen der Erkrankung kennen Sie?
- **Polygene Form:** entsteht durch Zusammenwirken endogener Faktoren (Gendefekte noch ungeklärt) und exogener Faktoren (z. B. Ernährung, Übergewicht), LDL-Cholesterin ca. 200–400 mg/dl
- **Monogene Formen:**
  - Familiäre Hypercholesterinämie (FH): autosomal dominant vererbter LDL-Rezeptordefekt; bei Heterozygotie LDL-Cholesterin 300–500 mg/dl, bei Homozygotie 500–1200 mg/dl
  - Familiär defektes Apolipoprotein B (FDB): LDL-Cholesterin 250–450 mg/dl

44.5 Welche Therapiemöglichkeiten sind Ihnen bekannt?
- Basis ist eine **cholesterinarme/-freie Diät**
- Medikamentös:
  - Cholesterinresorptionshemmung: unspezifisch durch **Anionenaustauscherharze** (z. B. Colestyramin 12 g/d), spezifisch durch **Ezetimib** (selektive Hemmung des Cholesterinresorptionsproteins; 10 mg/d)
  - HMG-CoA-Reduktase-Hemmer, sog. **Statine** (wirksam bei den heterozygoten Formen sowie bei homozygoten Formen mit Restaktivität des LDL-Rezeptors; z. B. Simvastatin oder Atorvastatin bis 80 mg/d) (s. auch Kommentar)
- Invasiv: Dauertherapie mittels extrakorporaler LDL-Elimination (LDL-Apherese)

Kommentar

Definition: Fettstoffwechselstörungen (**Hyperlipidämien**, **Hyperlipoproteinämien**) sind durch Erhöhungen der Lipidwerte (Gesamtcholesterin >240 mg/dl und/oder LDL-Cholesterin >160 mg/dl und/oder Triglyzeride >200 mg/dl) definiert.

Ätiologie: s. auch Antwort zur Frage 44.4. Die Mehrzahl der Fettstoffwechselstörungen werden **vererbt** (= primäre Fettstoffwechselstörungen), wobei der Großteil einen ungeklärten vermutlich polygenen Vererbungsmodus mit unterschiedlicher Penetranz aufweist. Selten kommen monogene Formen vor, wobei hier zahlenmäßig die größte Bedeutung der familiären Hypercholesterinämie (FH) zukommt (Häufigkeit: heterozygot 1:500, homozygot 1:1 Million).

Sekundäre Fettstoffwechselstörungen treten z. B. infolge Diabetes mellitus, Alkoholabusus, Medikamenteneinnahme (z. B. Thiazide, Betablocker, Glukokortikoide), Hypothyreose, nephrotischen Syndroms und Lebererkrankungen auf.

Pathophysiologie der familiären Hypercholesterinämie: Bei der familiären Hypercholesterinämie liegen **Mutationen im Gen des LDL-Rezeptors** vor, die zu einer verminderten (Heterozygotie) oder völlig fehlenden (Homozygotie)

→ Fall 44 Seite 44

Rezeptoraktivität führen. Die Leber ist als einziges Organ in der Lage, LDL-Cholesterin über den entsprechenden Rezeptor aus dem Blut aufzunehmen und über Umwandlung in Gallensäuren auszuscheiden. Durch Funktionsdefizite des Rezeptors kann die Leber dieser Aufgabe nicht mehr in vollem Umfang nachkommen. Folge sind erhöhte LDL-Cholesterin-Serumspiegel mit Ablagerung des Cholesterins in den Gefäßwänden und nachfolgender Atherosklerosebildung.

Klinik: Alle Fettstoffwechselstörungen sind mit einer **vorzeitigen Ausbildung von Atherosklerose** assoziiert. Heterozygote Patienten mit familiärer Hypercholesterinämie erkranken unbehandelt oft bereits im 3. bis 4. Lebensjahrzehnt an **Folgeerkrankungen der Atherosklerose** wie der **koronaren Herzerkrankung**. In den seltenen homozygoten Fällen mit massiv erhöhten LDL-Cholesterinwerten sind Myokardinfarkte bereits innerhalb der ersten 10 Lebensjahre beschrieben. Häufig stellt der Myokardinfarkt auch das erste Symptom der Erkrankung dar. Selten fallen die Betroffenen schon früher auf, dann z. B. durch den Nachweis typischer Hautveränderungen (**Xanthome** und **Xanthelasmen** [hellgelbe flache Knötchen an den Augenlidern]) oder im Rahmen von Screening-Laboruntersuchungen.

Diagnostik: Zunächst sollte durch **Bestimmung der Lipidwerte** (Gesamt-Cholesterin, LDL-Cholesterin, HDL-Cholesterin, Triglyzeride, Lipoprotein (a)) die Diagnose Fettstoffwechselstörung gesichert werden. Weitere Laborwerte sollten zum **Ausschluss sekundärer Fettstoffwechselstörungen** bestimmt werden (z. B. Schilddrüsenwerte zum Ausschluss einer Hypothyreose; Gesamteiweiß, Albumin, Kreatinin zum Ausschluss eines nephrotischen Syndroms; Leberwerte zum Ausschluss von Lebererkrankungen). Besteht der Verdacht auf das Vorliegen einer familiären Fettstoffwechselstörung, dann ist auch die Untersuchung Verwandter 1. Grades (Eltern, Geschwister, Kinder) anzuraten. Der Nachweis eines evtl. vorhandenen Gendefekts (z. B. LDL-Rezeptordefekt bei familiärer Hypercholesterinämie) gelingt in der molekulargenetischen Aufarbeitung. Eine **kardiologisch-angiologische Diagnostik** (EKG, Ergometrie, Echokardiographie, Karotisdoppler) ist sinnvoll, um eine relevante Atherosklerosebildung nachzuweisen oder auszuschließen (z. B. an den Koronargefäßen oder den Halsschlagadern).

Therapie: s. auch Antwort zur Frage 44.5. Ziel der Therapie ist es, der Entwicklung einer Atherosklerose und ihren Folgeerkrankungen (z. B. KHK, Myokardinfarkt) vorzubeugen oder zumindest die Progression zu verlangsamen. Die bei weniger schweren Formen der Hyperlipidämie definierten Zielwerte (insbesondere in der Sekundärprävention, z. B. LDL-Cholesterin < 100 mg/dl) gelten zwar prinzipiell auch bei der familiären Hypercholesterinämie, werden aber in der Regel selbst durch maximale Therapie nicht dauerhaft erreicht.
Basis jeder lipidsenkenden Therapie ist eine **cholesterinarme Ernährung**. Hierbei sollten tierische Fette (z. B. Eier, Butter) gemieden und – wenn möglich – durch pflanzliche linolsäurereiche Fette ersetzt werden. Des Weiteren sollten weitere Risikofaktoren für kardiovaskuläre Erkrankungen beseitigt werden (z. B. Zigarettenrauchen, schlecht eingestellter Diabetes mellitus, arterielle Hypertonie, Adipositas, Bewegungsmangel). Im Falle einer sekundären Genese muss die Grunderkrankung behandelt werden (z. B. Schilddrüsenhormonsubstitution bei Hypothyreose).
Medikamentöse Maßnahmen sind dann einzuleiten, wenn eine Ernährungsumstellung erfolglos bleibt. Effektivste medikamentöse Therapie ist die Behandlung mittels **HMG-CoA-Reduktasehemmern** (sog. **Statine**). Diese hemmen die HMG-CoA-Reduktase, das Schlüsselenzym der endogenen Cholesterinsynthese, in der Leber. Die dadurch verminderte Cholesterinsynthese aktiviert die Expression funktionstüchtiger LDL-Rezeptoren in der Leber. Über diese LDL-Rezeptoren wird mehr LDL-Cholesterin aus dem Blut aufgenommen und dadurch die LDL-Cholesterin-Konzentration im Serum sehr effektiv gesenkt. Bei Patienten mit familiärer Hypercholesterinämie (FH) ist diese Therapie jedoch nur eingeschränkt wirksam, da ein funktionierender LDL-Rezeptor zur Entfaltung der Wirkung essentiell ist. Dies ist bei heterozygoter familiärer Hypercholesterinämie der Fall, nicht aber bei den meisten homozygoten Fällen. Weitere medikamentöse Therapien fokussieren auf eine **enterale Resorptionshemmung des Cholesterins** (Anionenaustauscherharze, Cholesterinresorptionshemmer). **Anionen-**

→ Fall 44 Seite 44

austauschharze (z. B. Colestyramin) binden im Darm Gallensäuren, so dass diese nicht wieder durch den enterohepatischen Kreislauf rückresorbiert werden können, sondern ausgeschieden werden. Durch den Gallensäureverlust wird in der Leber vermehrt Cholesterin zur Neusynthese von Gallensäuren verbraucht. **Fibrate** senken mehr die Triglyzerid- als die Cholesterinkonzentration im Serum. Sie sind daher bei Hypertriglyzeridämie indiziert.

Bei schweren familiären Hypercholesterinämieformen mit hohem Risiko für kardiovaskuläre Erkrankungen oder bereits eingetretener manifester Erkrankung (z. B. KHK) kommen bei unzureichendem medikamentösen Therapieerfolg **extrakorporale LDL-Eliminationsverfahren** (**LDL-Apherese**) zum Einsatz. Diese Behandlung muss ähnlich einer Dialyse in regelmäßigen Abständen (meist wöchentlich) durchgeführt werden. Andere invasivere operative Verfahren wie Lebertransplantation oder partieller Ileumbypass sind eher kasuistisch und experimentell zu bewerten und können nicht allgemein empfohlen werden.

Prognose: Bei unbehandelter homozygoter familiärer Hypercholesterinämie sind Todesfälle durch Myokardinfarkt bereits im ersten Lebensjahrzehnt beschrieben, die Lebenserwartung liegt deutlich unter 30 Jahren. Eine rechtzeitige adäquate Lipidsenkung kann hier vor einer frühzeitigen KHK und dem Tod bewahren. Bei heterozygoter familiärer Hypercholesterinämie ist die vorzeitige Entwicklung einer KHK prognosebestimmend.

 ZUSATZTHEMEN FÜR LERNGRUPPEN

Physiologie des Fettstoffwechsels (Funktionen von Chylomikronen, VLDL, LDL, HDL)

Entstehung der Arteriosklerose

Arteriosklerose und Folgekrankheiten

45 Thrombangiitis obliterans

45.1 Welche Ursachen einer Zehennekrose kennen Sie?
- Periphere arterielle Verschlusskrankheit (pAVK) (Stadium IV)
- Embolie
- Vaskulitiden (z. B. Panarteriitis nodosa, Thrombangiitis obliterans)
- Diabetes mellitus
- Gefäßtrauma/-dissektion

45.2 Wie lautet Ihre Verdachtsdiagnose?
Thrombangiitis obliterans; Begründung:
- Da die Fußpulse gut tastbar sind, ist eine Makroangiopathie (pAVK) eher unwahrscheinlich.
- In Frage kommen eher Embolie oder Vaskulitis.
- Bei herzgesundem jungen Mann, der stark raucht, ist Thrombangiitis obliterans die wahrscheinlichste Diagnose. Diese Erkrankung ist mit starkem, suchtähnlichem Nikotinkonsum assoziiert; typisch ist auch die Klinik (begleitende oder zuvor aufgetretene Thrombophlebitiden, Schmerzen und Gefühlsstörungen).

45.3 Welche Untersuchungen führen Sie durch?
- **Messung des Dopplerverschlussdrucks:** Ausschluss/Nachweis einer pAVK (s. Fall 9)
- **Labor** (Blutbild, Gerinnungsparameter, Entzündungsparameter): Entzündungsreaktion?
- **Farbkodierte Duplexsonographie (FKDS) der Beingefäße:** direkte Darstellung von Gefäßveränderungen
- **Transthorakale, ggf. transösophageale Echokardiographie:** Suche nach kardialen Emboliequellen
- **MR-Angiographie oder konventionelle Angiographie:** direkte Darstellung der Gefäßsituation
- **MRT des Fußes:** Knochenbeteiligung?

45.4 Welche Therapie schlagen Sie vor?
- Amputation der nekrotischen Zehe
- Absolute Nikotinkarenz

→ Fall 45 Seite 45

- Thrombozytenaggregationshemmung (Acetylsalicylsäure 100 mg/d)
- Ggf. intravenöse oder intraarterielle Infusionstherapie mit Prostaglandinanaloga (z. B. Iloprost)

Kommentar

Definition und Klinik: Winiwarter (1879) und Buerger (1908) berichteten unabhängig voneinander über eine Form der Gefäßentzündung (**Vaskulitis**), **die bei jüngeren Patienten zu Gangränen des Fußes führt**. Buerger führte dabei den Begriff der Thrombangiitis obliterans ein, bekannt ist es aber auch als Winiwarter-Buerger-Syndrom. Betroffen können auch die Hände und Finger sein.

Pathophysiologie: Histologisch findet sich im Frühstadium der Erkrankung eine entzündliche Intimainfiltration mit frischer obliterierender Thrombose. Im weiteren Verlauf ist dann eine Thrombusorganisation und Rekanalisation nachweisbar. Diese Veränderungen sind allerdings nichtspezifisch. Der pathogenetische Zusammenhang mit dem Nikotinkonsum ist bisher noch nicht geklärt.

Klinik: Betroffen sind meist **junge Männer** (mittleres Alter 33 Jahre, Männer : Frauen = 7,5 : 1), und es besteht eine **enge Assoziation zu starkem, suchtähnlichem Nikotinkonsum**. Begleitend oder im Vorfeld treten **Thrombophlebitiden** auf. Oft sind **Kältegefühl, Parästhesien** und **Schmerzen** in der betroffenen Extremität vorhanden. Häufig bestehen bereits bei Erstvorstellung fortgeschrittene **Nekrosen** und **Gangrän**.

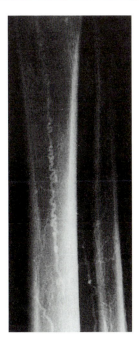

Abb. 45.1 Angiographie: Verschluss sämtlicher Unterschenkelarterien mit Ausbildung von korkenzieherartigen Kollateralgefäßen bei Thrombangiitis obliterans

Diagnostik: s. auch Antwort zur Frage 45.3. Die Thrombangiitis obliterans ist eine **Ausschlussdiagnose**. Klinisch findet sich eine periphere Minderdurchblutung, häufig mit akralen Nekrosen. Proximale Gefäßveränderungen liegen meist nicht vor, so dass die **Pulse häufig gut tastbar** sind. Mithilfe von **farbkodierter Duplexsonographie** (FKDS) und **Angiographie** lassen sich **multiple Gefäßverschlüsse mit korkenzieherartigen „Kollateralen"** nachweisen (s. Abb. 45.1).
Typische atherosklerotische Gefäßläsionen fehlen, ebenso sind sonografisch keine entzündlichen Wandveränderungen darstellbar. Laborchemisch finden sich keine Auffälligkeiten. Durch geeignete kardiologische Untersuchungsverfahren sollte eine kardiale Emboliequelle differenzialdiagnostisch ausgeschlossen werden (transthorakale Echokardiographie [TTE], transösophageale Echokardiographie [TEE], Langzeit-EKG).

Therapie: s. auch Antwort zur Frage 45.4. Wesentlich ist die **sofortige absolute Nikotinkarenz**, durch die die Amputationsrate von über 40 % auf unter 5 % sinkt. Allerdings ist aufgrund des häufig suchtähnlichen Nikotinkonsums die Entwöhnung in diesem Patientenkollektiv eine besondere Herausforderung. **Amputationen** sind oft unvermeidbar, sollten jedoch so sparsam wie möglich durchgeführt werden. Eine Antikoagulation mit **Thrombozytenaggregationshemmern** ist sinnvoll. Bei starken Ruheschmerzen kann durch den Einsatz intravenöser oder intraarterieller Infusionen mit **Prostaglandinen** oder Analoga in einigen Fällen eine Besserung erzielt werden.
Interventionelle Therapieansätze (Angioplastie) oder auch operative Revaskularisatio-

nen sind aufgrund der diffusen peripheren Verteilung und dem Fehlen geeigneter Anschlusssegmente bei lediglich 5–10 % der Patienten erfolgreich.

Im akuten Stadium mit frischen Durchblutungsstörungen kann auch der Versuch einer medikamentösen Thrombolyse (systemische oder intraarterielle Gabe von Thrombolytika) indiziert sein.

Prognose: Die Erkrankung ist bezogen auf die Amputationsrate sehr ernst einzuschätzen: 20 % der Patienten erhalten Zehen- und Vorfußamputationen, weitere 20 % müssen weiter proximal amputiert werden. Bei Manifestation an der oberen Extremität liegt die Amputationsrate bei 5–10 %. Einzig der komplette Verzicht auf Nikotin kann diesen Verlauf beeinflussen.

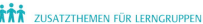 ZUSATZTHEMEN FÜR LERNGRUPPEN

Periphere arterielle Verschlusskrankheit (pAVK)

Raucherentwöhnung

Weitere Vaskulitiden

46 Karotisdissektion

46.1 Was versteht man unter der Dissektion eines Gefäßes?
- Eine Gefäßdissektion ist eine Aufspaltung der Gefäßwand mit Bildung eines sog. Intima-Flaps (s. auch Fall 33).
- Hierdurch entsteht neben dem regulären Gefäßlumen zusätzlich ein falsches Lumen.
- Probleme treten entweder durch einen Verschluss Gefäßabgängen durch die Dissektion oder durch die Bildung von Thromben mit Embolien auf.

46.2 Welche Ursachen einer Karotisdissektion kennen Sie?
- Fortleitung einer Dissektion aus der Aorta
- Traumatisch, z. B. bei manueller Manipulation im Halswirbelsäulenbereich
- Spontan bei atherosklerotischer Plaquebildung
- Angeborene Gefäßwandschwächen, z. B. Marfan-Syndrom

46.3 Welche weitere Diagnostik führen Sie durch?
- Bei sicherem Befund in der Doppler-/FKDS-Untersuchung: keine weitere Diagnostik notwendig
- Bei unsicherem Befund: ggf. Angiographie, z. B. CT-Angiographie oder MR-Angiographie

46.4 Welche therapeutischen Maßnahmen leiten Sie ein?
Vermeidung weiterer Embolien durch Antikoagulation:
- Initial mit Heparin in therapeutischer Dosierung (5000 IE i. v. als Bolus, anschließend gesteuert nach der aPTT mit Ziel-PTT 40–60 s)
- Evtl. dauerhafte Antikoagulation mit Kumarinderivat (Ziel-INR 2,5–3) überlappend mit dem Heparin (s. auch Kommentar)
- Thrombozytenaggregationshemmung (Acetylsalicylsäure 100 mg/d + evtl. Clopidogrel 75 mg/d) ergänzend oder alleine

Kommentar

Definition: Eine Karotisdissektion ist ein seltenes Ereignis, welches aber eine wichtige Differenzialdiagnose in der Ursachenabklärung eines Schlaganfalls oder einer transitorisch ischämischen Attacke (TIA) darstellt. Grundsätzlich versteht man unter einer Disektion die Aufspaltung der Wandstruktur eines arteriellen Gefäßes mit Ausbildung eines falschen Lumens (s. Fälle 14 und 33).

Ätiologie: s. Antwort zur Frage 46.2.

Pathophysiologie: Bei einer Dissektion der A. carotis interna kommt es meist im Bereich des **Gefäßdurchtritts durch die Schädelbasis** zu einem Einriss der Gefäßwand mit Ausbildung eines intramuralen Hämatoms nach distal. Meist kommt es nicht – wie bei der Dissektion der Aorta – zu einer permanenten Perfusion des

→ Fall 46 Seite 46

falschen Lumens mit Wideranschluss nach distal, sondern zur Koagulation des Blutes im falschen Lumen. Hierdurch kann das Hämatom das Lumen der Karotis komprimieren und zu kritischen Minderperfusionen des Gehirns führen. Des Weiteren besteht das Risiko einer Thrombenbildung mit konsekutiver Embolie.

Klinik: Klinisch äußert sich dies primär durch **Schmerzen im Bereich des Gefäßes**. Mögliche Folgen der Minderperfusion des Gehirns, welche meist durch Embolien bedingt sind, sind **neurologische Ausfälle** (z. B. Sprachstörungen, Sehstörungen, Sensibilitätsstörungen, Störungen der Motorik).

Diagnostik: Bei akut aufgetretenen neurologischen Ausfällen muss zuerst unterschieden werden, ob eine Ischämie oder eine Blutung die Ursache ist. Dies ist wichtig, da sich die Therapie unterscheidet. Hierzu erfolgt eine initiale Bildgebung mittels **CT oder MRT des Schädels** (s. auch Fall 17). Bei Verdacht auf einen Hirninfarkt kann bereits diese initiale Diagnostik (CT oder MRT) als angiographische Sequenz gefahren werden, die die Gefäßverhältnisse der hirnversorgenden Gefäße intra- und extrakraniell darstellt. Hier kann auch eine evtl. Dissektion nachgewiesen werden. Liegt die Dissektion im extrakraniellen Bereich der A. carotis interna, dann gelingt in den meisten Fällen eine sichere Darstellung auch mittels **farbkodierter Duplexsonographie** (FKDS). Prinzipiell sollte – insbesondere bei zusätzlichen thorakalen Beschwerden (akut einsetzender Thoraxschmerz, Ausstrahlung nach dorsal zwischen die Schulterblätter) – eine thorakale Aortendissektion als primäre Ursache ausgeschlossen werden (transthorakale Echokardiographie, transösophageale Echokardigraphie [TEE], ggf. thorakale CT-Angiographie; s. Fall 14).

Therapie: Wesentlich ist eine rasche Einleitung einer **Antikoagulation**, initial mit Heparin. Das weitere Therapieregime ist umstritten: Einige Autoren empfehlen die Gabe von Thrombozytenaggregationshemmern, andere eine dauerhafte Antikoagulation mit Kumarinderivaten (s. Antwort zur Frage 46.4). Systematische Erhebungen existieren für dieses eher seltene Krankheitsbild nicht. Am gebräuchlichsten ist eine dauerhafte Thrombozytenaggregationshemmung mit ASS 100 mg/d, evtl. initial für mehrere Wochen in Kombination mit Clopidogrel (75 mg tgl.).

In Einzelfällen kann auch ein primär interventionelles Vorgehen mit Einbringung eines Stents erfolgen. Dieses erscheint insbesondere dann sinnvoll, wenn ein flottierender Intima-Flap nachweisbar ist oder bereits initial eine höhergradige Lumeneinengung durch das intramurale Hämatom vorliegt.

Im langfristigen Verlauf kann – insbesondere auch bei Vorliegen einer höhergradigen Stenosierung durch das organisierte Hämatom – ein operatives Vorgehen mit Thrombendarteriektomie indiziert sein (s. Fall 17).

Prognose: Die Prognose hängt insbesondere vom Ausmaß der neurologischen Ausfälle ab. Ist es bereits bei Diagnosestellung zur Ausbildung eines Schlaganfalls gekommen, hängt der Verlauf im wesentlichen vom Rehabilitationserfolg ab. Eine adäquate Antikoagulation reduziert die Häufigkeit erneuter ischämischer Ereignisse deutlich. Meist kann diese im weiteren Verlauf beendet werden. Relikt einer Dissektion mit organisiertem intramuralen Hämatom ist oft eine Stenose des Gefäßes unterschiedlichen Ausmaßes (s. Fall 17).

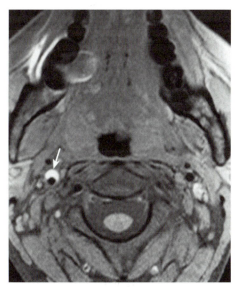

Abb. 46.1 MRT: In T2-gewichteten axialen Aufnahmen des Halses sind Gefäßdissektionen am besten zu erkennen. Das Hämatom in der Gefäßwand stellt sich oft als halbmondförmige Verdickung der Gefäßwand signalangehoben dar (→); das Gefäßlumen ist im Seitenvergleich oft eingeengt.

→ Fall 46 Seite 46

ZUSATZTHEMEN FÜR LERNGRUPPEN

Aortendissektion

Schlaganfall: Hirninfarkt vs. Hirnblutung (Definition, Ursachen, Klinik, Diagnostik, Therapie, Prognose)

47 Erworbenes Long-QT-Syndrom

47.1 Befunden Sie das vorliegende EKG!
- Normofrequenter Sinusrhythmus (regelmäßige P-Wellen mit typischer Morphologie)
- Indifferenztyp (R in Ableitung II am größten, dann in III)
- PQ-Zeit und QRS-Breite normal
- Ungestörte Erregungsausbreitung und -rückbildung
- QT-Zeit mit 570 ms deutlich verlängert

47.2 Wie lautet Ihre Verdachtsdiagnose? Welche Ursache hat in diesem Zusammenhang der plötzliche Bewusstseinsverlust der Patientin am ehesten?
- **Long-QT-Syndrom**; Begründung: typischer EKG-Befund (verlängerte QT-Dauer), Anamnese (Herzerkrankung „leichte Herzschwäche" und Fluorochinolone begünstigen das Auftreten von Long-QT-Syndrom [s. auch Antwort zur Frage 47.3]; durch das Schleifendiuretikum Furosemid kann das Auftreten ebenfalls begünstigender Elektrolytverschiebungen wie Hypokaliämie und Hypomagnesiämie provoziert werden)
- Das Long-QT-Syndrom ist mit einem erhöhten Risiko für das Auftreten polymorpher Kammertachykardien (**Torsade-de-Pointes-Tachykardien**) verbunden. Klinisch äußert sich dies durch Synkopen (plötzlicher Bewusstseinsverlust). Wahrscheinlich war bei der Patientin eine solche Torsade-de-Poines-Tachykardie aufgetreten, die sich selbstlimitiert hat.

47.3 Welche Ursachen kommen für die EKG-Veränderungen in Betracht?
- **Angeborene Long-QT-Syndrome:** vererbte Ionenkanalerkrankungen
- **Erworbene Long-QT-Syndrome:**
  - Prädisponierend bestehen fast immer strukturelle Herzerkrankung (z. B. KHK, Linksherzinsuffizienz) mit genereller Neigung zu Herzrhythmusstörungen
  - Zusätzliche Gefährdung durch Elektrolytverschiebungen (Hypokaliämie, Hypomagnesiämie)
  - Einfluss bestimmter Medikamente, die die QT-Zeit verlängern können und für Torsade-de-Pointes-Tachykardien prädisponieren (komplette aktualisierte Liste unter www.qtdrugs.org): Antiarrhythmika (z. B. Sotalol, Propafenon), Antibiotika (z. B. Makrolide, Fluorochinolone), Antidepressiva (z. B. Amitryptylin, Doxepin), Neuroleptika (z. B. Chlorpromazin, Haloperidol), Malariamittel (z. B. Chinin, Mefloquin)

47.4 Wie sollte die Patientin von Ihnen und im weiteren Verlauf in der Klinik behandelt werden?
- **Präklinische Maßnahmen:**
  - Kontinuierliches EKG-Monitoring, um erneute Herzrhythmusstörungen sofort zu erfassen und ggf. behandeln zu können (→ Defibrillationsbereitschaft herstellen)
  - Legen eines Infusionszugangs und ggf. Behandlung anhaltender Herzrhythmusstörungen (Magnesium 2 g i. v.; bei Kammerflimmern Reanimation und Adrenalin 1 μg auf 10 ml i. v.; bei therapierefraktärem Kammerflimmern Lidocain 100 mg i. v. oder Amiodaron 300 mg i. v.)
  - Transport in eine Klinik, in der eine Intensiv-/Herzrhythmusüberwachung gewährleistet werden kann
- **Klinische Maßnahmen:**
  - Monitorüberwachung
  - Absetzen potenziell auslösender Medikamente (hier: Fluorochinolon)
  - Kontrolle und ggf. Ausgleich des Elektrolythaushaltes (v. a. Kalium und Magnesium Anheben auf hochnormale Werte)
  - Regelmäßige Kontrollen der QT-Zeit im EKG

→ Fall 47 Seite 47

- Nach Rekompensation und Normalisierung der QT-Zeit Diagnostik in Bezug auf zugrundeliegende Herzerkrankung:
- Langzeit-EKG (Herzrhythmusstörungen auch bei normalem QT-Intervall?)
- Echokardiographie (Pumpfunktion, Wandbewegung, Herzklappenfehler?)
- Belastungs-EKG (Anhalt für Belastungskoronarischämie?)

Kommentar

Definition und Klinik: Unter dem Begriff des erworbenen Long-QT-Syndroms versteht man eine **nichtangeborene Verlängerung der QT-Zeit** im EKG, die mit einem stark erhöhten Risiko für **Torsades-de-Pointes-Tachykardien** einhergeht. Diese Form einer polymorphen Kammertachykardie zeigt eine typische Morphologie mit wechselnden Amplituden, bei der sich die QRS-Komplexe scheinbar um die isoelektrische Achse drehen (s. Abb. 47.1). Gebräuchliche Bezeichnungen im deutschen sind „Spitzenumkehr-Tachykardie" oder „Schraubenumkehr-Tachykardie". Klinisch manifestieren sich diese Herzrhythmusstörungen häufig als **Synkopen** mit plötzlichem Bewusstseinsverlust. Oft sind diese Herzrhythmusstörungen selbstlimitierend, ein Übergang in nichtselbstterminierendes **Kammerflimmern** mit dem klinischen Bild eines plötzlichen Herztodes ist aber möglich.

a Kammertachykardie

b Kammerflattern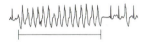

c Kammerflimmern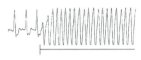

d Torsade-de-Pointes-Tachykardie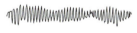

Abb. 47.1 EKG bei hochgradigen ventrikulären Herzrhythmusstörungen: a – Kammertachykardie (schenkelblockartige deformierte breite QRS-Komplexe, Herzfrequenz 120–200/min), b – Kammerflattern (regelmäßige „Haarnadel"-Wellen, Herzfrequenz 250–400/min), c – Kammerflimmern (unregelmäßiger zackenförmiger Kurvenverlauf, Herzfrequenz >450/min), d – Torsade-de-Pointes-Tachykardie (wechselnde Amplitudenhöhe und -richtung der Kammerkomplexe, Herzfrequenz 200–250/min)

Ätiologie und Pathophysiologie: Die Repolarisationsphase des ventrikulären Aktionspotenzials wird insbesondere durch den Kaliumausstrom und Kalziumeinstrom in die Zellen bestimmt. Selten gibt es angeborene Veränderungen dieser Ionenkanäle, die den Ionenfluss insbesondere der Kaliumkanäle beeinflussen und zu den angeborenen Long-QT-Syndromen führen. Es können aber auch Medikamente, die mit den beteiligten Ionenkanälen interferieren, diese Ionenströme beeinflussen und zu einer Verlängerung der Repolarisationsphase führen. Dieses ist im Oberflächen-EKG als Verlängerung der QT-Dauer erkennbar. Diese QT-Verlängerungen stellen ein Risiko für die Entwicklung polymorpher Kammertachykardien (Torsade-de-Pointes-Tachykardien) dar.

Diagnostik: Das Long-QT-Syndrom ist im Wesentlichen eine **EKG-Diagnose**: Die QT-Dauer kann im 12-Kanal-EKG relativ einfach gemessen werden (vom Beginn des QRS-Komplexes bis Ende der T-Welle). Da die QT-Zeit auch abhängig von der Herzfrequenz ist, wird diese mithilfe der **Bazett-Formel** korrigiert: frequenzkorrigierte QT-Zeit QTc = QT/RR (RR ist die RR-Intervalldauer in Sekunden). QTc-Werte von > 440 ms beim Mann und > 460 ms bei der Frau gelten als verlängert. Alternativ kann anhand von Tabellen eine frequenzabhängige relative QT-Dauer in % abgelesen werden. In der **Labordiagnostik** wird insbesondere auf **Veränderungen der Elektrolyte** (Natrium, Kalium, Kalzium, Magnesium) geachtet, die für den geregelten Ablauf des Aktionspotenzials eine wesentliche Rolle spielen. Nach Synkope bei Torsades-de-Pointes-Tachykardie sollte auch nach Normalisierung der QT-Zeit nochmals eine Langzeit-EKG-Aufzeichnung erfolgen, um ggf. unabhängig von der QT-Verlängerung auftretende ventrikuläre Herzrhythmusstörungen zu erfassen. Im Rahmen der erweiterten Abklärung sollte mittels Echokardiographie nach Hinweisen auf das Vorliegen einer strukturellen Herzerkran-

→ Fall 47 Seite 47

kung gefahndet werden (z. B. Wandbewegungsstörungen oder Einschränkungen der Pumpfunktion, Herzklappenstenosen oder -insuffizienzen). Des Weiteren ist auch die Durchführung eines Belastungs-EKG sinnvoll, um Belastungskoronarischämien nachzuweisen oder auszuschließen.

Therapie: Bei nachgewiesener QT-Verlängerung sollten in Frage kommende ursächliche Medikamente wie Antiarrhythmika, bestimmte Antibiotika, Antidepressiva oder Neuroleptika umgehend abgesetzt werden. Die Serumspiegel von Kalium und Magnesium sollten mittels intravenöser Gabe auf hochnormale Werte angehoben werden (z. B. Kalium 50 mmol/50 ml mit 5–15 mmol/h über Perfusor, „Ziel"-Kalium 4,8–5,2 mmol/l; Magnesium 2 g i. v. über 2–5 min, anschließend via Perfusor 2–20 mg/min, „Ziel"-Magnesium 0,9–1,1 mmol/l). Bei anhaltenden Torsade-de-Pointes-Tachykardien oder Kammerflimmern ist gegebenenfalls eine wiederholte elektrische Defibrillation (200–360 J) notwendig. Sollte das Auftreten von Torsade-de-Pointes-Tachykardie auf dem Monitor im Zusammenhang mit einer bradykarden Herzfrequenz stehen, ist ggf. eine passagere transvenöse Schrittmacheranlage mit vorübergehender VVI-Stimulation (Frequenzen 90–110/min) sinnvoll.

Prognose: Das Wesentliche ist es, insbesondere bei gefährdeten Patienten (bekannte strukturelle Herzerkrankung; Neigung zu Hypokaliämien und Hypomagnesiämien, z. B. bei Diuretikaeinnahme) an die Möglichkeit der QT-Verlängerung durch bestimmte Medikamente zu denken und optimalerweise bei solchen Patienten andere (QT-neutrale) Medikamente zu verordnen (Listen gefährlicher Medikamente sowie Positivlisten ungefährlicher Medikamente sind im Internet verfügbar, z. B. **www.qtdrugs.org**). Ist dies nicht möglich, so sollte vor und unter der Therapie mit diesen Medikamenten die **QT-Zeit im EKG regelmäßig kontrolliert** werden, um beim Auftreten entsprechender Veränderungen das Medikament dann umgehend abzusetzen. Wird die Problematik nicht erkannt, können rezidivierende Torsades-de-Pointes-Tachykardien zu Synkopen führen oder Kammerflimmern mit plötzlichem Herztod auftreten.

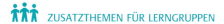 ZUSATZTHEMEN FÜR LERNGRUPPEN

Brugada-Syndrom

Angeborene Long-QT-Syndrome (Romano-Ward, Jervell-Lange-Nielsen)

48 Pericarditis constrictiva (Konstriktive Perikarditis)

48.1 Was versteht man unter einer „Restriktion"?
- Restriktion beschreibt die **behinderte kardiale Füllung**.
- Zugrunde liegt eine **unzureichende Dehnbarkeit** der Ventrikel.
- Die Ursache kann im Myokard (restriktive Kardiomyopathie [s. Kommentar]) oder im Perikard (konstriktive Perikarditis) liegen.

48.2 Welche Verdachtsdiagnose stellen Sie?
Konstriktive Perikarditis; Begründung: Symptome durch Rückstau des Blutes vor dem rechten Herzen (Ödeme, gestaute Jugularvenen) und reduzierte Auswurfmenge des linken Herzen (körperliche Schwäche), Strahlentherapie in der Anamnese als eine mögliche Ursache, Echokardiographiebefund

48.3 Welche weiterführende Diagnostik ist sinnvoll?
- **Röntgen-Thorax:** ggf. Darstellung der perikardialen Verkalkung
- **CT-Thorax:** Darstellung der Verkalkung, weitere Auffälligkeiten?
- **Kardio-MRT:** wie CT-Thorax, zusätzliche funktionelle Beurteilung möglich
- **Rechtsherzkatheter:** Messung der Füllungsdrücke

48.4 Welche Ursachen können der Erkrankung zu Grunde liegen?
- Idiopathisch
- Vorausgegangene Bestrahlung
- Vorausgegangene Herzoperation (v. a. nach Hämatoperikard)
- Postinfektiös (z. B. Tuberkulose)

→ Fall 48 Seite 48

- Bindegewebeerkrankungen
- Neoplasmen
- Urämie
- Sarkoidose

48.5 Welche Therapiemöglichkeiten kennen Sie?

- Medikamentös: Herzinsuffizienztherapie (s. Fall 32), insbesondere Aldosteronantagonist Spironolacton 25–100 mg/d
- Operativ: Perikardektomie (Entfernung des verdickten und verhärteten Perikards)

Kommentar

Definition: Bei der konstriktiven Perikarditis kommt es durch Verschwielung, Verklebung und Kalkeinlagerung des Perikards zu einer „Umklammerung" des Herzens mit Behinderung der Vorhof- und Ventrikelfüllung.

Pathophysiologie: Durch eine zunehmende perikardiale Fibrose mit Verdickung und Verhärtung wird die Dehnbarkeit beider Vorhöfe und Ventrikel reduziert. Dadurch ist insbesondere die Ventrikelfüllung während der Diastole behindert. In der frühen Füllungsphase kommt es aufgrund der bereits erhöhten atrialen Druckwerte zu einer beschleunigten Ventrikelfüllung. Aufgrund der konstriktionsbedingten mangelnden Volumendehnbarkeit der Ventrikel kommt es dann zu einem abrupten Füllungsstopp mit konsekutivem Rückstau des Blutes. Da im Lungenkreislauf niedrigere Druckverhältnisse als im Körperkreislauf herrschen, manifestiert sich die Restriktion primär mit der Symptomatik einer Rechtsherzinsuffizienz. Im weiteren Verlauf kann auch die behinderte Füllung des linken Ventrikels zu Symptomen der Linksherzinsuffizienz führen.

Klinik: Klinisch manifestiert sich die Erkrankung v. a. durch die Füllungsbehinderung des rechten Ventrikels mit **Zeichen der Rechtsherzinsuffizienz** wie **Halsvenenstauung**, **peripheren Ödemen** und **Aszites**. Zeichen der **Linksherzinsuffizienz** wie **Müdigkeit**, **Leistungsminderung** und **Atemnot** können ebenfalls auftreten.

Diagnostik: s. auch Antwort zur Frage 48.3. Wesentliches Ziel der Diagnostik ist eine Differenzierung zwischen der konstriktiven Perikarditis und der restriktiven Kardiomyopathie (s. unten) sowie der Rechtsherzinsuffizienz anderer Genese (z. B. bei Cor pulmonale, s. Fall 43). Das **EKG** weist im Falle der konstriktiven Perikarditis **keine spezifischen Zeichen** auf oder zeigt häufig einen Normalbefund. Im **Röntgenbild des Thorax** kann in manchen Fällen eine **Kalzifizierung des Perikards** dargestellt werden (s. Abb. 48.1).

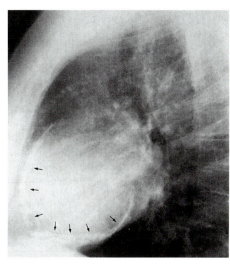

Abb. 48.1 Röntgen-Thorax (seitlich) bei konstriktiver Perikarditis: sichelförmige Verkalkungen im Perikard (Pfeile)

Eine **CT des Thorax** und ein **Kardio-MRT** können wesentliche morphologische Hinweise liefern und die Umfelddiagnostik ermöglichen. Mittels **(Doppler-)Echokardiographie** lassen sich Morphologie und Funktion der Ventrikel beurteilen. In der Dopplerechokardiographie finden sich häufig relativ spezifische Befunde für eine Restriktion. Mittels Links- und Rechtsherzkatheter lassen sich die Druckwerte in den Ventrikeln und damit Druckkurven ermitteln, hier zeigen sich typische Druckkurvenverläufe für eine Restriktion.

Differenzialdiagnose restriktive Kardiomyopathie: Unter restriktiven Kardiomyopathien (RCM) versteht man Erkrankungen, die sich durch eine eingeschränkte diastolische Ventrikelfüllung und ein vermindertes diastolisches

→ Fall 48 Seite 48

Volumen charakterisieren. Die Ursache für die verminderte Relaxation liegt im Myokard selbst. Neben idiopathischen Formen und Endomyokardfibrosen (z. B. Löffler-Syndrom) sind insbesondere Speicherkrankheiten (z. B. Amyloidose, Hämochromatose) Ursachen für restriktive Kardiomyopathien. Klinisch finden sich Zeichen der Herzinsuffizienz (Dyspnoe, Müdigkeit, Ödeme) oder auch nur brady- oder tachykarde Herzrhythmusstörungen. Die Diagnostik erfolgt wie bei der konstriktiven Perikarditis (s. oben). Die Abgrenzung der restriktiven Kardiomyopathien von der kontriktiven Perikarditis ist oft schwierig. Bei der Echokardiographie finden sich bei der konstriktiven Perikarditis meist perikardiale Veränderungen (Verdickungen, Verkalkungen), die bei der restriktiven Kardiomyopathie fehlen. Die Endomyokardbiopsie kann bei einigen Formen der restriktiven Kardiomyopathie (z. B. Amyloidose, Hämochromatose) spezifische Befunde liefern. Therapeutisch steht – wenn möglich – die Behandlung der Grunderkrankung im Vordergrund (z. B. Aderlässe und Komplexbildner bei Hämochromatose, Chemotherapie bei Sarkoidose). Ansonsten erfolgt eine rein symptomatische Therapie der Herzinsuffizienz (s. Fall 32) sowie evtl. vorhandener Komplikationen (z. B. bei Vorhofflimmern Antikoagulation, bei lebensbedrohlichen Herzrhythmusstörungen ICD).

Therapie: Bei nur leicht symptomatischen Patienten (Beschwerden nur bei starker Belastung) ist zunächst ein medikamentöser Therapieversuch gerechtfertigt. Geeignet sind v. a. Diuretika (z. B. Torasemid 5–20 mg/d) und der Aldosteronantagonist Spironolacton (25–100 mg/d). Der Therapieerfolg ist jedoch sehr oft gering, und die Erkrankung verläuft sehr häufig progredient. Die definitive Therapie besteht in der operativen **Perikardektomie**. Hierbei werden die verdickten und verhärteten Perikardanteile reseziert. Die Operation weist eine hohe Letalität auf (ca. 10 %). Ursache ist einerseits, dass sich bei langdauernder Restriktion aufgrund der eingeschränkten Volumendehnbarkeit der Ventrikel eine Myokardatrophie entwickeln kann. Postoperativ kann es dann zu einer akuten Herzdilatation kommen, in deren Folge sich eine akute, therapeutisch nicht beherrschbare Herzinsuffizienz entwickelt, die letztlich zum Tod führt. Andererseits sind die Patienten oft in einem schlechten Allgemeinzustand. Es erscheint daher günstiger, die Operation zu einem früheren Zeitpunkt bei noch gut erhaltener Herzfunktion und besserem Allgemeinzustand durchzuführen, als sie zu lange aufzuschieben.

Prognose: Die Prognose ist ohne Operation langfristig schlecht. Ob eine Perikardektomie zu einem guten Erfolg führt, hängt von Herzfunktion und Allgemeinzustand des Patienten zum OP-Zeitpunkt ab.

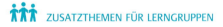

ZUSATZTHEMEN FÜR LERNGRUPPEN

Akute Perikarditis

Restriktive Kardiomyopathie

Ursachen der Rechtsherzinsuffizienz

! 49 Paradoxe Embolie bei offenem bzw. persistierendem Foramen ovale

49.1 Wie lautet Ihre Verdachtsdiagnose? Erläutern Sie diese!

Bei dem Patient liegen mehrere Erkrankungen vor:
- **Tiefe Beinvenenthrombose**, Begründung: typische Klinik (Beinschwellung, Schmerzen); erhöhte D-Dimere; Risikopatient, da bereits tiefe Beinvenenthrombose in der Anamnese
- **Rezidivierende TIA (transitorisch ischämische Attacken)**; Begründung: typische fokale neurologische Ausfälle (Halbseitensymptomatik, Amaurosis fugax), die sich komplett zurückgebildet haben
- **Unklares Abdomen (Verdacht auf Ileus bei mesenterialer Ischämie)**; Begründung: akute Bauchschmerzen; keine Darmgeräusche; sonographisch dilatierte Darmschlingen als Zeichen des Ileus; im Kontext mit der TIA (passagere zerebralen Ischämien embolisch bedingt?) jetzt mesenteriale Ischämie

→ Fall 49 Seite 49

49.2 Welche weiteren Untersuchungen ordnen Sie an?

- **CT-Angiographie des Abdomens:** Beurteilung der mesenterialen Durchblutung, Darstellung der Bauchorgane
- **CT-Schädel:** Beurteilung von Ischämien oder Blutungen
- **Kompressionssonographie und farbkodierte Dopplersonographie der Beinvenen:** Nachweis oder Ausschluss einer tiefen Beinvenenthrombose
- **Transthorakale Echokardiographie:** Quantifizierung der linksventrikulären Pumpfunktion, Ausschluss von Klappenfunktionsstörungen, Beurteilung des rechten Herzens, Darstellung eines evtl. vorhandenen Perikardergusses
- **Transösophageale Echokardiographie, ggf. mit Kontrastechokardiographie:** genaue Darstellung der Vorhöfe und der übrigen Herzhöhlen; Ausschluss eines intrakardialen Thrombus; Darstellung des Septum interatriale mit Nachweis oder Ausschluss eines persistierenden Foramen ovale unter Kontrastmittelgabe

49.3 Wie bewerten Sie die Antikoagulation?

- Bei tiefer Beinvenenthrombose und Lungenembolie (wahrscheinlich ohne behebbare Ursache wie Operation, passagere Immobilisation) ist eine dauerhafte Antikoagulation indiziert (Ziel-INR 2,0–3,0, Quick <30%).
- Somit ist aktuell keine suffiziente Antikoagulation vorhanden.
- Es besteht also das Risiko einer erneuten Thrombose mit ggf. Embolie.

49.4 Beschreiben Sie den TEE-Befund!

- Dargestellt sind die beiden Herzvorhöfe mit dem Vorhofseptum.
- Es findet sich eine längliche echogene Struktur, die vom rechten Vorhof über das Vorhofseptum in den linken Vorhof reicht.
- Hierbei handelt es sich am ehesten um einen sog. Transit-Thrombus, der im (persistierenden) Foramen ovale steckt (s. Abb. 49.1).

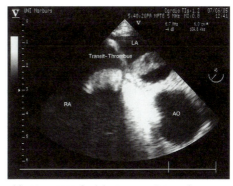

Abb. 49.1 TEE-Befund des Patienten (RA = rechter Vorhof, LA = linker Vorhof, AO = Aorta)

Kommentar

Definition, Ätiologie und Pathophysiologie:
Das Foramen ovale stellt im fetalen Kreislauf eine wichtige Kurzschlussverbindung zwischen rechtem und linkem Herzen dar (s. Fall 54). Im Rahmen der postnatalen Umstellungsvorgänge des Kreislaufs kommt es durch den Druckabfall im rechten Vorhof zunächst zu einem funktionellen Verschluss des Foramens. Im weiteren Verlauf verwachsen das Septum primum und das Septum secundum miteinander, und das Foramen ovale ist auch anatomisch verschlossen (s. Abb. 49.2).

Bei etwa 20% aller Menschen bleibt jedoch dieser anatomische Verschluss aus, hier liegt dann – zunächst ohne Krankheitswert – ein offenes bzw. **persistierendes Foramen ovale** (**PFO**) vor. Unter physiologischen Druckverhältnissen im Herzen liegt jedoch weiterhin ein funktioneller Verschluss vor. Kommt es zu vorübergehendem oder permanentem Anstieg des

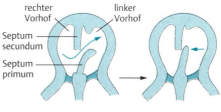

Abb. 49.2 Foramen ovale: a – Im fetalen Kreislauf ist das Foramen ovale eine Kurzschlussverbindung zwischen rechtem und linkem Herzen bzw. Vorhof. Es wird vom Septum primum und vom Septum secundum begrenzt. b – Nach der Geburt verschließt sich das Foramen ovale. Dies geschieht durch die veränderten Druckverhältnisse, durch die das Septum primum gegen das Septum secundum gepresst wird.

→ Fall 49 Seite 50

Druckes im Bereich des rechten Herzens, kann jedoch über das persistierende Foramen ovale ein Rechts-Links-Shunt stattfinden. Unter ungünstigen Bedingungen kann auf diesem Wege auch **thromboembolisches Material aus dem rechten Herzen in den Körperkreislauf** (sog. paradoxe Embolie) gelangen und systemische Embolien auslösen. So geht man mittlerweile davon aus, dass bei jüngeren Patienten mit sog. kryptogenen Schlaganfällen (d. h. Schlaganfälle ohne nachweisbare Ursache wie Karotisstenosen, Herzrhythmusstörungen) und nachgewiesenem persistierenden Foramen ovale eben dieses mit paradoxer Embolie die wahrscheinliche Ursache des Schlaganfalls ist. Vermutlich sind hier passagere Druckanstiege im rechten Herzen, z. B. durch starke Bauchpresse, der ausschlaggebende Mechanismus für einen kurzzeitigen Rechts-Links-Shunt mit Übertritt des Embolus. Bei rezidivierenden Embolien über ein persistierendes Foramen ovale kommt als weiterer möglicher Auslöser auch eine vorhergehende oder gleichzeitige Lungenembolie in Betracht: Infolge der Lungenembolie kommt es zum Druckanstieg in der pulmonalarteriellen Strombahn, wogegen das rechte Herz anpumpen, d. h. einen größeren Druck aufbauen muss. Übersteigt der Druck im rechten Vorhof den Druck des linken Vorhofs, kann bei persistierendem Foramen ovale Thrombusmaterial in den linken Vorhof und damit dann in den Körperkreislauf embolisieren und Organischämien auslösen.

Klinik: Ein persistierendes Foramen ovale ohne klinische Symptome systemischer Embolien hat keinen Krankheitswert und verursacht keine Beschwerden. Kommt es jedoch v. a. bei jüngeren Menschen zu anders nicht erklärbaren zerebralen Embolien oder treten Embolien in anderen Stromgebieten (z. B. Mesenterialgefäße) auf, so sollte in die weiteren differenzialdiagnostischen Überlegungen die Möglichkeit eines ursächlichen persistierenden Foramen ovale mit sog. paradoxen (oder gekreuzten) Embolien einbezogen werden.

Diagnostik: s. auch Antwort zur Frage 49.2. In Abhängigkeit von der klinischen Symptomatik können verschiedene Untersuchungen je nach Lokalisation von vermuteten Embolien sinnvoll sein. Im geschilderten Fall ist eine CT-Angiographie des Thorax notwendig, um eine erneute Lungenembolie nachzuweisen oder auszuschließen. Durch eine CT-Angiographie des Abdomens kann die arterielle Perfusion von Darm und Viszeralorganen (wie Niere, Milz) dargestellt und Mesenterial- oder Organinfarkte ggf. nachgewiesen werden. Bei neurologischer Symptomatik sollte des Weiteren eine zerebrale Schnittbilddiagnostik zeitnah durchgeführt werden (Schädel-CT oder – wenn verfügbar – MRT, da dieses auch die Frühdiagnose ischämischer Schlaganfälle erlaubt). Zur weiteren Diagnostik: Lungenembolie s. Fall 11, tiefe Beinvenenthrombose s. Fall 28, mesenteriale Ischämie s. Fall 31, TIA/Schlaganfall s. Fall 17.

Bei vermuteter kardialer Emboliequelle sind **transthorakale und insbesondere transösophageale Echokardiographie** wesentliche Untersuchungen. Die Gabe eines Echokontrastmittels (kontrastierende Zuckerlösung) ergänzt beide Untersuchungsverfahren und erlaubt unter Provokationsbedingungen (Erhöhung des ve-

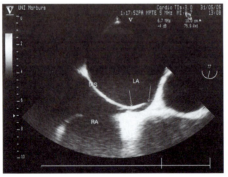 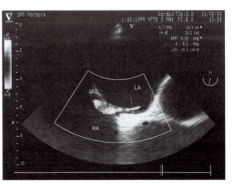

Abb. 49.3 *Transösophageale Echokardiographie (TEE): Darstellung eines persistierenden Foramen ovale mit Rechts-Links-Shunt bei Valsalva-Manöver (LA = linker Vorhof, RA = rechter Vorhof, IAS = interatriales Septum; a Nativ-Befund, b Farbdopplerechokardiographie)*

→ Fall 49 Seite 49

nösen Rückstroms zum rechten Herzens und hierdurch passagerer Druckanstieg im rechten Vorhof, z. B. durch Valsalva-Manöver [= maximale Inspiration, dann starke Bauchpresse bei geschlossener Glottis, dann Exspiration]) den Nachweis eines Blutübertritts über ein persistierendes Foramen ovale (s. Abb. 49.3).

Therapie: Grundlage der Therapie ist die rasche Einleitung einer suffizienten **Antikoagulation**. Dieses geschieht in der **Initialphase** optimalerweise mit unfraktioniertem **Heparin** mit Bolusgabe (5000 IE i. v. im Bolus, dann 20000–30000 IE/24 h i. v., Ziel-pTT 70–80 s). Hierdurch wird eine weitere Thrombusbildung mit konsekutiver Embolisation verhindert. Zuvor muss jedoch bei begleitender neurologischer Symptomatik unbedingt eine intrazerebrale Blutung durch eine entsprechende Schnittbilddiagnostik ausgeschlossen werden (s. oben). Liegen zusätzlich systemische Embolien vor, hängt die Therapie vom betroffenen Organsystem ab: zu den Therapieoptionen bei Lungenembolie s. Fall 11. Mesenteriale Ischämien bedürfen sofort einer chirurgischen Therapie mit Resektion nekrotischer Darmabschnitte und ggf. Desobliteration embolisch verschlossener Mesenterialgefäße (s. Fall 31). Nierenembolien können in der Regel nicht spezifisch therapiert werden. Zerebrale Embolien können bei früh gestellter Diagnose evtl. mittels einer systemischen Thrombolysetherapie behandelt werden.

Langfristig erfolgt die Sekundärprophylaxe bei tiefer Beinvenenthrombose, Lungenembolie und ggf. systemischen Embolien mittels dauerhafter Antikoagulation, derzeit am effektivsten mit einem **Kumarinderivat** (z. B. Marcumar, Ziel-INR 2,0–3,0). Bei nachgewiesenem persistierendem Foramen ovale und paradoxer Embolie sollte diese Einnahme lebenslang erfolgen. Inwieweit eine zusätzliche Thrombozytenaggregationshemmung (z. B. mit Acetylsalicylsäure) einen additiven Effekt hat oder lediglich das Blutungsrisiko erhöht, ist zur Zeit noch umstritten.

Bei nachgewiesenem persistierendem Foramen ovale als Ursache der paradoxen Embolie sollte die Möglichkeit eines in der Regel **interventionellen Verschlusses** mittels Herzkatheter diskutiert werden. Hierbei wird über das Foramen ovale ein sog. **PFO-Occluder** vom rechten in den linken Vorhof eingebracht. Dieser ist wie ein Schirm gefaltet und wird dann im linken Vorhof aufgespannt, gegen das Vorhofseptum gezogen und von der Seite des rechten Vorhofs her ebenfalls am Vorhofseptum fixiert. Auch wenn zur Effektivität eines solchen Verschlusses im Vergleich zu einer dauerhaften Antikoagulation noch keine abschließenden Daten vorliegen (Studien laufen noch), sollte es insbesondere bei jüngeren Patienten als Therapiemöglichkeit in Erwägung gezogen werden, da hierdurch ggf. eine lebenslange Einnahme gerinnungshemmender Medikamente (wie Kumarinderivaten) mit allen Risiken (insbesondere bedrohliche Blutungen) und Nebenwirkungen (z. B. bei jüngeren Frauen mit noch vorhandenem Kinderwunsch) erspart werden kann.

Prognose: Die Prognose hängt entscheidend von den betroffenen Organsystemen sowie der rechtzeitigen Diagnosestellung und Therapieeinleitung ab. Insbesondere mesenteriale Ischämien gehen mit einer sehr hohen Letalität einher.

 ZUSATZTHEMEN FÜR LERNGRUPPEN

Embryonale Entwicklung des Vorhofseptums

Vorhof- und Ventrikelseptumdefekte

Indikationen zur dauerhaften Antikoagulation

Mesenteriale Ischämie

→ Fall 49 Seite 50

50 Wolff-Parkinson-White-Syndrom (WPW)

50.1 Beschreiben Sie den EKG-Befund!
- Normofrequenter Sinusrhythmus
- Steiltyp
- Sehr kurze PQ-Zeit (0,1 s)
- **Delta-Welle** zwischen P-Welle und QRS-Komplex → nur scheinbar verbreiterter QRS-Komplex (s. Abb. 50.1)

- Konsekutiv kann durch die verminderte diastolische Ventrikelfüllung und dem hieraus resultierenden reduzierten Herzzeitvolumen eine Minderperfusion der Organe, v. a. des Gehirns auftreten; dies kann sich z. B. durch Schwindel äußern.

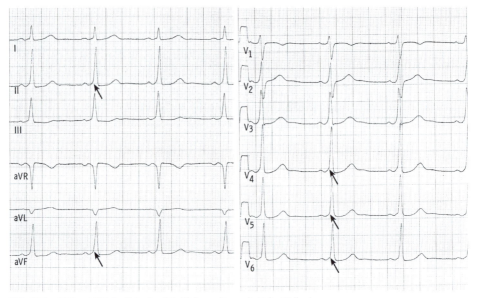

Abb. 50.1 *12-Kanal-EKG des Patienten (Die Pfeile markieren die Delta-Wellen.)*

50.2 Wie lautet Ihre Verdachtsdiagnose?
Präexzitationssyndrom (Wolff-Parkinson-White-Syndrom, WPW); Begründung: im EKG typische Delta-Welle (s. Abb. 50.1); Schwindelsymptomatik durch paroxysmale Tachykardien (zum pathophysiologischem Mechanismus s. Antwort zur Frage 50.3)

50.3 Erläutern Sie den pathophysiologischen Mechanismus dieser Erkrankung!
- Angeborene Anomalie, bei der akzessorische Leitungsbahnen zwischen Atrium und Ventrikel vorhanden sind
- Hierdurch vorzeitige Erregung von Teilen des Ventrikelmyokards
- Möglichkeit der Entstehung einer kreisenden Erregung zwischen AV-Bahn und akzessorischer Bahn (Makro-Reentry) mit paroxysmalen Tachykardien (→ Herzrasen)

50.4 Welche Therapieoptionen kennen Sie?
- Bei reiner Präexzitation (s. Kommentar) ohne Beschwerden (Tachykardien): keine Therapie notwendig
- Bei Präexzitationssyndrom mit akuten Tachykardien je nach Patientenzustand:
  - Hämodynamisch instabiler Patient: elektrische Kardioversion (beginnend mit 100 J, ggf. steigern bis 360 J)
  - Hämodynamisch stabiler Patient: Versuch des Vagusreizes (Valsalva-Manöver, Karotis-Druck, Trinken von kaltem Wasser, Eiskrawatte [s. Fall 2]); falls ineffektiv, medikamentöse Therapie mit Ajmalin (50 mg langsam i. v.) oder Propafenon (35–70 mg langsam i. v.)

→ Fall 50 Seite 50

50.5 Welche Medikamente sollte man bei diesem Patienten vermeiden und warum?
Bei Tachykardie **keine Gabe von AV-selektiven Medikamenten** (z. B. Verapamil, Digitalisglykoside), da sie nur auf den AV-Knoten und nicht auf die akzessorische Bahn wirken; sie können so zu noch rascherer Überleitung (Verstärkung der Tachykardie) führen (bei gleichzeitigem Vorliegen von Vorhofflimmern und WPW-Syndrom bis hin zum Kammerflimmern!)

Kommentar

Definition: Unter einer **Präexzitation** versteht man die vorzeitige Erregung von Teilen des Kammermyokards über angeborene akzessorische Leitungsbündel. Treten hierbei Symptome wie paroxysmale Tachykardien auf, dann spricht man vom **Präexzitationssyndrom**. Die akzessorischen Bündel können an verschiedenen Stellen lokalisiert sein. Beim **klassischen Präexzitationssyndrom** oder **Wolff-Parkinson-White-Syndrom** (WPW-Syndrom) handelt es sich um das sog. **Kent-Bündel** als atrioventrikuläre Verbindung direkt zwischen Vorhof- und Ventrikelmyokard. Andere Formen wie Verbindungen des AV-Knotens zum Ventrikelmyokard sind seltener.

Pathophysiologie und Klinik: Bedingt durch die vorzeitige Ventrikelerregung kommt es beim klassischen WPW-Syndrom zu einer Verbreiterung des QRS-Komplexes durch die sog. **Delta-Welle**, die PQ-Zeit wird hierdurch scheinbar verkürzt. Bei supraventrikulären Herzrhythmusstörungen wie Vorhofflimmern kann es über die akzessorischen Bündel zu einer schnellen Überleitung mit hohen Ventrikelfrequenzen kommen, da die Überleitungsverzögerung des AV-Knotens umgangen wird. Des Weiteren kann sich eine kreisende Erregung über den AV-Knoten und die akzessorische Bahn ausbilden und so zu einer Reentry-Tachykardie führen.

Symptomatisch werden die Patienten durch **paroxysmale Tachykardien** (anfallsartiges Herzrasen), die in über 80% der Fälle die Folge eines Makro-Reentry-Kreises über den AV-Knoten und das oder die akzessorischen Bündel sind.

Diagnostik: Beim klassischen WPW-Syndrom mit Nachweis einer **Delta-Welle** im Ruhe-EKG fällt die Diagnose leicht (s. Abb. 50.1). Im Falle eines verborgenen WPW-Syndroms, bei dem die akzessorische Bahn lediglich retrograd vom Ventrikel in den Vorhof leitet, ist das 12-Kanal-EKG unauffällig. Hier gelingt oft erst in der elektrophysiologischen Untersuchung mit intrakardialer EKG-Ableitung und gezielter Stimulation bestimmter Regionen der Nachweis des akzessorischen Bündels.

Therapie: Im Falle einer akuten Tachykardie bei WPW-Syndrom hängt die Art der Therapie vom Zustand des Patienten ab (s. Antwort zur Frage 50.4). Bei sehr häufigen störenden Tachykardieanfällen kann eine **Katheterablation der akzessorischen Bahn** durchgeführt werden. Die Erfolgsrate dieses kurativen Ansatzes liegt bei über 95%. Grundsätzlich sind alle Medikamente kontraindiziert, die selektiv den AV-Knoten blockieren (z. B. Verapamil, Digitalisglykoside) (s. Antwort zur Frage 50.5).

Prognose: Das Risiko des Patienten mit WPW-Syndrom für lebensbedrohliche Herzrhythmusstörungen ist im Wesentlichen von der antegraden Leitungskapazität bzw. effektiven Refraktärperiode des akzessorischen Bündels abhängig. Wichtige Parameter zur Abschätzung s. Tab. 50.1. Bei hoher Gefährdung für bedrohliche Herzrhythmusstörungen sollte unbedingt eine Katheterablation durchgeführt werden. Kommt es nach Ablation zu einem Rezidiv (ca. 3% der Fälle), dann ist ein erneuter Ablationsversuch möglich. Eine medikamentöse Dauertherapie (Betablocker, Propafenon, Flecainid) sollte nicht durchgeführt werden, da die proarrhyth-

Tab. 50.1 Risikoeinschätzung bei WPW-Syndrom

Geringe Gefährdung	Hohe Gefährdung
■ Intermittierende Präexzitation im Oberflächen-EKG	■ Synkope oder Reanimation in der Anamnese
■ Präexzitation verschwindet unter körperlicher Belastung (Ergometrie)	■ Permanent nachweisbare Präexzitation im EKG
■ Positiver Ajmalin-Test (Delta-Welle verschwindet unter Ajmalin i. v.)	■ Negativer Ajmalin-Test (Delta-Welle bleibt unter Ajmalin i. v. vorhanden)
■ Abstand der QRS-Komplexe bei Vorhofflimmern > 250 ms	■ Abstand der QRS-Komplexe bei Vorhofflimmern < 250 ms

→ Fall 50 Seite 50

mogenen Nebenwirkungen der Antiarrhythmika in der Dauertherapie erheblich und der therapeutische Effekt nicht sicher sind.

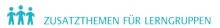

ZUSATZTHEMEN FÜR LERNGRUPPEN

AV-Knoten-Reentry-Tachykardie

Antiarrhythmika

51 Sick-Sinus-Syndrom (SSS)

51.1 Welche wesentlichen Befunde enthält der EKG-Ausschnitt?
- Unregelmäßiger Herzrhythmus mit unterschiedlichen Abständen zwischen den R-Zacken
- Wechsel von tachyarrhythmischen und bradyarrhythmischen Phasen
- Keine P-Wellen sichtbar

Herzfrequenzanstieg unter körperlicher Belastung), die oft bei SSS auftritt
- Ggf. Nachweis einer Belastungskoronarischämie im Rahmen einer KHK als Ursache des SSS
- **Echokardiographie:** Nachweis/Ausschluss einer strukturellen Herzerkrankung (z. B. KHK, Kardiomyopathie, Herzklappenerkrankungen,

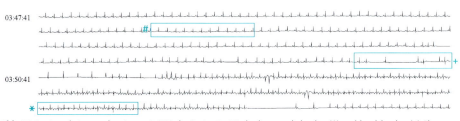

Abb. 51.1 Ausschnitt aus dem Langzeit-EKG der Patientin: Wechsel von tachykarden (*) und bradykarden (+) Phasen mit normalem Sinusrhythmus (#)

51.2 Welche Diagnose stellen Sie? Nennen Sie Synonyme für diese Erkrankung!
- Bradykardie-Tachykardie-Syndrom
- Syndrom des kranken Sinusknotens
- Sick-Sinus-Syndrom (SSS)

51.3 Welche Bedeutung kann die aktuelle Medikation für die Beschwerden der Patientin haben?
- Beide Substanzen (Betablocker, Alpha-Mimetikum) wirken bradykardisierend, d. h. sie könnten eine bedrohliche Bradykardie begünstigen.
- Durch die Bradykardie ist das Herzzeitvolumen verringert. Es kommt zu Organminderdurchblutung, v. a. des Gehirns, was zu Synkopen führen kann.

51.4 Welche weiteren Untersuchungen sind sinnvoll?
- **Belastungs-EKG:**
  - Nachweis/Ausschluss einer chronotropen Inkompetenz (fehlender/unzureichender

Herzhypertrophie wie bei Cor hypertensivum) als Ursache des SSS
- **Labor:** v. a. Schilddrüsenwerte zum Ausschluss einer Hyperthyreose als Ursache des SSS

51.5 Welche Vorschläge zur Therapie haben Sie?
- Problem: bradykardisierende Medikation zur Herzrhythmuskontrolle oder Vermeidung von Tachykardien ggf. auch in höherer als der aktuellen Dosierung notwendig → hierdurch aber noch höheres Risiko für bradykarde Episoden
- Daher: zunächst Reduktion der bradykardisierenden Medikation zur Vermeidung von Synkopen
- Indikation zur **Schrittmacherimplantation** gegeben; Wahl des Systems in Abhängigkeit vom permanenten Herzrhythmus:
  - Intermittierendes Vorhofflimmern: Zweikammer-Schrittmacher (DDD)
  - Permanentes Vorhofflimmern: evtl. auch Einkammer-System (VVI)

→ Fall 51 Seite 51

- Nach Schrittmacherimplantation dann effektive Therapie mit bradykardisierenden Medikamenten zur Suppression tachykarder Herzrhythmusstörungen
- Sowohl bei intermittierendem als auch bei permanentem Vorhofflimmern dauerhafte Antikoagulation (Kumarinderivate, z. B. Marcumar) sinnvoll

Kommentar

Definition: Beim Sick-Sinus-Syndrom finden sich folgende Herzrhythmusstörungen in unterschiedlicher Ausprägung und Kombination:
- **Sinusbradykardie** (Herzfrequenz <50/min)
- **Intermittierender Sinusarrest** (SA-Block Grad III)
- **Geringgradiger sinuatrialer Block** (SA-Block Grad II)
- **Supraventrikuläre Tachykardien** wie Vorhofflattern (Vorhoffrequenz 250–350/min) und Vorhofflimmern (Vorhoffrequenz 350–600/min).
- In 50 % der Fälle kommen auch zusätzliche **AV-Blockierungen** jeglicher Ausprägung vor.

Ätiologie und Pathophysiologie: Ursache der Erkrankung sind meist strukturelle Herzerkrankungen wie koronare Herzerkrankung, Kardiomyopathien, hypertensive Herzerkrankung sowie Myokarditiden. Diese Erkrankungen führen zu Veränderungen, insbesondere der Zellen des Sinusknotens und des sinuatrialen Übergangs.

Klinik: Typisch ist das **Nebeneinander von Tachykardien** mit Herzrasen, Unruhe und Dyspnoe **und Bradykardien** mit Schwindel und ggf. Synkopen.

Diagnostik: Im Ruhe-EKG finden sich nur selten Auffälligkeiten. Jedoch können sämtliche Herzrhythmusstörungen auch hier dokumentiert werden, wenn das EKG zum richtigen Zeitpunkt geschrieben wird. Auch das **Langzeit-EKG** mit einer Aufzeichnungskapazität von 24 Stunden bildet nur einen umschriebenen Zeitraum ab, und häufig treten gerade in der Aufzeichnungsperiode keine Beschwerden auf. Hier sind ggf. **wiederholte Durchführungen** notwendig. Abhilfe kann ein **Event-Recorder** schaffen, der auf Patientenanforderung per Knopfdruck das EKG dokumentiert. Hiermit können auch seltene Ereignisse in direkter Korrelation zu Beschwerden dokumentiert werden. Zur weiteren Diagnostik s. Antwort zur Frage 51.4.

Therapie: s. auch Antwort zur Frage 51.5. Eine Therapie ist **bei allen symptomatischen Formen erforderlich**. Stehen die **bradykardbedingten Symptome** im Vordergrund und ist die Bradykardie dokumentiert, ist eine **permanente Schrittmachertherapie** indiziert. Bei vorhandenem Sinusrhythmus ist ein Zweikammersystem sinnvoll, während bei permanentem Vorhofflimmern mit Bradyarrhythmia absoluta ein Einkammersystem ausreichend ist. Stehen die **tachykardbedingten Symptome** im Vordergrund, dann steht zunächst eine Frequenz- oder Rhythmuskontrolle mit entsprechenden bradykardisierenden Medikamenten (Betablocker, z. B. Metoprolol 25–200 mg/d, oder Kalziumantagonisten, z. B. Verapamil 80–480 mg/d) im Vordergrund. Oft kommt es jedoch hierdurch auch zu einer Akzentuierung von bradykarden Episoden, so dass zur optimalen antitachykarden Therapie auch eine permanente Schrittmacherimplantation zur Beherrschung von Bradykardien erforderlich ist.

Prognose: Grundsätzlich ist die Prognose in Bezug auf die Herzrhythmusstörung gut. Bestimmend ist letztlich die Grunderkrankung, die in jedem Fall gründlich abgeklärt werden sollte.

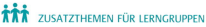 ZUSATZTHEMEN FÜR LERNGRUPPEN

Karotis-Sinus-Syndrom

Schrittmachertherapie

→ Fall 51 Seite 51

52 Chronisch venöse Insuffizienz bei postthrombotischem Syndrom

52.1 Welche Grunderkrankung vermuten Sie? Erläutern sie den Pathomechanismus!
- **Grunderkrankung: postthrombotisches Syndrom** (chronisch venöse Insuffizienz als Folgezustand der tiefen Beinvenenthrombose); Begründung: Anamnese (tiefe Beinvenenthrombosen), typische Klinik (Spannungsgefühl und Schwellung im Bein)
- Pathomechanismus:
  - Durch die Thrombose kommt es zur Zerstörung der Venenklappen in den tiefen Beinvenen.
  - Hierdurch fließt das Blut retrograd in den Venen mit Ausbildung von Rezirkulationskreisen und pathologischen Kollateralkreisläufen.
  - Folge ist eine chronische venöse Stauung mit Anstieg des hydrostatischen Drucks in den Gefäßen, hierdurch Übertritt der Flüssigkeit in das Gewebe mit evtl. Ödemen, Stauungsdermatitis und Ulcus cruris.

52.2 Wie erklären Sie die akute Rötung?
Komplikation des postthrombotischen Syndroms: Neigung zu **Erysipel** (β-hämolysierende Streptokokken der Gruppe A bewirken eine flächenhafte Lymphangitis)

52.3 Welche Untersuchungen halten Sie für sinnvoll?
- **Labor:** Entzündungswerte (Leukozyten, CRP), D-Dimere (differenzialdiagnostische Abgrenzung zur akuten tiefen Beinvenenthrombose)
- **Farbkodierte Duplexsonographie (FKDS):** Darstellung der Durchgängigkeit der tiefen Beinvenen, Nachweis eines Refluxes
- **Ggf. aszendierende Pressphlebographie:** nur noch bei speziellen Fragestellungen (z. B. Nachweis einer Perforansinsuffizienz) oder präoperativ

52.4 Beschreiben Sie die Therapie!
- **Behandlung des Erysipels:**
  - Penicillin (Penicillin G 4 × 1–2 Mio. IE/d i. v. über 10–14 Tage), alternativ Erythromycin (4 × 500 mg/d i. v. über 10–14 Tage)
  - Ruhigstellung der Extremität (Bettruhe)
  - Lokale Kühlung (mit kühlen Umschlägen, Kühlelementen)
  - Thromboseprophylaxe (z. B. mit niedermolekularem Heparin wie Enoxaparin 1 × 0,4/d s.c.)
- **Behandlung des postthrombotischen Syndroms:**
  - Vermeiden von langem Stehen und Sitzen
  - Bevorzugen von Laufen und liegender Position
  - Kompressionstherapie mit Strümpfen oder Strumpfhose (die konsequente Kompression nach tiefer Beinvenenthrombose kann das Auftreten eines postthrombotischen Syndroms verhindern)
  - Ggf. operative Therapie: Varizenstripping

Kommentar

Definition und Ätiologie: Die chronisch venöse Insuffizienz ist ein **Stauungssyndrom der Beine** unterschiedlicher Ätiologie. Bedingt durch primäre oder sekundäre Insuffizienzen der Klappen der tiefen Beinvenen, z. B. auch als Folge einer tiefen Beinvenenthrombose, kommt es insbesondere bei längerem Stehen zu einer venösen Hypertonie mit Venen- und Hautveränderungen.

Pathophysiologie und Klinik: Bedingt durch eine Insuffizienz der Venenklappen in den tiefen Beinvenen kommt es – insbesondere im Stehen – zu einer retrograden Blutströmung in den Beinvenen und einer venösen Hypertonie. Diese Veränderungen führen zu einem massiv erhöhten hydrostatischen Druck insbesondere in den tief gelegenen Gefäßabschnitten. Dies führt zu einem Übertritt von Flüssigkeit aus den Venen in das Interstitium (**Ödem**). Dies äußert sich durch ein **Schwere- und Spannungsgefühl** insbesondere der Unterschenkel und Füße. Bei chronischer Druckerhöhung treten auch Erythrozyten in das Interstitium über. Diese werden von Makrophagen phagozytiert, die das Eisen speichern und dadurch dem Gewebe eine bräunliche Farbe verleihen (**Hämosiderose**). Das Ödem behindert die Zufuhr von Sauerstoff und Nährstoffen in das betroffene Gebiet. Dies bewirkt eine **Hautatrophie mit Depigmentierung** (**Atrophie blanche**), evtl. auch **Stauungsekzem**. Als Endstadium können großflächige Hautdefekte als **Ulcus cruris** venosum, bevorzugt oberhalb des Innenknöchels, auftreten. Diese weisen aufgrund der trophischen Störungen des Gewebes eine schlechte Heilungstendenz auf.

Außerdem kommt es zur Ausbildung von Kollateralkreisläufen bevorzugt über das oberflächliche Beinvenensystem, was sich klinisch als Varizenbildung manifestiert.

Komplizierend können (auch rezidivierende) Streptokokkeninfektionen der Haut (**Erysipel**) auftreten (s. Antwort zur Frage 52.2).

Diagnostik: Wesentlich ist eine genaue **Anamnese** (Thrombose in der Vorgeschichte? Art der Beschwerden, v. a. tageszeitliche Abhängigkeit?). Hierdurch lässt sich in den meisten Fällen bereits die Verdachtsdiagnose stellen. Die **körperliche Untersuchung** mit dem Nachweis der entsprechenden Veränderungen an der unteren Extremität (Ödeme, Hämosiderose, Atrophie, Ekzem, Varizen, Ulcus cruris) führt in den meisten Fällen zu hinreichender diagnostischer Sicherheit, und die Diagnose kann gestellt werden. Als apparative Untersuchungsmethode hat die **farbkodierte Duplexsonographie** (FKDS) einen zentralen Stellenwert. Mit diesem Verfahren kann die Durchgängigkeit des tiefen Beinvenensystems dargestellt und somit differenzialdiagnostisch die akute tiefe Beinvenenthrombose abgegrenzt werden. Ebenfalls kann der Reflux bei insuffizienten Venenklappen in manchen Fällen mit der FKDS direkt nachgewiesen werden. Selten – auf jeden Fall aber zur Vorbereitung einer operativen Therapie einer sekundären Varikose – kommt noch die **aszendierende Phlebographie** zur Anwendung, bei der durch Kontrastmittelinjektion am Fußrücken das oberflächliche und tiefe Beinvenensystem im Verlauf nach proximal radiologisch dargestellt wird.

Therapie: Allgemeinmaßnahmen kommt in der Therapie einer chronischen venösen Insuffizienz ein hoher Stellenwert zu. Längeres Sitzen sowie Stehen sollte zugunsten von **regelmäßigem Hochlagern der Beine sowie Laufen zur Aktivierung der Muskelpumpe** vermieden werden. Wärmeeinwirkung führt zu einer Venodilatation, daher sollten Saunabesuche und längere direkte Sonneneinwirkung ebenfalls vermieden werden. Eine **Kompressionstherapie** zeigt häufig gute Erfolge, wird aber erfahrungsgemäß nur von der Hälfte der Patienten konsequent durchgeführt. Sehr effektiv sind maßgefertigte Kompressionsstrümpfe (entweder Unterschenkel- oder Oberschenkeltyp) oder – wenn beide Seiten bis in die Leistenetage betroffen sind – eine Kompressionsstrumpfhose. Je nach dem maximalen Druck auf Knöchelhöhe werden verschiedene Kompressionsklassen unterschieden. Die gebräuchlichste ist die Kompressionsklasse (KKL) II mit ca. 30 mmHg. Entscheidend ist hier das Tragen von vor dem Aufstehen (Anziehen im Bett im entstauten Zustand) bis zum zu Bett gehen sowie die Erneuerung etwa alle sechs Monate wegen Nachlassen der Kompressionskraft. Eine ausgeprägte Varikose wird ggf. mittels operativen Vorgehens (sog. **Stripping**) therapiert. Das Ulcus cruris venosum muss mit intensiver lokaler Wundbehandlung (z. B. Kolloidverbände) therapiert werden. Dies muss im Verlauf unbedingt durch eine Kompression unterstützt werden muss, da ansonsten aufgrund des hohen Venendruckes meist keine Heilung erfolgen kann. Bei fehlendem konservativem Therapieerfolg erfolgt eine plastisch-chirurgische Defektdeckung, ggf. in Kombination mit Ligation von insuffizienten Venen in der Region.

Prognose: Bei konsequenter Therapie hat die chronisch venöse Insuffizienz eine günstige Prognose. Schlecht therapierte Ulcera cruris sowie chronische Stauungsödeme bei inkonsequenter Kompressionstherapie gehen aber oft mit einer erheblichen Einschränkung der Lebensqualität einher.

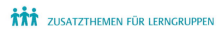

ZUSATZTHEMEN FÜR LERNGRUPPEN

Tiefe Beinvenenthrombose

Schweregradeinteilung der chronisch venösen Insuffizienz

→ Fall 52 Seite 52

53 Cor pulmonale

53.1 Erläutern Sie die Bedeutung des Begriffes „Packyears"!

- Packyear ist eine Möglichkeit der standardisierten Quantifizierung des Zigarettenkonsums: täglich eine Schachtel Zigaretten (20 Zigaretten/Schachtel) über ein Jahr = 1 Packyear
- 3 Schachteln täglich über 10 Jahre entsprechen 30 Packyears
- Für viele durch Zigaretten induzierte Erkrankungen existiert eine gut messbare Korrelation zwischen den konsumierten Packyears und dem Erkrankungsrisiko, so z. B. für Bronchialkarzinom und COPD.

53.2 Welche Verdachtsdiagnose stellen Sie? Begründen Sie den Zusammenhang der verschiedenen Befunde!

Verdachtsdiagnose: dekompensiertes **Cor pulmonale**

- Patient weist Zeichen der dekompensierten Rechtsherzinsuffizienz auf: periphere Ödeme (Beinödeme), Aszites, Stauungsleber (als Stauungshepatitis mit Erhöhung von AST [GOT], ALT [GPT], γ-GT, Bilirubin), fixierte Spaltung des 2. Herztones (Zeichen der verlängerten Austreibungszeit des rechten Ventrikels).
- Die Nikotinanamnese zusammen mit der Vorgeschichte einer COPD weist auf eine pulmonale Ursache hin.
- Dyspnoe und reduziertes Atemgeräusch sind Hinweise auf die COPD bzw. ein Lungenemphysem.

53.3 Welche weiteren diagnostischen Maßnahmen veranlassen Sie? Welche Befunde erwarten Sie dabei aufgrund Ihrer Verdachtsdiagnose?

- **12-Kanal-EKG:** ggf. Zeichen der Rechtsherzbelastung (s. Abb. 53.1) wie
  - Hohes R >0,7 mV in V1, großes S > 0,7 mV in V5 oder V6 → Sokolow-Lyon-Index für Rechtsherzhypertrophie (R in V1 + S in V5 oder V6 1,05 mV)
  - Rechtsventrikuläre Repolarisationsstörungen (ST-Streckensenkungen und T-Negativierungen in V1–V3)
  - P-pulmonale bzw. P-dextroatriale: spitz eingipflig überhöhte P-Wellen v. a. in den Ableitungen II, III, aVF (meist > 0,25 mV) sowie V1 und V2 (meist > 0,1 mV) (s. Abb. 53.1)
  - Steil- bis Rechtstyp, ggf. Sagittaltyp (SI-SII-SIII- oder SI-QIII-Typ)
  - Rechtsschenkelblock
- **Röntgen-Thorax:**
  - Zeichen der chronischen pulmonalen Hypertonie (s. Abb. 53.2): erweiterte zentrale und enge periphere Lungenarterien, dadurch „Kalibersprung" und „helle" periphere Lungenabschnitte, prominenter Pulmonalisbogen
  - Hinweise auf pulmonale Grunderkrankung (z. B. Transparenzerhöhung bei COPD)
  - Ggf. Nachweis akuter pulmonaler Veränderungen (z. B. Infiltrate als Hinweis auf Pneumonie) als Auslöser der akuten Dekompensation

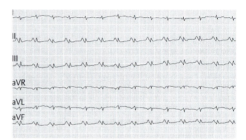

Abb. 53.1 EKG bei Cor pulmonale: Sinustachykardie; P-Pulmonale in II, III, aVF; SI-QIII-Typ; reduzierte Amplituden

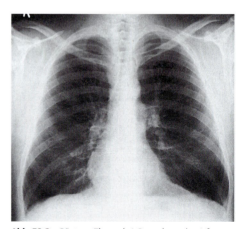

Abb. 53.2 Röntgen-Thorax bei Cor pulmonale: tiefstehende Zwerchfelle, prominente Pulmonalarterien, periphere Gefäßrarefizierung

→ Fall 53 Seite 53

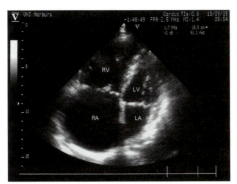

Abb. 53.3 *Echokardiographie (4-Kammer-Blick) bei Cor pulmonale: massiv dilatierter rechter Vorhof (RA) und Ventrikel (RV); linker Vorhof (LA) und Ventrikel (LV) sehr schlank*

- **Echokardiographie:** (s. Abb. 53.3)
  - Rechtsventrikuläre Hypertrophie und Dilatation
  - Indirekte Abschätzung des pulmonalarteriellen Drucks in der Dopplerechokardiographie über die Trikuspidalinsuffizienz (systolischer pulmonalarterieller Druck über 30 mmHg ist sicher pathologisch)
- **Lungenfunktionsprüfung:** Quantifizierung der Lungenfunktionsstörung
- **Ggf. Ventilations-/Perfusionsszintigraphie:** Ausschluss einer Lungenembolie als Ursache bei entsprechendem klinischen Verdacht (s. Fall 11)
- **Ggf. CT-Thorax:** (falls andere Verfahren keine ausreichenden Befunde liefern)
  - Darstellung des Lungenparenchyms, Nachweis von Infiltraten oder interstitiellen Umbauprozessen
  - Darstellung der Lungengefäße, Ausschluss von Lungenembolien, Messung des Gefäßdurchmessers
- **Ggf. Rechtsherzkatheter:** direkter Nachweis des erhöhten pulmonalarteriellen Drucks durch invasive Druckmessung, Bestimmung der zentralen Sauerstoffsättigung, Nachweis/Ausschluss von Shuntvitien

Kommentar

Definition: Unter einem Cor pulmonale versteht man eine **Hypertrophie und/oder Dilatation des rechten Ventrikels als Folge einer Struktur-, Funktions- oder Zirkulationsstörung der Lunge mit pulmonaler Hypertonie**.

Ätiologie: Ein **akutes Cor pulmonale** ist meist Folge einer **akuten Lungenembolie**, ein **chronisches Cor pulmonale** meist von **Erkrankungen des respiratorischen Systems** (z. B. COPD, Lungenemphysem).

Pathophysiologie: Durch eine **primäre Druckerhöhung im Lungenkreislauf** kommt es zu einer **Druckbelastung des rechten Herzens**. Eine zentrale Rolle bei der Entstehung spielt der Euler-Liljestrand-Mechanismus. Dieser hat zum Ziel, das Ventilations-Perfusions-Verhältnis zu optimieren: Nicht oder schlecht belüftete Alveolarbezirke tragen nicht oder nur wenig zum Gasaustausch bei. Um die Lungendurchblutung effektiv zu gestalten, wird die Durchblutung in diesen nicht oder schlecht belüfteten zugunsten gut belüfteter Alveolarbezirke gedrosselt, d. h. es kommt zur Vasokonstriktion im pulmonalarteriellen Gefäßbett. Sind große Alveolarbezirke schlecht belüftet, können dadurch der pulmonale Gefäßwiderstand und damit der Druck im Lungenkreislauf deutlich ansteigen. Zunächst sind diese funktionellen Veränderungen reversibel. Ein chronisch erhöhter pulmonaler Gefäßwiderstand führt jedoch zu Intimafibrose, Endothelzellwucherung und Obliteration kleinster Lungengefäße (sog. Remodeling). Hierdurch kommt es zur **Fixierung des pulmonalen Hochdrucks**. Diese chronische Druckbelastung führt dann zur Rechtsherzinsuffizienz mit Dilatation des rechten Ventrikels und in der Folge auch zur Dekompensation. Ursache hierfür ist, dass der rechte Ventrikel relativ muskelschwach ist und dadurch – im Gegensatz zum linken Ventrikel – kaum die Fähigkeit zur Hypertrophie besitzt.

Klinik: Lange Zeit treten **keine oder unspezifische Symptome**, wie rasche Ermüdbarkeit, Leistungsknick, diskrete Belastungsdyspnoe und evtl. diskrete Zyanose, auf. Erst bei fortgeschrittener Erkrankung, im dekompensierten Stadium, dominieren **Symptome der Rechtsherzinsuffizienz**: gestaute Halsvenen, **Ödeme** in den abhängigen Körperpartien (z. B. Knö-

→ Fall 53 Seite 53

cheln, Unter-, Oberschenkel, Stammbereich [Anasarka]), Pleuraerguss, Aszites und Stauungsleber.

Diagnostik: s. auch Antwort zur Frage 53.3. **Anamnese** (Lungenerkrankung in der Vorgeschichte) und Befunde der körperlichen Untersuchung (fixierte Spaltung des 2. Herztons, Ödeme) können bereits wesentliche Befunde zur Diagnosefindung bieten. Im **12-Kanal-EKG** können sich Zeichen der Rechtsherzbelastung finden. Die **Röntgenaufnahme des Thorax** kann Zeichen der chronischen pulmonalen Hypertonie sowie Hinweise auf die pulmonale Grunderkrankung liefern. Ergänzt wird die radiologische Bildgebung ggf. durch eine **Computertomographie des Thorax**, die auch als hochauflösende Parenchymaufnahme (HR-CT) wesentlich zur Ursachenklärung beitragen kann. Eine zentrale Stellung in der nichtinvasiven kardialen Diagnostik nimmt die **Echokardiographie** ein. Mit ihr lassen sich Pumpfunktion, Klappenfunktion und Diameter (Abmessungen der Herzhöhlen) beurteilen, außerdem lässt sich insbesondere mit der Dopplerechokardiographie der pulmonalarterielle Druck gut abschätzen. Dieser Parameter dient zur Schweregradbestimmung und Verlaufsbeurteilung. Die invasive Druckbestimmung mittels **Rechtsherzkatheter** bleibt bestimmten Fragestellungen vorbehalten (z. B. präoperative Diagnostik vor evtl. Herz-Lungen-Transplantation, ätiologisch unklare Fälle).

Therapie: Wesentlich ist eine frühzeitig einsetzende und konsequente **kausale Therapie der primären Lungenerkrankung**. Hierdurch kann die Entwicklung einer pulmonalen Hypertonie und eines Cor pulmonale wesentlich verzögert oder verhindert werden.
Im Stadium des chronischen Cor pulmonale sind zusätzlich **symptomatische Therapieansätze** effektiv: Eine **Sauerstoff-Heimtherapie** sollte initiiert werden, wenn trotz maximaler Therapie der Grunderkrankung eine chronische Hypoxie (paO$_2$ < 60 mmHg) vorliegt. Hierdurch kann der Pulmonalisdruck gesenkt und die Überlebenszeit verbessert werden. Zur medikamentösen **Senkung des pulmonalarteriellen Drucks** werden **Kalziumantagonisten** (z. B. Nifedipin 1 × 20 mg/d), **Prostazyklinderivate** (z.B Iloprost 6–9 × 2,5–5 µg/d inhalativ), **Endothelin-Rezeptor-Antagonisten** (z. B. Bonsentan 2 × 125 mg/d) sowie **PDE5-Inhibitoren** (z. B. Sildenafil 20–80 mg/d) einzeln oder kombiniert eingesetzt. Eine **Rechtsherzinsuffizienz** wird mittels **Flüssigkeitsrestriktion**, **körperlicher Schonung**, **Diuretika** (z. B. Spironolacton 1 × 25–100 mg/d, Torasemid 1 × 5–10 mg/d) und – bei gleichzeitiger Linksherzinsuffizienz – ACE-Hemmer (z. B. Ramipril 1 × 2,5–10 mg/d) therapiert. Bei jungen Patienten mit fortgeschrittener Erkrankung sollte ggf. eine Herz-Lungen-Transplantation in Erwägung werden.

Prognose: Die Prognose ist v. a. von der Höhe des mittleren pulmonalarteriellen Drucks, dem Ausmaß der alveolären Hypoventilation, der Schwere der bronchialen Obstruktion sowie dem Kompensationsvermögen des rechten Herzens abhängig. Ohne Therapie beträgt die mittlere Überlebenszeit bei symptomatischem Cor pulmonale **3 Jahre**. Die Lebensqualität ist – v. a. durch die pulmonale Funktionsstörung – bei nahezu allen Patienten wesentlich reduziert.

ZUSATZTHEMEN FÜR LERNGRUPPEN

Akutes Cor pulmonale bei Lungenembolie (Pathophysiologie, Diagnostik, Therapie)

Stadieneinteilung und Behandlung der COPD

54 Persistierender Ductus arteriosus Botalli (PDA)

54.1 Welche Verdachtsdiagnose stellen Sie?
Mittelgroßer **persistierender Ductus arteriosus Botalli** (PDA); Begründung: typisches Manifestationsalter (mittelgroße PDA verursachen häufig erst ab der 3. Lebensdekade Beschwerden); typische Beschwerden (Palpitationen, Belastungsdyspnoe, wiederholte bronchopulmonale Infekte); typischer Auskultationsbefund (systolisch-diastolisches Maschinengeräusch im 2. ICR infraklavikulär)

→ Fall 54 Seite 54

54.2 Erläutern Sie die Pathophysiologie!
- Der Ductus arteriosus Botalli ist eine Gefäßverbindung zwischen dem Truncus pulmonalis und dem Aortenbogen (s. Abb. 54.1) und ein wesentlicher Bestandteil des fetalen Blutkreislaufs.
- Er verschließt sich normalerweise durch Kontraktion seiner Wandmuskulatur innerhalb der ersten Lebenstage und degeneriert zum sog. Ligamentum arteriosus.
- Verschließt sich der Ductus arteriosus Botalli nicht, spricht man von offenem bzw. persistierendem Ductus arteriosus Botalli (PDA).

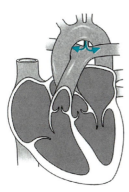

Abb. 54.1 *Ductus arteriosus Botalli: Gefäßverbindung zwischen Truncus pulmonalis und Aortenbogen im fetalen Blutkreislauf*

54.3 Nennen Sie eine schwerwiegende Komplikation, wenn diese Erkrankung nicht rechtzeitig behandelt wird! Erläutern Sie diese Komplikation genauer!
Eisenmenger-Syndrom
- Körpervenen, rechtes Herz und Lungenarterien bilden gemeinsam ein Niederdrucksystem, welches sauerstoffarmes Blut zur Oxygenierung in die Lunge befördert.
- Der Druck im linken Herzen und in den Arterien des Körperkreislaufs ist relativ hoch (Hochdrucksystem).
- Bei Herzfehlern mit Links-Rechts-Shunt wie dem PDA besteht eine Kurzschlussverbindung zwischen Hoch- (hier: Aorta) und Niederdrucksystem (hier: Truncus pulmonalis), durch die Blut mit hohem Druck zusätzlich in den Lungenkreislauf befördert wird.
- Die Folge ist zunächst eine reversible Druckerhöhung, später kommt es dann zum irreversiblen Umbau der Pulmonalarterien (Lungengefäßsklerose) mit weiterem Druckanstieg.
- Der Druck im rechten Herzen kann sich im Extremfall dem Druck von linkem Herzen angleichen oder ihn sogar überschreiten.
- Hierbei kommt es dann zu einer sog. Shunt-Umkehr (Rechts-Links-Shunt): Blut aus dem Lungenkreislauf (hier: Truncus pulmonalis) fließt direkt in den Körperkreislauf (hier: Aorta).
- Dieses Blut ist aber sauerstoffarm, da es durch Umgehung der Lunge nicht oxygeniert wird. Daher tritt ein Sauerstoffmangel der Gewebe auf. Dies äußert sich u. a. durch Zyanose, (Belastungs-)Dyspnoe, Müdigkeit, Synkopen.

54.4 Was versteht man unter einem azyanotischen und was unter einem zyanotischen Herzfehler? Was liegt bei Ihrer Patientin vor?
- Bei **zyanotischen Herzfehlern** liegt ein primärer **Rechts-Links-Shunt** (Kurzschlussverbindung rechtes → linkes Herz) vor:
  - Sauerstoffarmes Blut gelangt unter Umgehung der Lunge aus dem Lungenkreislauf in den Körperkreislauf.
  - Da das Blut nicht oxygeniert ist, kommt es zu einer bläulichen (zyanotischen) Verfärbung der Haut.
  - Beispiele primär zyanotischer Herzfehler: Fallot-Tetralogie, Transposition der großen Gefäße (TGA)
- Bei **azyanotischen Herzfehlern** liegt ein **Links-Rechts-Shunt** (Kurzschlussverbindung links → rechtes Herz) vor:
  - Sauerstoffreiches (oxygeniertes) Blut gelangt aus dem linken Herzen oder dem Körperkreislauf in den Lungenkreislauf.
  - Folge ist eine zusätzliche Belastung des Lungenkreislaufs und damit auch des rechten Herzens, im Verlauf entwickelt sich eine Rechtsherzinsuffizienz.
  - Da die Oxygenierung nicht gestört ist, kommt es zu keiner Zyanose
  - Beispiele für azyanotische Herzfehler: Vorhofseptumdefekt, Ventrikelseptumdefekt, PDA
- **Bei der Patientin** liegt ein PDA vor, bei dem Blut aus dem linken Herzen/der Aorta in den Lungenkreislauf strömt. Es handelt sich – solange keine Shunt-Umkehr erfolgte (s. Antwort zur Frage 54.3) – um einen Links-Rechts-Shunt, also einen **azyanotischen Herzfehler**.

→ Fall 54 Seite 54

Kommentar

Definition: Der **Ductus arteriosus Botalli** stellt im fetalen Blutkreislauf eine wichtige Kurzschlussverbindung (Shunt) zwischen der Teilungsstelle des Truncus pulmonalis und der Aorta dar. Ein großer Anteil des Herzzeitvolumens gelangt hierüber – unter Umgehung des Lungenkreislaufs – in den Körperkreislauf. Bereits unmittelbar nach der Geburt kommt es meist am ersten Lebenstag zu einem funktionellen Verschluss des Ductus durch Kontraktion der Wandmuskulatur. Im Laufe der nächsten Tage verschließt sich der Ductus arteriosus Botalli anatomisch. Bei Frühgeborenen ist dieser Verschluss meist verzögert, tritt aber gewöhnlich spontan innerhalb der ersten drei Lebensmonate auf. Bleibt der Verschluss aus, spricht man von einem **persistierenden Ductus arteriosus Botalli (PDA)**.

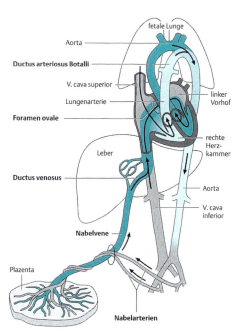

Abb. 54.2 *Fetaler Blutkreislauf*

Physiologie der fetalen und postpartalen Kreislaufverhältnisse: Beim Fetus werden die Funktionen von Leber (Entgiftung) und Lunge (Oxygenierung) von der Plazenta übernommen. Daher benötigen diese beiden Organe wesentlich weniger sauerstoffreiches Blut und werden aus dem Blutkreislauf durch Kurzschlussverbindungen ausgeschlossen (s. Abb. 54.2):

- Die Umgehung der Leber erfolgt über den **Ductus venosus Arantii**; das sauerstoffreiche Blut von der Plazenta fließt über die Nabelvene direkt in die V. cava inferior.
- Die Umgehung der Lunge erfolgt über zwei Wege:
  - Blut aus der V. cava inferior gelangt v. a. vom rechten Vorhof über das **Foramen ovale** in den linken Vorhof. Von hier aus gelangt das Blut in die linke Herzkammer und in den Körperkreislauf.
  - Blut aus der V. cava superior gelangt v. a. in die rechte Herzkammer und von dort in den Truncus pulmonalis. Dadurch dass die Lunge noch nicht entfaltet ist, ist der Strömungswiderstand in den Lungengefäßen sehr hoch. So fließt der größte Teil des Blutes über die Kurzschlussverbindung zwischen Truncus pulmonalis und Aorta, den **Ductus arteriosus Botalli**, in den Körperkreislauf (Rechts-Links-Shunt).

Diese Shuntverbindungen sind für den Fetus lebensnotwendig. Nach der Geburt werden sie nicht mehr benötigt und verschließen sich durch verschiedene Mechanismen:

- Der Ductus arteriosus arantii verschließt sich durch Kontraktion seiner glatten Muskulatur; so nimmt die Leberdurchblutung zu.
- Nach der Geburt kommt es zur Entfaltung und Belüftung der Lunge. Dadurch sinkt der Strömungswiderstand in den Lungengefäßen und der Druck im rechten Herzen und die Lungendurchblutung nehmen zu.
- Nach der Geburt werden die Nabelarterien verschlossen, dadurch nimmt der Strömungswiderstand im Körperkreislauf zu, was zu einer Druckerhöhung im linken Herzen führt. Übersteigt der Druck im linken Vorhof den Druck im rechten, wird das Foramen ovale funktionell verschlossen.
- Durch die Druckumkehr im Kreislaufsystem nach der Geburt (Lungenkreislauf ↓, Körperkreislauf ↑) kommt es auch zur Strömungsumkehr im Ductus arteriosus Botalli, es entwickelt sich ein Links-Rechts-Shunt. Bereits am ersten Lebenstag ver-

→ Fall 54 Seite 54

schließt sich jedoch normalerweise der Ductus arteriosus Botalli funktionell durch Kontraktion der Muskulatur, so dass Lungen- und Körperkreislauf komplett voneinander getrennt sind. Im Laufe der nächsten Wochen verschließt sich der Ductus durch Bindegewebe dann anatomisch; zurück bleibt eine bandartige Struktur, das sog. Ligamentum arteriosum.

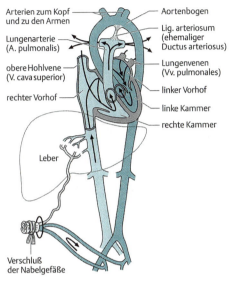

Abb. 54.3 Postnataler Blutkreislauf

Größe des Shuntvolumens kann aus diesem Zirkulieren eine starke Belastung des Herz-Kreislaufsystems resultieren. Quantifiziert wird das Shuntvolumen und damit die Größe des PDA durch das Verhältnis von Lungenzeitvolumens (QP) zum Körperzeitvolumen (QS). Liegt der Quotient (QP/QS):

- <1,5 : 1, spricht man von einem **kleinen PDA**;
- bei 1,5–2 : 1, spricht man von einem **mittelgroßen PDA**;
- >2:1, spricht man von einem **großen PDA**. Bedingt durch den großen Defekt sind Lungen- und Körperkreislauf dann praktisch nicht mehr voneinander getrennt. Die Druckwerte beider Kreisläufe gleichen sich schnell an.

Klinik: Die Symptomatik hängt von der Größe des PDA ab:
- **Kleine PDA** bleiben nahezu **symptomlos**; manchmal werden sie durch Entzündungen des Gefäßes selbst (**Endarteriitis**) mit Komplikationen (Endokarditis, Embolien, Lungenabszess) auffällig.
- **Mittelgroße PDA** verursachen oft erst in der **3. Lebensdekade** Beschwerden wie **Palpitationen**, **Belastungsdyspnoe** und **rezidivierende bronchopulmonale Infekte**.
- **Große PDA** führen bereits im Säuglingsalter zu Symptomen der **Herzinsuffizienz**.

Werden (mittel)große Shunts nicht rechtzeitig verschlossen, kann es zu einer irreversiblen Obstruktion der Lungengefäße mit konsekutiver Shunt-Umkehr (**Eisenmenger-Syndrom**) kommen (s. Antwort zur Frage 54.3).

Pathophysiologie: Persistieren die Shuntverbindungen nach der Geburt, kann sich dies hämodynamisch ungünstig auf das Herz-Kreislaufsystem auswirken. Häufig findet man einen persistierenden Ductus arteriosus Botalli (PDA) **bei Frühgeborenen**, der sich meist innerhalb der ersten drei Lebensmonate spontan verschließt. Man vermutet als Ursache eine Unreife des Ductusgewebes mit unzureichendem Ansprechen auf vasokonstriktive Reize. Ein PDA bei Reifgeborenen ist dagegen eine Anomalie, ein Spontanverschluss nach den ersten Lebenstagen ist selten.
Ein hämodynamisch bedeutsamer PDA führt zu einem Links-Rechts-Shunt mit Volumenüberladung des rechten Herzens und der Lunge sowie überhöhten Druckverhältnissen im Lungengefäßsystem (pumonale Hypertonie): Ursache ist, dass ein Teil des Blutes, das aus der Lunge in das linke Herz und in die Aorta gelangt, wieder über den PDA in die Lunge zurückfließt. Je nach

Diagnostik: Bei der Auskultation findet sich typischerweise ein **kontinuierliches systolisch-diastolisches Herzgeräusch** („**Maschinengeräusch**") mit Punctum maximum im 2. ICR links infraklavikulär (s. Abb. 54.4).

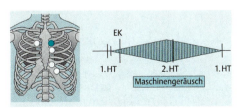

Abb. 54.4 Typischer Auskultationsbefund bei persistierendem Ductus arteriosus Botalli (HT = Herzton, EK = Ejektionsklick)

→ Fall 54 Seite 54

EKG- und Röntgen-Thorax-Befunde sind unspezifisch, möglich sind Zeichen der Links- und Rechtshypertrophie. Mittels **Echokardiographie** können **Form und Lage des PDA** sowie indirekte Zeichen (Linksherzhypertrophie, Dilatation des Truncus pulmonalis) dargestellt werden. Mittels **Farbdoppler-Echokardiographie** lässt sich die Diagnose anhand der Flussphänomene stellen: Man sieht einen **systolisch-diastolischen Bluteinstrom** aus der Aorta in den Truncus pulmonalis. Mittels der Magnetresonanztomographie (MRT) lässt sich der PDA ebenfalls anatomisch darstellen, des Weiteren kann man mit dieser Methode das Shuntvolumen quantifizieren. Eine Darstellung mittels **Links- und Rechtsherzkatheter** ist im Erwachsenenalter nur nötig, wenn gleichzeitig eine interventionelle Therapie geplant ist oder assoziierte Anomalien (z. B. Vorhof- oder Ventrikelseptumdefekt) oder eine KHK ausgeschlossen werden sollen.

Therapie: Bei **Frühgeborenen** kann versucht werden, den PDA mittels **Prostaglandinsynthesehemmern** (z.B. Indometacin) zu verschließen. Die Erfolgsrate liegt bei etwa 60–70%. Ist diese Therapie nicht erfolgreich oder handelt es sich bei dem Patienten um ein reifes Neugeborenes oder noch ältere Kinder oder Erwachsene, bei denen ein Spontanverschluss nicht zu erwarten ist, wird der PDA **interventionell** oder **operativ** verschlossen. Beim interventionellen Verschluss wird während einer Herzkatheteruntersuchung eine Spirale in den PDA eingebracht und dieser dadurch verschlossen. Ein operativer Verschluss empfiehlt sich bei großem PDA. Dieser erfolgt entweder durch eine Ligatur und/oder Durchtrennung des Ductus. Da ein PDA immer ein erhebliches Risiko für eine Endokarditis darstellt, sollte eine Prophylaxe in bakteriämiegefährdeten Situationen erfolgen (s. Fall 3).

Prognose: Die Erfolgsquote bei interventionellen Verschluss liegt nach 1 Jahr bei ca. 85%. Führen große PDA zu einer Shunt-Umkehr mit Eisenmenger-Syndrom, liegt die Überlebensrate nach 10 Jahren bei 80% und nach 25 Jahren bei 40%.

ZUSATZTHEMEN FÜR LERNGRUPPEN

Symptome des großen PDA

Zeichen der Links- und Rechtsherzhypertrophie im EKG und Röntgen-Thorax

Endokarditisprophylaxe

Weitere angeborene Herzfehler (z. B. Aortenisthmusstenose, Pulmonalstenose, Ventrikelseptumdefekt)

55 Rheumatisches Fieber

55.1 Wie lautet Ihre Verdachtsdiagnose? Begründen Sie Ihre Entscheidung!
Rheumatisches Fieber; Begründung: wandernde Polyarthritis, rheumatische subkutane Knötchen, Fieber, Verdacht auf Herzbeteiligung (neu aufgetretenes Herzgeräusch, am ehesten typisch für Mitralklappeninsuffizienz), Pharyngitis in der Vorgeschichte

! 55.2 Definieren Sie die Haupt- und Nebenkriterien nach Jones! Wann ist Ihre Verdachtsdiagnose unter Berücksichtigung der Jones-Kriterien wahrscheinlich?
- Jones-Kriterien der American Heart Association:
  - Hauptkriterien: Karditis, wandernde Polyarthritis, Chorea minor, subkutane Knötchen, Erythema anulare rheumaticum
  - Nebenkriterien: Fieber, Arthralgien, BSG- und/oder CRP-Erhöhung, PQ-Zeit-Verlängerung im EKG, rheumatisches Fieber in der Vorgeschichte
- Die Diagnose eines rheumatischen Fiebers ist wahrscheinlich bei:
  - Nachweis eines vorausgegangenen Streptokokkeninfekts (Rachenkultur, Antigen-Schnelltest, Antikörper) und
  - 2 Hauptkriterien oder 1 Haupt- und 2 Nebenkriterien

→ Fall 55 Seite 55

55.3 Was ist die Ursache dieser Erkrankung? Nennen Sie eine andere Zweiterkrankung, und charakterisieren Sie diese kurz!

- **Ursache:** Rheumatisches Fieber tritt als Folgeerkrankung nach einer Infektion des oberen Respirationstrakts mit β-**hämolysierenden Streptokokken der Gruppe A** auf. Es handelt sich um eine Autoimmunreaktion (s. Kommentar).
- **Weitere Zweiterkrankung: Poststreptokokken-Glomerulonephritis**. Sie tritt im Gegensatz zum rheumatischen Fieber auch nach Hautinfektionen durch Streptokokken auf; klinische Erscheinung variiert von symptomloser Hämaturie bis hin zum Vollbild des nephritischen Syndroms

55.4 Welche Therapie schlagen Sie vor?

- **Therapie des Streptokokkeninfekts:**
  - Penicillin V: bei Erwachsenen 3–4 Mio IE/d; bei Kindern 100 000 IE/kg/d für 10 Tage
  - Alternativ (bei Penicillinallergie) Makrolid (Erythromycin 4 × 500 mg/d für 10 Tage)
- **Antiinflammatorische Behandlung:** führt zu rascher Symptombesserung (Fieber, Gelenkschmerzen); Dauer der Therapie etwa 4–6 Wochen
  - Bei Erwachsenen Acetylsalicylsäure bis zu 2–3 g/d
  - Bei Kindern Ibuprofen (max. 20–30 mg/kg KG/d)
  - Bei rheumatischer Karditis evtl. Glukokortikoide initial 80 mg/d, stufenweise Reduktion
- **Tonsillektomie** im freien Intervall unter Penicillinschutz
- **Rezidivprophylaxe mit Penicillin** (Penicillin G alle 4 Wochen 1,2 Mio. IE i.m. oder Penicillin V 2 × 250 000 IE/d p.o., alternativ Erythromycin 2 × 250 mg/d p.o.) über mindestens 5–10 Jahre (s. Tab. 55.1); anschließend gezielte Prophylaxe bei diagnostischen oder operativen Eingriffen

Tab. 55.1 Dauer der Sekundärprophylaxe bei rheumatischem Fieber

Kategorie	Dauer der Behandlung
Rheumatisches Fieber mit rheumatischer Herzklappenerkrankung	Mindestens 10 Jahre, in Hochrisikofällen mit verstärkter Exposition evtl. lebenslang
Rheumatisches Fieber mit Karditis, aber ohne Klappenerkrankung	10 Jahre oder bis zum Erreichen des 21. Lebensjahrs (jeweils die längere Alternative)
Rheumatisches Fieber ohne Karditis	5 Jahre oder bis zum Erreichen des 21. Lebensjahrs (jeweils die längere Alternative)

Kommentar

Definition: Beim rheumatischen Fieber handelt es sich um eine **Systemerkrankung infolge einer Autoimmunreaktion**, die **durch Streptokokkenantigene** ausgelöst wird.

Epidemiologie: Bis vor 50 Jahren war das rheumatische Fieber eine sehr häufige Erkrankung, mittlerweile ist diese Erkrankung sehr selten geworden. Als Ursache hierfür wird neben dem Einsatz von Antibiotika bei Infekten der oberen Atemwege auch die verbesserte sozioökonomische Situation der Bevölkerung angenommen. Der Altersgipfel des rheumatischen Fiebers liegt um das 10. Lebensjahr.

Ätiologie, Pathophysiologie und Klinik: Das rheumatische Fieber tritt 2 bis 5 Wochen nach einer Infektion des oberen Respirationstrakts mit β-**hämolysierenden Streptokokken der Gruppe A** als Folgeerkrankung auf. Dabei induzieren bestimmte Streptokokkenantigene eine Immunantwort: Es kommt zur Bildung von Antikörpern, die eine Kreuzreaktivität zu Tropomyosin und Myosin zeigen. Die Antikörper binden daher an Myokard und Endokard (v. a. Herzklappen) und lösen eine **Karditis** aus. Symptome sind Tachykardie und evtl. Herzrhythmusstörungen. Meist steht aber die Herzklappenbeteiligung (Endokarditis) im Vordergrund. Betroffen sind dabei v. a. Mitral- und/oder Aortenklappe. Die Antikörper zeigen auch eine Kreuzreaktivität zu Antigenen des Nucleus caudatus und subthalamicus. In der Folge kann sich nach längerer Latenz (Monate nach Streptokokkeninfekt) die sog. **Chorea minor** entwickeln. Sie ist charakterisiert durch abrupt einschießende unwillkürliche Bewegungen (v. a. der Hände) mit schraubenförmiger Komponente und Seitenbetonung. Außerdem treten Fieber, Arthritis, Hauterscheinungen und subkuta-

→ Fall 55 Seite 55

ne Knötchen auf. Bei der Arthritis handelt es sich typischerweise um eine **akut auftretende wandernde Polyarthritis** meist der großen Gelenke. Sie geht mit Schwellung, Rötung, Überwärmung und starkem Schmerz einher. Die typische Hauterscheinung des rheumatischen Fiebers ist das **Erythema anulare marginatum**. Es ist durch flüchtige ring- und girlandenförmige bläulich-rötliche Hautveränderungen v. a. am Stamm gekennzeichnet. Zusätzlich kann man **subkutane Knötchen** an Knochenvorsprüngen v. a. in der Nähe von Glenken, am Unterarm und Darmbeinkamm finden.

Neben dem rheumatischen Fieber kann als weitere Folgeerkrankung eine **Poststreptokokken-Glomerulonephritis** auftreten (s. Antwort zur Frage 55.3). Ursache ist hier eine Immunkomplexbildung.

Diagnostik: Die Diagnose wird anhand der **Diagnose-Kriterien nach Jones** gestellt (s. Antwort zur Frage 55.2): 2 Hauptkriterien oder 1 Haupt- und 2 Nebenkriterien machen die Diagnose sehr wahrscheinlich, wenn gleichzeitig ein positiver Streptokokkennachweis vorliegt. Hierzu muss entweder ein **Rachenabstrich** entnommen werden, aus dem mittels Kultur am besten der Streptokokkennachweis gelingt. Weitere Möglichkeiten sind der etwas weniger sensitive und spezifische **Streptokokkenantigen-Schnelltest** oder der Nachweis der Streptokokkenantikörper (Antistreptolysin O) im Blut (= **ASL-Titer** ↑). Außerdem sollten die Entzündungsparameter im Blut (BSG, CRP) bestimmt werden. Die Herzbeteiligung wird durch Bestimmung der Herzenzyme (Troponin I, CK, CK-MB) sowie durch EKG und Echokardiographie belegt.

Therapie: s. auch Antwort zur Frage 55.4. Am wichtigsten ist die rasche und konsequente **Therapie des Streptokokkeninfektes**. Zur Anwendung kommt **Penicillin**, da keine resistenten Stämme existieren. Bei Allergie gegen Penicillin kann auf Makrolidantibiotika ausgewichen werden. Die Therapiedauer beträgt **10 Tage**. Eine **symptomatische Therapie** von Fieber und Gelenkschmerzen erfolgt vorrangig mit **Acetylsalicylsäure** in höherer Dosierung. **Bei Herzbeteiligung** erfolgt zusätzlich eine **Glukokortikoidtherapie**. Eine Prophylaxe mit Penicillin ist essenziell, da ein Rezidivrisiko besteht. Dieses ist insbesondere in den ersten 2 Jahren nach der Erkrankung hoch, sinkt aber mit dem Lebensalter.

Prognose: „Das rheumatische Fieber beleckt die Gelenke und beißt das Herz", d. h. die **Herzbeteiligung** stellt für die langfristige Prognose der Erkrankung den wesentlichen Faktor dar. Am häufigsten ist die Mitralklappe von der Erkrankung betroffen (80%). Insbesondere bei fehlender oder unzureichender Behandlung geht die exsudative Phase der Entzündung in eine proliferative über und führt im Verlauf mehrerer Jahre bis Jahrzehnte zur narbigen Defektheilung und Ausbildung eines rheumatischen Herzfehlers (sog. Endocarditis verrucosa rheumatica). Typische Folgen sind Mitralklappenstenose oder -insuffizienz.

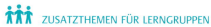 ZUSATZTHEMEN FÜR LERNGRUPPEN

Mitralklappenstenose und -insuffizienz (Klinik, Diagnostik, Therapie)

Differenzialdiagnosen des rheumatischen Fiebers

Klinik und Therapie der Poststreptokokken-Glomerulonephritis

→ Fall 55 Seite 55

Anhang

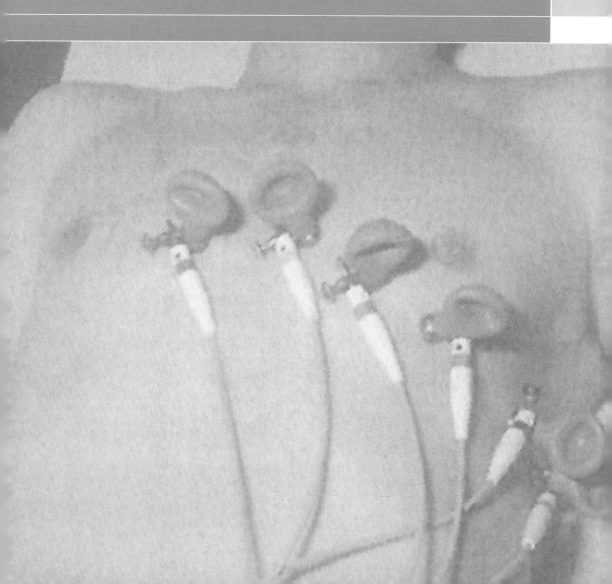

Quellenverzeichnis der Abbildungen

Abb. 34.1, Abb. 53.1, Abb. 53.2
Alexander, K. et al., Thiemes Innere Medizin TIM, Georg Thieme Verlag, Stuttgart, New York, 1999

Abb. 6.1 b, Abb. 25.1, Abb. 34.2
Baenkler, H.-W. et al., Duale Reihe Innere Medizin, Georg Thieme Verlag, Stuttgart, New York, 2001

Abb. 9.3, Abb. 9.4, Abb. 14.2, Abb. 14.3, Abb. 18.1, Abb. 26 a, Abb. 28.1, Abb. 45
Balletshofer, B. et al. (Hrsg.), Tübinger Curriculum Herz und Gefäße, Georg Thieme Verlag, Stuttgart, New York, 2006

Abb. 39.2, Abb. 49.2
Bommas-Ebert, U. et al., Kurzlehrbuch Anatomie, 2. Auflage, Georg Thieme Verlag, 2006

Abb. 33.1
Eisoldt, S., Fallbuch Chirurgie, 2. Auflage, Georg Thieme Verlag, Stuttgart, New York, 2006

Abb. 17.1, Abb. 17.2, Abb. 54.2, Abb. 54.3
Faller, A., Schünke, M., Der Körper des Menschen, 13. Auflage, Georg Thieme Verlag, Stuttgart, New York, 1999

Deckblatt Antworten und Kommentare
Füeßl, H. S., Middeke, M., Duale Reihe Anamnese und klinische Untersuchung, 2. Auflage, Georg Thieme Verlag, Stuttgart, New York, 2002

Abb. 2.1
Furger, P., Innere quick, Georg Thieme Verlag, Stuttgart, New York, 2003

Abb. 17.3, Abb. 17.4, Abb. 46.1
Gerlach, R., Bickel, A., Fallbuch Neurologie, Georg Thieme Verlag, Stuttgart, New York, 2005

Abb. 15.2, Tab. 39.2, Tab. 39.3, Abb. 43.1, Abb. 47.1
Hahn, J.-M., Checkliste Innere Medizin, 3. Auflage, Georg Thieme Verlag, Stuttgart, New York, 2000

Abb. 2.3, Abb. 15, Abb. 16.1, Abb. 42.1
Hamm, C. W., Willems, S., Checkliste EKG, Georg Thieme Verlag, Stuttgart, New York, 1998

Abb. 17.6, Abb. 23.3
Henne-Bruns, D. et al., Duale Reihe Chirurgie, 2. Auflage, Georg Thieme Verlag, Stuttgart, New York, 2003

Abb. 23.1, Abb. 23.2, Abb. 29.1
Hirner, A., Weise, K., Chirurgie, Georg Thieme Verlag, Stuttgart, New York, 2004

Abb. 4.2
Huppelsberg, J., Walter, K., Kurzlehrbuch Physiologie, Georg Thieme Verlag, Stuttgart, New York, 2003

Abb. 1 a, Abb. 47 a, Abb. 50 a, Abb. 50.1
Klinge, R., Klinge, S., Praxis der EKG-Auswertung, 6. Auflage, Georg Thieme Verlag, Stuttgart, New York, 2003

Abb. 43 a
Leps, W., Lohr, M., Schwarze Reihe Innere Medizin, 13. Auflage, Georg Thieme Verlag, Stuttgart, New York, 2001

Abb. 8.2, Abb. 37.3
Lissner, J., Fink, U., Radiologie II, 3. Auflage, Georg Thieme Verlag, Stuttgart, New York, 1990

Abb. 14.1 (modifiziert)
Mörl, H., Menges, H.-W., Gefäßkrankheiten in der Praxis, 7. Auflage, Georg Thieme Verlag, Stuttgart, New York, 2000

Abb. 16.2
Neurath, M., Lohse, A., Checkliste Anamnese und klinische Untersuchung, Georg Thieme Verlag, Stuttgart, New York, 2002

Abb. 10.2, Abb. 17.5
Reiser, M. et al., Duale Reihe Radiologie, Georg Thieme Verlag, Stuttgart, New York, 2004

Abb. 1.1, Abb. 9.2, Abb. 10.1, Abb. 16.3, Abb. 19.1, Abb. 21.2, Abb. 36.1, Abb. 37.1, Abb. 38.1, Abb. 45.1, Abb. 54.4
Schettler, G., Greten, H., Innere Medizin, 9. Auflage, Georg Thieme Verlag, Stuttgart, New York, 1998

Abb. 8.1
Schumpelick, V. et al., Kurzlehrbuch Chirurgie, 6. Auflage, Georg Thieme Verlag, Stuttgart, New York, 2003

Abb. 1.2, Abb. 13 a, Abb. 37.2
Schuster, H.-P., Trappe, H.-J., EKG-Kurs für Isabel, 3. Auflage, George Thieme Verlag, Stuttgart, New York, 2001

Abb. 54.1
Sitzmann, F. C., Duale Reihe Pädiatrie, 2. Auflage, Georg Thieme Verlag, Stuttgart, New York

Abb. 15.3, Abb. 48.1
Thurn, P. et al., Einführung in die radiologische Diagnostik, 10. Auflage, Georg Thieme Verlag, Stuttgart, New York, 1998

Deckblatt Anhang
Vieten, M., Heckrath, C., Medical Skills, 4. Auflage, Georg Thieme Verlag, Stuttgart, New York, 2005

Abb. 32.1, Abb. 32.2
Wehling, M., Klinische Pharmakologie, Georg Thieme Verlag, Stuttgart, New York, 2005

Laborparameter und ihre Referenzbereiche

	Konventionell	SI-Einheiten
Blutbild		
• Leukozyten		$4{,}9–9{,}9 * 10^9/l$
• Erythrozyten		$4{,}4–5{,}9 * 10^{12}/l$
• Hämatokrit	33,4–46,2 %	0,334–0,462
• Hämoglobin (Hb)	12,0–17,0 g/dl	7,4–10,9 mmol/l
• Thrombozyten		$182–325 * 10^9/l$
• MCV	28–32 pg Hb	
• MCH	80–100 fl	
• MCHC	320–360 g/l	
Blutgerinnung		
• Aktivierte partielle Thromboplastinzeit (aPTT)		15,0–30,0 s
• Quick	70–120 %	0,7–1,2
• INR		0,90–1,20
Blutgasanalyse		
• $paCO_2$	32–45 mmHg	4,27–6,40 kPa
• paO_2	80–110 mmHg	11,0–14,5 kPa
• COHb	0,0–0,8 %	0,0–0,008
• MetHb	0,2–0,6 %	0,002–0,006
• pH		7,35 - 7,45
• BE (Base-Exzess)		-2,5–2,5 mmol/l
• Standardbikarbonat		21–28 mmol/l
Elektrolyte		
• Chlorid		98–112 mol/l
• Kalium		3,5–5 mmol/l
• Kalzium		2,2–2,6 mmol/l
• Natrium		135-150 mmol/l
Retentionsparameter		
• Kreatinin	0,7–1,3 mg/dl	30–110 µmol/l
• Harnstoff	10–50 mg/dl	2–8 mmol/l
Leberwerte		
• γ-GT		0–85 U/l
• AST (GOT)		0–37 U/l
• ALT (GPT)		0–50 U/l
• Bilirubin	0,20–1,2 mg/dl	3–20 µmol/l
Entzündungsparameter		
• CRP	0,0–0,5 mg/dl	
• BSG	< 20 mm in der 1. Stunde	
Marker des Myokaradschadens		
• Troponin I	< 0,1 µg/l	
• Troponin T	< 0,1 µg/l	
• Myoglobin	< 55 µg/l	
• CK		< 140 U/l
• CK-MB		< 24 U/l
• LDH		120–220 U/l
Sonstige		
• Blutglukose	70–105 mg/dl	3,89–5,83 mmol/l
• Plasmaosmolalität		280–300 mosm/kg
• Urinosmolalität		800–1400 mosm/kg

Tipps zur Auskultation des Herzense

Die Auskultation des Herzens gehört zu den **häufigsten und wichtigsten Untersuchungsmethoden**. Es empfiehlt sich, bei der Auskultation **systematisch** immer nach dem selben persönlichen Schema vorzugehen.

Praktisches Vorgehen bei der Auskultation

1. Vorbereitung
Gute Arbeitsbedingungen schaffen, d. h. für eine ruhige Umgebung sorgen (z. B. Radio, TV ausstellen; Angehörige herausbitten; Mitpatienten um Ruhe bitten)

2. Orientierende Auskultation:
Auskultation über dem 3. Interkostalraum (ICR) links, dem sog. Erb-Punkt: Herztöne, zusätzliche Herztöne und die meisten Herzgeräusche sind hier gut hörbar

3. Auskultation der typischen Auskultationsstellen am Herzen (siehe Abb. 4.2)
- Aortenklappe (2./3. ICR rechts parasternal)
- Pulmonalklappe (2. ICR links parasternal)
- Trikuspidalklappe (Ansatz 5. Rippe rechts parasternal)
- Mitralklappe (5. ICR links medioklavikular)

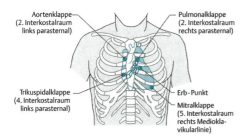

Auskultationsstellen am Herzen

Beurteilung

1. Herztöne

Herztöne sind kurze Schallphänomene am Herzen, die physiologischerweise bei der normalen Herzfunktion durch Bewegungen des Klappenapparates und durch Muskelanspannung entstehen:
- **1. und 2. Herzton** finden sich physiologischerweise bei allen Menschen:
  - **1. Herzton:** entsteht zu Beginn der Systole (Anspannungsphase) durch Anspannung der Ventrikelmuskulatur um den inkompressiblen Inhalt bei geschlossenen Herzklappen
  - **2. Herzton:** entsteht am Ende der Systole (Ende der Austreibungsphase) durch Schluss von Aorten- und Pulmonalklappe
- **3. und 4. Herzton** sind diastolische ventrikuläre Füllungstöne; sie treten v. a. bei Herzinsuffizienz mit erhöhten Ventrikeldrücken auf:
  - **3. Herzton:** normal bei Jugendlichen; sonst Ausdruck einer Volumenüberladung des Ventrikels mit plötzlichem Stop der passiven Füllung in der Relaxationsphase („diastolic overload")
  - **4. Herzton:** leiser Vorhofton vor dem 1. Herzton; entsteht durch erhöhten Füllungsdruck des Ventrikels bei aktiver Vorhofkontraktion.
  - Gemeinsames Auftreten von 3. und 4. Herzton wird auch als Galopprhythmus bezeichnet.

Achten Sie darauf, ob die Herztöne betont, abgeschwächt oder gespalten sind.

Ein Herzton kann **gespalten** sein:
- **Physiologisch:** in Abhängigkeit von der Atmung (Zunahme bei tiefer Inspiration, Abnahme bei Exspiration), wobei der Aortenklappenschluss vor dem Pulmonalklappenschluss erfolgt
- **Pathologisch:** atemunabhängig; von paradoxer Spaltung spricht man, wenn der Pulmonalklappenschluss vor dem Aortenklappenschluss erfolgt

2. Herzgeräusche

Herzgeräusche sind Schallphänomene, die durch Turbulenzen (Wirbelbildung) der Blutströmung infolge pathologischer Veränderungen – v. a. der Herzklappen – hervorgerufen werden. Lassen sich Herzgeräusche feststellen, so sollten sie nach folgenden Kriterien beurteilt werden:
- Zuordnung zur **Phase der Herzaktion**, in der sie auftreten: systolisches Geräusch

(**Systolikum**) oder diastolisches Geräusch (**Diastolikum**)
- Bestimmung des **Punctum maximums** (Stelle, an der das Geräusch am lautesten hörbar ist)
- Bestimmung der **Lautstärke**
  - **(1/6)** nur mit einem guten Stethoskop in ruhiger Umgebung gerade zu hören
  - **(2/6)** leises Geräusch, aber sicher zu hören
  - **(3/6)** deutliches und gut hörbares Geräusch
  - **(4/6)** lautes Geräusch mit Schwirren
  - **(5/6)** sehr lautes Geräusch mit Fortleitung in präkordiale Regionen
  - **(6/6)** sehr lautes „Distanzgeräusch", auch ohne Stethoskop hörbar
- Beschreibung der Geräuschphänomene
  - **Frequenz** (z. B. hoch, tief)
  - **Art bzw. Verlauf** (Decrescendo-, Spindel-, Band-, Crescendoform)
  - **Klangcharakter** (z. B. rau, hell)
- Prüfung der **Fortleitung in herzferne Regionen** (z. B. in die Karotiden bei Aortenklappenstenose, in die Axilla bei Mitralklappeninsuffizienz)
- **Besonderheiten** (Veränderung des Geräuschs durch Lagerung, Bewegung, Atmung)

Tipp: Palpieren Sie parallel den Puls des Patienten, um die Herztöne und eventuell vorhandene Herzgeräusche den Herzaktionen zeitlich leichter zuordnen zu können.

Tipp: Zur besseren Beurteilung des Geräuschs (z. B. zeitliche Zuordnung, Klangcharakter) empfiehlt es sich, den Patienten in Exspiration zu auskultieren. Dabei sollten Sie klare Anweisungen geben: Einatmen, Ausatmen und Luft anhalten bitte! (Auskultieren und Beurteilen) Bitte weiteratmen!

Tipp: Geräusche, die an der Aortenklappe entstehen, lassen sich am Besten am sitzenden nach vorn gebeugten Patienten auskultieren. Dabei kommt die Aortenklappe näher an das Sternum heran. Geräusche, die an der **Mitralklappe** entstehen, lassen sich am Besten in **Linksseitenlage** auskultieren, da die Geräusche so besser und deutlich in die Axilla fortgeleitet werden.

Auskultatorische Differenzialdiagnose häufiger Herzklappenfehler

Mit Beginn der Systole steigt der Druck in den Ventrikeln, und es schließen sich Mitral- und Trikuspidalklappe. Durch den Durckanstieg in den Ventrikeln entsteht der 1. Herzton. Danach öffnen sich Aorten- und Pulmonalklappe; das Blut wird in den Lungen- und Körperkreislauf ausgeworfen. Schließen sich diese beiden Klappen wieder, hört man den 2. Herzton. Er markiert das Ende der Systole. Geräusche, die also zwischen dem 1. und 2. Herzton entstehen, sind **systolische Geräusche**. Entsprechend dem Ablauf der Herzaktion entstehen diese:
- an der Aortenklappe bei **Aortenstenose** (durch Verwirbelung des Vorwärtsstroms an der Stenose)
- an der Pulmonalklappe bei **Pulmonalstenose** (durch Verwirbelung des Vorwärtsstroms an der Stenose)
- an der Mitralklappe bei **Mitralinsuffizienz** (durch unzureichenden Schluss der Klappe durch Zurückfließen des Blutes)
- an der Trikuspidalklappe bei **Trikuspidalinsuffizienz** (durch unzureichenden Schluss der Klappe durch Zurückfließen des Blutes).

In der Diastole sind Aorten- und Pulmonalklappe geschlossen, Mitral- und Trikuspidalklappe öffnen sich. Es erfolgt die Füllung der Ventrikel. **Diastolische Geräusche**, also Geräusche zwischen 2. und 1. Herzton, entstehen entsprechend dem Ablauf der Herzaktion:
- an der Aortenklappe bei **Aortenklappeninsuffizienz** (durch unzureichenden Schluss der Klappe durch Zurückfließen des Blutes)
- an der Pulmonalklappe bei **Pulmonalklappeninsuffizienz** (durch unzureichenden Schluss der Klappe durch Zurückfließen des Blutes)
- an der Mitralklappe bei **Mitralstenose** (durch Verwirbelung des Vorwärtsstroms an der Stenose)
- an der Trikuspidalklappe bei **Trikuspidalstenose** (durch Verwirbelung des Vorwärtsstroms an der Stenose).

Verschiedene Herzklappenfehler (Vitien) führen zu unterschiedlichen Geräuschphänomenen
- über der Herzregion selbst
- durch Fortleitung des Geräuschs an herzferneren Orten:
  - **Axilla**: v. a. Mitralstenose
  - **Karotiden**: v. a. Aortenstenose
  - **linke subklavikuläre Region**: v. a. Pulmonalisstenose.

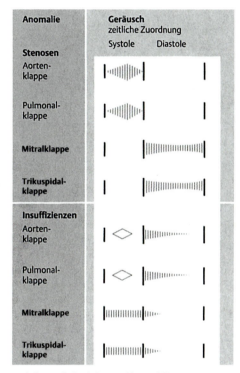

Auskultationsbefunde bei Herzklappenfehlern

EKG-Befunde bei Rechts- und Linksherzbelastung

EKG-Befund – Akute Rechtsherzbelastung (Abb. 1):
- Rhythmus/Frequenz: Sinustachykardie, evtl. Vorhofflimmern, Vorhofflattern.
- Lagetyp: S_I-Q_{III}-Typ (McGinn-White-Syndrom) oder $S_I,S_{II}S_{III}$-Typ: Drehung der Herzachse durch akute Rechtsherzbelastung aus der Frontal- in die Sagittalebene.

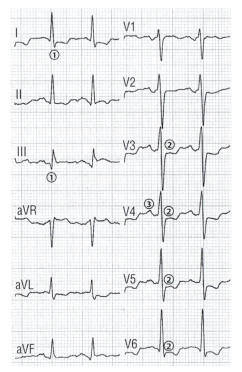

Abb. 1 EKG bei akuter Lungenembolie mit Sinustachykardie von 120 S/min, S_IQ_{III}-Typ ①, ST-Streckenhebungen in III, aVF und ST-Streckensenkungen mit T-Negativierungen in I und V3–V6 ②; prominentere P-Wellen (P-pulmonale ③).

- Morphologie/Zeiten:
    - T-Wellen-Negativierung in V1–V3 (z. T. bis V6)
    - Neu aufgetretener Rechtsschenkelblock
    - P-pulmonale

Beachte: Die EKG-Veränderungen sind keine sicheren diagnostischen Kriterien, da meist erst bei Verlegung von ca. 50 % der Lungenstrombahn EKG-Veränderungen auftreten, die häufig flüchtig sein können. Erstsymptom im EKG ist häufig die Sinustachykardie.

Wichtig: Vergleich mit Vor-EKGs insbesondere bei diskreten und flüchtigen Veränderungen!

EKG-Befund – Chronische Rechtsherzbelastung (Abb. 2):
- Lagetyp:
    - Steil- bis Rechtstyp
    - S_IQ_{III}-Typ oder $S_IS_{II}S_{III}$-Typ (sagittale Herzachse)
- Morphologie/Zeiten:
    - P-pulmonale
    - Inkompletter oder kompletter Rechtsschenkelblock
    - Zeichen der Rechtshypertrophie
- Rhythmus: Meist atriale Arrhytmien (Vorhofflimmern/-flattern; atriale Tachykardien).

Beachte: Beim Emphysemthorax durch Lungenüberblähung mit Zwerchfelltiefstand häufig periphere Niedervoltage durch vermehrten extrakardialen Widerstand.

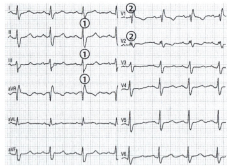

Abb. 2 Chronische Rechtsherzbelastung. Sinusrhythmus 80 S/min. $S_IS_{II}S_{III}$-Typ (sagittale Achse ①). PQ-Zeit 220 ms (AV-Block Grad I), QRS-Dauer 120 ms, oberer Umschlagpunkt V1 (kompletter Rechtsschenkelblock, typische „M"-Konfiguration bei Rechtsschenkelblock ②), QT-Zeit normal.

EKG-Befund – Linksherzbelastung (Abb. 3):
- Lagetyp: Meist Linkstyp
- Morphologie/Zeiten:
    - QRS verbreitert (bis 110 ms) bis Linksschenkelblockbild
    - Hohe R-Zacken in I, aVL unhd V4–V6.
    - Tiefe S-Zacken in V1–3
    - Repolarisationsstörungen

Sokolow-Lyon-Index: Summe aus R in V5 + S in V1 > 3,5 mV.

Positiver Index ist kein Beweis für die Belastung, negativer Index schließt die Hypertrophie nicht aus, bei Schenkelblock ist der Sokolow-Lyon-Index nicht anwendbar!

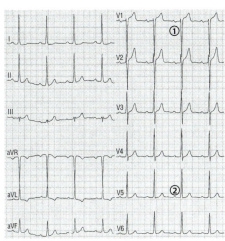

Abb. 3 EKG bei Linksherzbelastung bei Patienten mit langjährigem arteriellen Hypertonus. Sinusrhythmus 68 S/min, Linkstyp, PQ-Zeit 240 ms (AV-Block Grad I), QRS-Dauer 80 ms, QT-Zeit 400 ms. Positiver Sokolow-Lyon-Index: S_{V1} ① + R_{V5} ② > 3,5 mV.
aus: Hamm, C. W., Willems, S., Checkliste EKG, Georg Thieme Verlag, Stuttgart, New York, 1998

Echokardiographie – Normalbefund

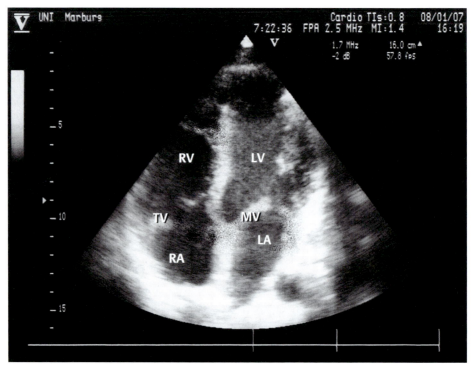

RV = rechter Ventrikel, LV = linker Ventrikel, RA = rechter Vorhof, LA = linker Vorhof, MV = Mitralklappe, TV = Trikuspidalklappe

Sachverzeichnis

A

AAI 146
ACVB = aortokoronarer Venen-Bypass 106
Adam-Stokes-Anfall 69
AED = automatischer externer Defibrillator 78
AICD 149
Akutes Koronarsyndrom 58
ALS = Advanced Life Support 75
Alternans, elektrischer 101
Aneurysma
- Bauchaorten- 122
- dissecans 145, 176
- dissecans aortae 97
- spurium 144
- verum 144
Angina pectoris 59, 104
- instabile 59, 105
- stabile 104
Aortenaneurysma, Bauch- 122
Aortendissektion 97
Aortenklappenstenose 84
Aortenstenose 84
- subvalvuläre 84
- supravalvuläre 84
- valvuläre 84
Aortokoronarer Venen-Bypass 106
Arterielle Hypertonie 91
- Hypertensive Herzkrankheit 125
Arterienverschluss, akuter 78
Arteriitis temporalis 131
Arteriosklerose, Risikofaktoren 102
Auskultationsbefunde, Lunge 72

AV-Block
- Grad I 68
- Grad II 68
- Grad III 68
AV-Knoten-Reentry-Tachykardie 61

B

Bauchaortenaneurysma 122
Bazett-Formel 179
Beinvenenthrombose, tiefe 132
Belastungs-EKG 103
Bradykardie-Tachykardie-Syndrom 188
Brugada-Syndrom 168

C

Capture Beats 167
Chronisch venöse Insuffizienz (CVI) 190
Claudicatio intermittens 80
complete stroke 108
Cor pulmonale 192
- akutes 88, 193
- chronisches 193

D

D-Dimere 132
DDD 146
DeBakey, Einteilung nach 97
Defibrillation 75
Defibrillator, automatischer externer (AED) 78
Delta-Welle 186
Dissektion, Gefäß- 176
Dopplerverschlussdruck 81
Ductus arteriosus Botalli
- fetaler Blutkreislauf 196
- persistierender (PDA) 194
Duke, Kriterien nach 66

E

Eisenmenger-Syndrom 195
EKG-Befund
- Linksherzhypertrophie 95
- Rechtsherzbelastung 192
Embolie, paradoxe 182
Endocarditis lenta 65
Endocarditis verrucosa rheumatica 200
Endokarditis, bakterielle 64
Endokarditisprophylaxe 66
Entgleisung, hypertensive 96
Euler-Liljestrand-Mechanismus 193
Exitblock 145
Extremitätenarterienverschluss, akuter 78

F

Facies mitralis 154
Familiäre Hypercholesterinämie 172
Fettstoffwechselstörung 172
Fieber, rheumatisches 198
Fogarty, Embolektomie nach 78
Fontaine, Einteilung nach 80
Foramen ovale
- offenes 182
- persistierendes 182
Frequenzkontrolle 137
Frühdefibrillation 78
Fusionssystole 167

G

Gallopprhythmus 120
Gefäßdissektion 176
Gefäßverschluss, akuter 78
Goldblattmechanismus 115

H

Herz-Kreislaufstillstand
– hyperdynamer 77
– hypodynamer 77
Herzangstneurose 165
Herzerkrankung, funktionelle 165
Herzfehler
– azyanotischer 195
– zyanotischer 195
Herzinfarkt siehe Myokardinfarkt
Herzinsuffizienz 141
– diastolische Dysfunktion 125
– Lungenödem 73
– systolische Dysfunktion 125
Herzklappenersatz
– Antikoagulation 158
– Thromboembolierisiko 157
Herzkrankheit, hypertensive 124
Herzkrankheit, koronare (KHK) 102
Herzlagerung 73
Herzrhythmusstörungen, Einteilung 168
Herzschrittmacher
– Exitblock 147
– Systeme 145
Herztod, plötzlicher 75
Herzton
– dritter 120
– vierter 120
Hinterwandinfarkt 160
Hirninfarkt 108
Homans-Zeichen 132
Horton, Morbus 131
Hypercholesterinämie, familiäre 172
Hyperkaliämie, Herzrhythmusstörung 163
Hyperlipidämie 172
Hyperlipoproteinämie 172
Hypertensive Entgleisung 96
Hypertensive Herzkrankheit 124
Hypertensiver Notfall 95
Hypertonie, arterielle 91
– renovaskuläre 115
– sekundäre 115
– Hypertensive Herzkrankheit 125

I

INR = International Normalized Ratio 157
Insuffizienz, chronisch venöse 190

J

Janeway-Läsion 64
Jones, Kriterien nach 198

K

Kammerflimmern 75
Kammertachykardie 167
– polymorphe 178
– pulslose 76
Kardio-MRT 103
Kardiomyopathie
– dilatative (DCM) 113
– hypertrophisch-nichtobstruktive (HNOCM) 151
– hypertrophisch-obstruktive (HOCM) 151
– hypertrophische (HCM) 152
– restriktive (RCM) 181
Kardioversion, bei Vorhofflimmern 139
Karotis-Massage 61
Karotisdissektion 176
Karotisstenose 107
Kent-Bündel 187
Kernspintomographie, kardiale 103
KHK = koronare Herzkrankheit 102
Klappenklick, fehlender 157
Knöchel-Arm-Index 81
Koronare Herzkrankheit (KHK) 102
– Risikofaktoren 59
Koronarsyndrom, akutes 58
Koronarthrombose 118

L

Laiendefibrillation 78
Links-Rechts-Shunt, Herzfehler 195
Linksherzhypertrophie 125
– EKG-Befund 95
Linksherzinsuffizienz 143
– Lungenödem 73
lone atrial fibrillation 138
Long-QT-Syndrom 178
Lunge, Auskultationsbefunde 72
Lungenembolie 87
Lungenödem 72, 143
Lungenstauung 143

M

Makroangiopathie, koronare 104
Marcumarbehandlung, Pausierung 158
Mesenterialinfarkt 139
Meyer-Zeichen 132
Mikroangiopathie, koronare 125
Mitralklappeninsuffizienz 154
Morgagni-Adam-Stokes-Anfall 69
Myokardinfarkt 117, 160
– Basistherapie 60
– EKG-Diagnostik 161
– Komplikationen 117
– Labordiagnostik 160
– mit ST-Streckenhebung 59

- ohne ST-Streckenhebung 59
- plötzlicher Herztod 75
- Reperfusionstherapie 117
- subakuter 160
Myokardischämie 104
Myokarditis 120

N

Nachlast 141
Niedervoltage 101
Nierenarterienstenose 115
Notfall, hypertensiver 95
NSTEMI 59, 118
NYHA-Klassifikation, Herzinsuffizienz 141

O

Orthopnoe 141
Osler-Knoten 64

P

P-mitrale 95, 155
P-sinistroatriale 95, 155
P-sinistrocardiale 95
Packyear 192
PAN = Panarteriitis nodosa 129
Panarteriitis nodosa (PAN) 129
Paradoxe Embolie 182
pAVK = periphere arterielle Verschlusskrankheit 80
Payr-Zeichen 132
PDA = persistierender Ductus arteriosus Botalli 194
Pericarditis constrictiva 180
Perikarderguss 100
Perikarditis
- akute 169
- konstriktive 180
Perikardpunktion 100
Perikardreiben 170
Perikardtamponade 101
Persistierender Ductus arteriosus Botalli 194

Petechien 64
PFO = persistierendes Foramen ovale 183
PFO-Occluder 185
Phlebothrombose 132
Pleurareiben 170
Plötzlicher Herztod 75
Polymyalgia rheumatica 131
Poststreptokokken-Glomerulonephritis 199
Postthrombotisches Syndrom 190
Präexzitation 187
Präexzitationssyndrom 186
Pratt, Zeichen nach 78
Pratt-Warnvenen 132
Pulsdefizit 154

R

Ratschow-Test 83
Raynaud-Syndrom 111
Reanimation, erweiterte Maßnahmen (ALS) 75
Rechts-Links-Shunt, Herzfehler 195
Rechtsherzbelastung, EKG-Zeichen 192
Rechtsherzinsuffizienz 143, 192
Renovaskuläre Hypertonie 115
Restriktion 180
Rheumatisches Fieber 198
Riesenzellarteriitis 131
Roth Spots 64

S

Schaufensterkrankheit 82
Schock 126
- anaphylaktischer 127
- hypovolämischer 126
- kardiogener 126
- septischer 127
- traumatisch-hämorrhagischer 126
- Verbrennungs- 127
Schraubenumkehr-Tachykardie 179

Schrittmacher-Code 145
Sick-Sinus-Syndrom 188
Sinusknoten, Syndrom des kranken 188
Sinustachykardie 72
Sofortsystolikum 155
Sokolow-Lyon-Index 126
- Linksherzhypertrophie 95
- Rechtsherzhypertrophie 192
Spike, Herzschrittmacher 147
Spitzenumkehr-Tachykardie 179
Splinter-Hämorrhagie 64
Stanford, Einteilung nach 97
STEMI 59, 118
Stenokardie 59
Subclavian-steal-Phänomen 136
Subclavian-steal-Syndrom 135
Syndrom des kranken Sinusknoten 188
Systolikum 154

T

Tachyarrhythmia absoluta 137
Tachykardie
- AV-Knoten-Reentry- 62
- supraventrikuläre (SVT) 62, 167
- ventrikuläre (VT) 76, 167
Takayasu-Arteriitis 131
Thrombangiitis obliterans 174
Thrombose, tiefe Beinvenen- 132
TIA = transitorisch ischämische Attacke 107
Tie-Index 126
Torsade-de-Pointes-Tachykardie 178
Transit-Thrombus 183
Transitorisch ischämische Attacke (TIA) 107

V

Vagusreiz 61
Valsalva-Manöver 61
Vaskulitis 129
VDD 146
Venen-Bypass, aortokoronarer 106
Venenthrombose 132
Venöse Insuffizienz, chronische 190
Ventrikuläre Tachykardie (VT) 76, 167
Verschlusskrankheit, akute periphere arterielle 78
Verschlusskrankheit, periphere arterielle 80
Vorderwandinfarkt 117
Vorhofflattern 70
Vorhofflimmern 137
Vorlast 141
VT = ventrikuläre Tachykardie 76, 167
VVIR 145

W

Winiwarter-Buerger-Syndrom 175
Wolff-Parkinson-White-Syndrom (WPW) 186
WPW = Wolff-Parkinson-White-Syndrom 186

X

Xanthelasma 173
Xanthom 172